von Wachter • Kappis

Therapie-Tools
Schmerzstörungen

AF810478

E-Book inside auf psychotherapie.tools

Mit dem untenstehenden Download-Code erhalten Sie dieses Buch als E-Book im PDF-Format. Hierfür ist eine Registrierung auf www.psychotherapie.tools notwendig:

1. www.psychotherapie.tools/e-book-inside öffnen.
2. Code eingeben.
3. Auf »Freischalt-Code einlösen« klicken.
   Der Code ist einmal gültig.
4. Im Warenkorb auf »Zur Kasse« klicken
   und Vorgang nach Login abschließen.

Das E-Book steht Ihnen in Ihrem Kundenkonto unter »Mein Material« zur Verfügung. Es ist ausschließlich für den persönlichen Gebrauch einer einzelnen Person bestimmt.

Für Institutionen und Teams bieten wir gestaffelte Mehrplatz-Lizenzen an, die sich an der Zahl Ihrer Nutzer:innen orientieren. Kontaktieren Sie uns unter vertrieb-psychotherapie.tools@beltz.de und sichern Sie sich Ihre Mehrplatz-Lizenz!

E8VNPDNNKK

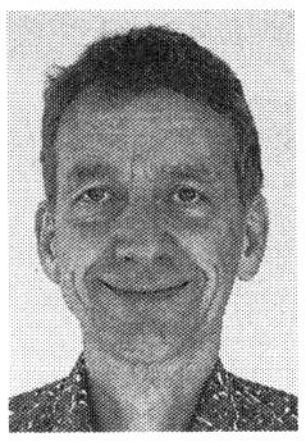

Dr. med. Martin von Wachter ist Facharzt für Psychotherapeutische Medizin und Ltd. Oberarzt an der Klinik für Psychosomatik und Psychotherapeutische Medizin am Ostalb-Klinikum Aalen. Seine klinischen Schwerpunkte sind Psychosomatische Schmerztherapie, Weiterentwicklung psychosomatischer Versorgungskonzepte für Schmerzpatient:innen, Familientherapie und Traumatherapie.

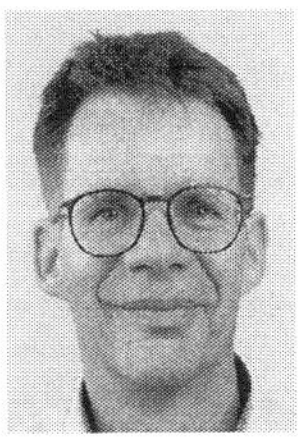

Bernd Kappis, Dipl.-Psych., ist Psychologischer Psychotherapeut (Verhaltenstherapie, spezielle Schmerzpsychotherapie) und wissenschaftlicher Mitarbeiter an der Klinik für Anästhesiologie der Universitätsmedizin Mainz.

Martin von Wachter • Bernd Kappis

Therapie-Tools Schmerzstörungen

Mit E-Book inside und Arbeitsmaterial

2., vollständig überarbeitete Auflage

BELTZ

Dr. med. Martin von Wachter
Ostabklinikum Aalen
Im Kälblesrain 1, 73430 Aalen

Dipl.-Psych. Bernd Kappis
Klinik für Anästhesiologie
Universitätsmedizin der Johannes Gutenberg-Universität
Langenbeckstr. 1, 55131 Mainz

Dieses Buch ist erhältlich als:
ISBN 978-3-621-29246-7 Print
ISBN 978-3-621-29247-4 E-Book (PDF)

2. Auflage 2025

Lektorat: Andrea Glomb
Umschlagsbild: Lina-Marie Oberdorfer, Sonja Droste
Herstellung: Sonja Droste
Satz: WMTP Wendt-Media Text-Processing GmbH, Birkenau
Druck und Bindung: Beltz Grafische Betriebe, Bad Langensalza
Beltz Grafische Betriebe ist ein Unternehmen mit finanziellem Klimabeitrag (ID 15985-2104-1001).
Printed in Germany

Weitere Informationen zu unseren Autor:innen und Titeln finden Sie unter: www.beltz.de

Inhalt

Verzeichnis der Arbeits- und Informationsblätter

Vorwort zur 2. Auflage

Die Therapie von Patientinnen und Patienten mit chronischen Schmerzen ist oft langwierig und komplex und erfordert von Therapeuten- und Patientenseite Geduld und einen Blick über den Tellerrand. Zu Beginn ist die Therapie meist durch ein einseitig somatisch orientiertes Genesemodell und geringe oder fehlende Motivation für eine begleitende Psychotherapie gekennzeichnet. Patienten mit einer chronischen Schmerzkrankheit haben oft eine Odyssee durch das Gesundheitssystem mit verschiedenen medizinischen, therapeutischen und auch alternativen Maßnahmen durchlaufen. Dabei erleben die Betroffenen nicht selten Phasen der Hoffnung und dann wieder Phasen der Verzweiflung und Hilflosigkeit. Oft müssen sich sowohl Patienten als auch Behandelnde mit kleinen Schritten zufriedengeben.

Dieses Buch basiert auf einem biopsychosozialen Modell chronischer Schmerzen. Es berücksichtigt Besonderheiten der heterogenen Patientengruppe und insbesondere unterschiedliche Mechanismen der Schmerzentstehung und -aufrechterhaltung. Es wendet sich in erster Linie an Psychologen und Ärzte, aber auch an Physio-, Ergo- und Bewegungstherapeuten sowie spezialisiertes Pflegepersonal.

Die vorgestellten Interventionen entstanden aus unserer langjährigen Tätigkeit in einer störungsorientierten Abteilung für Schmerzpatienten innerhalb einer psychosomatischen Klinik als auch aus der Arbeit mit Patienten einer anästhesiologischen Schmerzambulanz. Durch unsere Mitarbeit in verschiedenen Fachgesellschaften, Schulungen und Seminare für Studierende, Ärzte, Psychologen, Psychotherapeuten, Physiotherapeuten und Pflegekräfte erhielten wir zahlreiche Anregungen von Kolleginnen und Kollegen, von denen dieses Buch profitiert. Die dargestellten Materialien lassen sich sowohl im Klinikalltag als auch im ambulanten Setting nutzen. Die meisten sind selbsterklärend oder mit entsprechenden Anweisungen versehen, sodass die Arbeitsblätter Patienten auch als Hausaufgabe mitgeben werden können. Viele dieser Materialien setzen wir neben der Einzeltherapie auch in Kleingruppen ein. Wir haben mit den Arbeitsblättern und Informationsblättern durchgängig gute Erfahrungen gemacht; sie erleichtern die Arbeit und fördern die Eigenaktivität und Selbstwirksamkeit der Patienten.

In der 2. Auflage wurde das Buch vollständig aktualisiert und um zwei neue Arbeitsblätter ergänzt. Wir hoffen, mit diesem Buch Anregungen, Ideen und Handwerkszeug für die psychotherapeutische Behandlung der verschiedenen chronischen Schmerzerkrankungen zu geben und einen Beitrag zur besseren Versorgung dieser großen Patientengruppe zu leisten. Nur zur besseren Lesbarkeit ist dieses Buch in der männlichen Form verfasst, damit sind durchweg alle Geschlechter angesprochen.

Danksagung. Für die vielen konstruktiven Anregungen, kritischen Rückmeldungen und die hilfreiche Unterstützung beim Schreiben dieses Buches möchten wir uns ausdrücklich bedanken bei Askan Hendrischke und Henrike Wiedersheim. Ein besonderer Dank geht an unsere vielen Kolleginnen und Kollegen, die die Arbeitsblätter anwendungsbezogen beurteilt und hilfreiche Anregungen zur Verbesserung gegeben haben. Besonderer Dank gilt auch den Mitarbeitern des Beltz Verlags, insbesondere Andrea Glomb vom Lektorat für die produktive und konstruktive Zusammenarbeit. Claudia Styrsky danken wir für die sehr gelungenen Zeichnungen. Schließlich möchten wir uns bei unseren Patienten bedanken für die fortlaufenden Rückmeldungen zu den Arbeitsblättern dieses Buches.

Aalen und Mainz, Juli 2025

Martin von Wachter
Bernd Kappis

1 Hintergrundwissen für Therapeuten

Eine wissenschaftlich anerkannte Definition von Schmerz liegt seit 1979 vor und wurde 2020 überarbeitet. Demnach ist Schmerz »ein unangenehmes Sinnes- und Gefühlserlebnis, das mit einer tatsächlichen oder potentiellen Gewebeschädigung einhergeht oder einer solchen ähnelt« (Raja et al., 2020, S. 1976–1982).

Diese Definition wird erweitert durch sechs Keynotes:

- Schmerz ist immer eine persönliche Erfahrung, die in unterschiedlichem Ausmaß von biologischen, psychologischen und sozialen Faktoren beeinflusst wird.
- Schmerz und Nozizeption sind unterschiedliche Phänomene. Schmerzerleben lässt sich nicht auf die Aktivität im sensorischen System reduzieren.
- Personen erlernen durch ihre Lebenserfahrungen ein Konzept (eine Vorstellung) von Schmerz. Dieses Konzept bestimmt wesentlich das Schmerzerleben und den Umgang mit Schmerz.
- Die Äußerung einer Schmerzerfahrung sollte immer akzeptiert und respektiert werden.
- Obwohl Schmerz in der Regel eine adaptive Funktion hat, können (insbesondere chronische) Schmerzen Funktion und Wohlbefinden negativ beeinflussen.
- Eine verbale Beschreibung von Schmerzerleben ist nur eine von mehreren Möglichkeiten. Die Unfähigkeit zu kommunizieren bedeutet nicht, keine Schmerzen zu erleben.

Schmerzen sind eine Herausforderung des Gesundheitswesens und einer der Hauptgründe für Patienten, zum Arzt zu gehen. Erkrankungen von Muskeln, Skelett und Bindegewebe sind der weitaus häufigste Grund für medizinische Rehabilitationen (DRV, 2024a). Über 20 Millionen Menschen in Deutschland haben ständige oder häufig auftretende Schmerzen, dabei sind Personen mit Tumorerkrankungen nicht eingerechnet. Orthopädische und rheumatische Erkrankungen, die in der Regel mit Schmerzen einhergehen, waren 2023 mit 40% die weitaus häufigste Indikation für eine medizinische Rehabilitation. 18% der Rehabilitationen erfolgten aufgrund psychosomatischer Erkrankungen (DRV, 2024b). Schmerzen zu haben bedeutet nicht automatisch, auch darunter zu leiden. Wenn der Schmerz jedoch zu körperlichen, psychischen und sozialen Beeinträchtigungen führt, spricht man von einer eigenständigen Schmerzerkrankung. Hiervon sind in Deutschland über 2 Millionen Menschen betroffen (Häuser et al., 2014).

Die Betroffenen schildern eine lange Vorgeschichte mit zahlreichen medizinischen und anderen Maßnahmen und erfolglosen Therapieversuchen. Dabei erleben die Betroffenen oft Phasen der Hoffnung gefolgt von Phasen der Verzweiflung und Hilflosigkeit. Dadurch kann ihr Selbstwertgefühl stark beeinträchtigt sein.

Mechanistische Schmerzmodelle, einseitig ausgerichtete Diagnose- und Therapieansätze, unzureichende Aufklärung, passive Behandlungserwartungen, Zielkonflikte und Erwartungsängste können die Behandlung zusätzlich erschweren (von Wachter & Hendrischke, 2021). Erst bei gleichzeitiger Berücksichtigung biologischer und psychosozialer Variablen und deren Wechselwirkung kann eine chronische Schmerzerkrankung ausreichend erklärt und therapeutische Ansatzpunkte daraus entwickelt werden. Erfolgreiche Behandlungsprinzipien folgen von Anfang an dem *biopsychosozialen Modell*, was sich schon in einer frühen multidimensionalen Diagnostik zeigt.

Patienten mit chronischen Schmerzen stellen keine homogene Gruppe dar. Daher ist es wichtig, die jeweils unterschiedliche Ätiologie der Erkrankung möglichst gut zu kennen, um spezifisch behandeln zu können. Schmerzen können unterschiedlichen *Schmerzmechanismen* zugerechnet werden. Psychische und soziale Faktoren haben unterschiedlich starken Einfluss auf das Schmerzgeschehen.

Allerdings korrelieren das Ausmaß der Gewebeschädigung, der erlebte Schmerz und auch die Beeinträchtigung kaum miteinander.

Für die Behandlung kommen weitere wichtige therapierelevante Faktoren auf Patientenseite hinzu:

- Patienten bringen unterschiedliche Voraussetzungen für eine psychotherapeutische Behandlung der Schmerzen mit. Familiäre Unterstützung, Krankheitsvorstellungen und Vorerfahrungen beim Patienten sowie seiner Angehörigen sind weitere Faktoren, die den Behandlungsbeginn mitbestimmen.
- Die Motivation für eine Schmerzpsychotherapie ist von Fall zu Fall verschieden und ändert sich im Behandlungsverlauf.
- Es bestehen individuelle und unterschiedliche Behandlungsziele und Behandlungserwartungen.
- Komorbiditäten (körperlich und psychisch) können die Therapie erschweren.
- Ressourcen können die Therapie unterstützen.

Wir folgen im vorliegenden Arbeitsbuch einem *störungs- und problemorientierten* und psychotherapieschulenübergreifenden Ansatz, der sich an den Besonderheiten der Patienten und an den *Mechanismen* der Schmerzentstehung und -aufrechterhaltung orientiert.

Die im Buch vorgestellten Interventionen folgen dem *biopsychosozialen* Modell. Biologische, psychologische und soziale Faktoren sind an der Genese und Aufrechterhaltung der Schmerzen beteiligt, individuell aber jeweils ganz unterschiedlich gewichtet. Diese Faktoren sind nicht nur Ursachen chronischer Schmerzen, sondern auch deren Folgen. Je länger der Schmerz besteht, umso stärker wird er in der Regel von psychosozialen Faktoren mitbestimmt.

Therapeutische Haltung. Die therapeutische Haltung entspricht einem »Sowohl-als-Auch« und keinem »Entweder-oder« von organisch und psychisch. Eine solche Haltung beinhaltet auch, die Patienten zu Experten ihrer Krankheit zu machen, um ihnen eine aktive und partnerschaftliche Entscheidungsfindung in der Therapiegestaltung und eine aktive Mitarbeit im Therapieprozess zu ermöglichen. Dies setzt aufseiten der Behandler eine Haltung voraus, die den Patienten als Kooperationspartner ernst nimmt und ihm die entscheidende Kompetenz zur Problemlösung zuweist (von Wachter & Hendrischke, 2016).

Wichtig

Der therapeutische Fokus, das therapeutische Vorgehen und die Auswahl der Interventionen orientieren sich an den vom Patienten erlebten Beschwerden, seinen Möglichkeiten und seinen Zielen. Dabei muss der Therapeut unterschiedliche Störungsursachen, Entstehungsmechanismen, Komorbiditäten und das Krankheitsverhalten des Patienten berücksichtigen.

Die internationale Schmerzgesellschaft hat drei Schmerzmechanismen definiert:

(1) Nozizeptive Schmerzen
Durch eine periphere Gewebeschädigung oder durch Entzündungsvorgänge kommt es durch Reizung der Nozizeptoren zum Schmerzerleben. Klinische Beispiele sind akute Schmerzen bei einer Verletzung, chronische Schmerzen bei Arthrose, Arthritis oder Tumorschmerzen und die Endometriose.

(2) Neuropathische Schmerzen
Schmerzen, die durch eine Schädigung eines Nervs entstehen. Beispiele sind radikuläre Schmerzen, die durch eine Kompression der Nervenwurzel bei Bandscheibenschäden entstehen, Verletzung oder Irritation eines Nervs, wie bei der Postzosterneuralgie, Trigeminusneuralgie und Polyneuropathie.

(3) Noziplastischer Schmerz
Hauptursache für chronische Schmerzen kann auch eine veränderte Schmerzwahrnehmung sein. Hierbei ist das Schmerzverarbeitungssystem gestört. Dazu gehören die *funktionellen Schmerzerkrankungen* ohne Gewebeschädigung im engeren Sinne, aber mit oft schmerzhafter muskulärer Verspannung wie unspezifische Rückenschmerzen, Spannungskopfschmerzen, kraniomandibuläre Dysfunktion. Eine weitere Gruppe sind die Schmerzerkrankungen mit zentraler Hyperalgesie wie Reizdarmsyndrom, Fibromyalgiesyndrom, Komplexes regionales Schmerzsyndrom (CRPS) und Phantomschmerzen nach Amputation. Auch nach somatischen Auslösern kann es im Verlauf durch psychosoziale Faktoren oder *dysfunktionale Schmerzverarbeitung* zu zentralen Sensibilisierungsprozessen kommen. Die Folge ist eine verstärkte Schmerzempfindung. Ein weiterer Bereich ist eine primär zentrale *stressbedingte Hyperalgesie*, die ohne periphere Auslöser auftreten kann. Für diese Prozesse werden insbesondere lang anhaltende Belastungen (chronischer Stress) und biografische Belastungen als bedeutsam angesehen (Egle et al., 2016). Klinische Beispiele für diese eher *psychogenen Schmerzen* sind Somatisierung, somatoforme Schmerzen und Schmerzintrusionen bei Traumatisierung.

Verschiedene Schmerzmechanismen können gleichzeitig bestehen. Unabhängig vom Schmerzmechanismus können komorbide Bedingungen die Schmerzempfindung beeinflussen. Dies können psychische Störungen, Persönlichkeitseigenschaften, Krankheitsverhaltensweisen und die Lebensbedingungen der Betroffenen sein.

Zur Erklärung der Sensibilisierungsprozesse und den damit verbundenen Begleiterscheinungen wie Schmerzgeneralisierung, Allodynie, vegetative Symptome und Erschöpfung dienen hier im Wesentlichen die Konzepte der Sensibilisierung von Nozizeptoren, die synaptische Langzeitpotenzierung und die neurogene Inflammation mit Reduzierung der körpereigenen Schmerzhemmung (Xanthos & Sandkühler, 2014).

Es gibt keine generelle Schmerzpsychotherapie, die für alle Formen chronischer Schmerzzustände anwendbar wäre. Das Spektrum der Schmerzerkrankungen reicht von chronischen, kaum zu verändernden und relativ stabilen Schmerzkrankheiten, bei der die Bewältigung und die Akzeptanz im Vordergrund stehen (z. B. seit 30 Jahren bestehende rheumatoide Arthritis) bis zu potenziell reversiblen Zuständen, bei denen es um einen ätiologieorientiert-kurativen Ansatz geht und eine kausale Behandlung möglich erscheint, wie beispielsweise eine seit zwei Jahren bestehende anhaltende somatoforme Schmerzstörung in Folge eines Beziehungskonfliktes (Egle & Zentgraf, 2020; Egloff et al., 2009).

Daher sind maßgeschneiderte Therapieansätze wünschenswert. Sie beinhalten eine *individualisierte spezifische Therapie* für Patienten mit bestimmten Profilen. In der klinischen Realität müssen Therapeuten oft verschiedene Therapiemethoden integrieren, um den unterschiedlichen Mechanismen gerecht zu werden, die an der Entstehung und Aufrechterhaltung der komplexen Erkrankungen beteiligt sind. Diese Mechanismen zeigen sich oft auch erst im Therapieprozess und der Fokus muss entsprechend im Verlauf angepasst werden. Im klinischen Alltag entscheiden der Therapeut und der Patient dann gemeinsam, was individuell für die Behandlung zum jeweiligen Zeitpunkt sinnvoll und zielführend ist. Für die Methodenintegration lohnt sich der Blick über den Tellerrand der eigenen Therapieschule.

Um für die Schmerzbehandlung relevante und passende psychotherapeutische Strategien zu entwickeln, haben wir in Tabelle 1.1 typische Problembereiche und problemspezifische Therapiemethoden aufgelistet, wie sie von Arnold et al. (2014) definiert wurden. Zur Orientierung sind die entsprechenden Verweise zu den Kapiteln dieses Buches angegeben.

Tabelle 1.1 Typische Problembereiche und problemspezifische Therapiemethoden (mod. nach Arnold et al., 2014)

Problembereich	Methode	Buchkapitel
fehlendes Wissen, einseitiges somatisches Geneseverständnis	Edukation, tangentiale Gesprächsführung	3 Wissen und Edukation, 2 Anamnese und Diagnostik
mangelnde Introspektion	Schulung der Selbstbeobachtung	5 Aufmerksamkeit, 2 Anamnese und Diagnostik
mangelnde Körperwahrnehmung	Schulung der Körperbeobachtung	6 Stress und Entspannung, 5 Aufmerksamkeit, 10 Emotionen und Schmerzen
ausgeprägte Anspannung, hoher allgemeiner Stresslevel	Entspannungsverfahren, Balance zwischen Über- und Unterforderung	6 Stress und Entspannung, 12 Akzeptanz, 4 Ressourcen und Werkzeuge
mangelnde Wahrnehmung von Belastungsgrenzen	Akzeptanz, Frühwarnzeichen erkennen	12 Akzeptanz, 6 Stress und Entspannung
mangelnde Bewegung	Entängstigung, Motivation	7 Bewegung, 8 Angst und Vermeidung
mangelnde Nutzung eigener Ressourcen	Ressourcenaktivierung	4 Ressourcen und Werkzeuge
Einengung der Wahrnehmung auf den Schmerz	Ablenkung, kognitive Umstrukturierung	5 Aufmerksamkeit und Ablenkung, 9 Gedanken und Überzeugungen
Schonverhalten, Vermeidungsverhalten	Graded activity	8 Angst und Vermeidung
Durchhalteverhalten	Graded activity, Pausenmanagement	8 Angst und Vermeidung
angstbedingtes Vermeidungsverhalten	Graded exposure	8 Angst und Vermeidung
ungünstiges Denken, Katastrophisieren	Kognitive Therapie	9 Gedanken und Überzeugungen
erfolgloser Kampf gegen das Symptom, mangelnde Akzeptanz	Akzeptanz- und Commitment-Therapie	12 Akzeptanz, 2 Anamnese und Diagnostik
Gefangensein im Schmerz, Rigidität und Misstrauen	Erhöhung der kognitiven Flexibilität, Defusion, Aktualisierung von Werten und Lebenszielen	12 Akzeptanz, 4 Ressourcen und Werkzeuge
Versorgungswünsche, fehlende Verantwortungsübernahme	Bewusstmachen von (nicht erfüllbaren) Bedürfnissen, Erkennen von Grundüberzeugungen	11 Grundbedürfnisse, 9 Gedanken und Überzeugungen
lebensgeschichtliche Prägungen und Schemata	Biografiearbeit	2 Anamnese und Diagnostik, 9 Gedanken und Überzeugungen, 11 Grundbedürfnisse

Problembereich	Methode	Buchkapitel
biografische Entbehrungen	Arbeit an biografischen schmerzhaften Erlebnissen	10 Emotionen und Schmerzen, 11 Grundbedürfnisse
schmerzhafte Verluste	Trauerarbeit	11 Emotionen und Schmerzen, 9 Grundbedürfnisse
mangelnde soziale Unterstützung	Ressourcenaktivierung	4 Ressourcen und Werkzeuge, 15 Angehörige und Schmerzen
ungünstige familiäre Interaktionen	Erkennen der interaktionellen Funktion von Schmerzen, Balance zwischen Überfordern und Schonen	15 Angehörige und Schmerzen
mangelnde emotionale Wahrnehmung	Schmerz-Affekt-Differenzierung	10 Emotionen und Schmerzen
Schlafstörung	Stimuluskontrolle, Schlafrestriktion	13 Schlaf und Schmerzen
sozialer Stress	Arbeit an interaktionellen Mustern	14 Arbeit und Schmerzen, 6 Stress und Entspannung
Rentenbegehren	Abwägen von Vor- und Nachteilen einer Berentung	14 Arbeit und Schmerzen
Traumafolgestörungen	Herstellen von Sicherheit, emotionaler Stabilität, Orientierung und sozialer Unterstützung, Traumatherapie	3 Wissen und Edukation, 6 Stress und Entspannung, 4 Ressourcen und Werkzeuge, 11 Grundbedürfnisse, 10 Emotionen und Schmerzen

Aufbau des Buches

Das vorliegende Buch ist für die praktische Anwendung in der ambulanten und stationären klinischen Tätigkeit ausgelegt. Es enthält eine Sammlung zahlreicher Arbeitsblätter, die der Patient selbstständig ausfüllt, mit dem Therapeuten gemeinsam erarbeitet oder die auch in kleinen Gruppen gemeinsam bearbeitet werden können. Es werden Übungen vorgestellt, die der Therapeut vorliest sowie erlebnisorientierte Übungen, bei denen der Therapeut mit dem Patienten gemeinsam szenisch etwas darstellt. Für den Therapeuten sind auch schrittweise Anleitungen für schmerztherapeutische Interventionen aufgeführt, zum Beispiel für den gestuften Aktivitätsaufbau (Graded activity), für die Angstkonfrontation (Graded exposure) oder zur Bettzeitrestriktion bei Schlafstörungen. Viele Arbeitsblätter beinhalten auch Beispiele mit vorausgefüllten Arbeitsblättern, um sie für den Patienten so verständlich wie möglich zu machen. Die vorgestellten Interventionen sind *praxisnah und alltagstauglich.*

Die Kapitel decken alle Therapiethemen ab, die nach der klinischen Erfahrung der Autoren in der Schmerzbehandlung eine wichtige Rolle spielen. Natürlich ist nicht jedes vorgestellte Arbeitsblatt oder Material für jeden Patienten relevant oder geeignet. Die Materialien dienen als Anregung und Vorlage und können und sollen kreativ angepasst werden. Es hat sich bewährt, die Materialien mit Beispielen aus der Lebens- und Arbeitswelt der Patienten anzureichern.

Am Anfang jedes Kapitels steht eine kurze Einführung, in der die Relevanz des Themas und Hintergrundwissen vermittelt werden. Im Anschluss werden die Arbeitsblätter aufgelistet mit Anwendungsinformationen für den Therapeuten und etwaigen Besonderheiten, die zu beachten sind.

Zur leichteren Lesbarkeit haben wir die männliche Sprachform gewählt. Therapeutinnen und Patientinnen sind natürlich in gleichem Maße angesprochen.

2 Anamnese und Diagnostik

Ausgangssituation

Patienten mit chronischen Schmerzen kommen in der Regel nicht wegen der Schmerzen in eine psychotherapeutische Behandlung. Darin unterscheidet sich diese Patientengruppe nicht von Diabetikern oder Personen nach Herzinfarkt. Meist werden die Patienten in eine psychotherapeutische Behandlung empfohlen und geschickt (vom Haus- oder Facharzt, von Behandlern in Rehakliniken, von Angehörigen, vom Anwalt). Auch wenn wir davon ausgehen, dass vor Beginn der Psychotherapie eine organmedizinische Abklärung erfolgt ist, ist eine gute Vernetzung mit organmedizinisch tätigen Ärzten hilfreich. Der Hausarzt ist meist gut über die bisherigen Befunde informiert und kennt manchmal auch die Lebenssituation der Patienten.

Bei den Patienten bestehen oft vielfältige frustrierende Vorerfahrungen im medizinischen Versorgungssystem. Zum Zeitpunkt der Erstvorstellung in der psychotherapeutischen Praxis zählen chronisch Schmerzkranke mit Sicherheit nicht zu den Gewinnern im Gesundheitssystem. Die hieraus entstandene Enttäuschung und Hilflosigkeit, aber auch die Unsicherheit und Ängste, wie es weitergeht, sollten von Beginn an aufgegriffen werden.

Öfter als bei sonstigen Psychotherapiepatienten bestehen Ängste hinsichtlich des Stellenwerts der erlebten Schmerzen und der Rolle der Psychotherapie. Insbesondere die Sorge, dass die körperlich erlebten Beschwerden nicht ernst genommen werden oder dass man nun »für verrückt gehalten wird«, kann im Erstgespräch bedeutsam sein. Wir dürfen also solche Ängste erwarten und aktiv ansprechen. Auch die bisherigen Arzt- und Therapeutenerfahrungen (z. B. »Sie haben nichts« oder »Damit müssen Sie leben«) sollten direkt erfragt werden. Interessant kann es auch sein, die Reaktionen der Angehörigen zu eruieren. Vorerfahrungen, z. B. nicht ernst genommen zu werden, führen neben der verständlichen Enttäuschung, Resignation und Hilflosigkeit auch zu der besonderen Motivation, zeigen zu müssen, »wirklich krank« zu sein. Deshalb empfehlen wir für den Therapiebeginn ein validierendes, am Symptom orientiertes Vorgehen. Sich zunächst ausführlich für den beklagten körperlichen Schmerz und die möglichen körperlichen Befunde zu interessieren, überrascht Patienten manchmal und hilft, eine vertrauensvolle Beziehung zu gestalten.

Eine weitere häufige Sorge ist, »manipuliert zu werden«, was allerdings bei vielen psychotherapienaiven Personen zu finden ist. Die Aufklärung darüber, was Psychotherapie ist – und was sie nicht ist –, trägt hier wesentlich zur Beruhigung bei.

Tipp

Was einem auf die Nerven geht: Ähnlich wie bei psychosomatischen Krankheiten ist das Schlüsselwort **Stress** hilfreich, um unter Anerkennung der körperlichen Beschwerden auch psychische oder psychosoziale Einflussfaktoren in das individuelle Krankheitsmodell zu integrieren.

Zeit für ein Gespräch

»Wie kann ich Ihnen helfen?« oder »Was führt Sie hierher?« sind bei der zu erwartenden Skepsis eher nicht geeignet, um einen ersten Kontakt zu eröffnen. Eine passende Formulierung für die Einleitung schlagen Nilges und Diezemann (2017, S. 185) vor: »Dieses Gespräch soll dazu dienen, mit Ihnen zusammen einmal in Ruhe zu besprechen, wie Sie mit dem Schmerz leben und welche Auswirkungen der Schmerz auf Ihr Leben hat.«

Wenn Patienten bereits vor dem Erstgespräch Fragebogen ausgefüllt oder andere Unterlagen geschickt haben, dann ist es sinnvoll, diese Unterlagen auch bereits gesichtet zu haben. Die hierin enthaltenen Informationen erleichtern die Exploration (»Ich habe bereits gesehen, dass Sie …«) und das Vertrauen der Patienten wird gefördert.

Exkurs • Eine interessante Sammlung für den Anfang: der Deutsche Schmerzfragebogen

Eine umfangreiche Sammlung anamnestischer Angaben bietet der »Deutsche Schmerzfragebogen DSF«, ein standardisierter Fragenkatalog, der vom Patienten ca. eine Stunde Ausfüllzeit erfordert. Dieser modular aufgebaute Fragebogen ist von der Deutschen Schmerzgesellschaft seit den 1980er Jahren immer weiterentwickelt und angepasst worden. Die aktuell vorliegende Version 12/2024 beinhaltet keine copyrightgeschützten Inhalte mehr und ist kostenfrei von der Geschäftsstelle der Deutschen Schmerzgesellschaft zu beziehen (www.schmerzgesellschaft.de/schmerzfragebogen). In der Praxis wird der DSF als Vorabscreening neuer Patienten mit chronischen Schmerzen eingesetzt und dient als Grundlage für die individuelle ärztliche und psychologische Anamnese. Dazu senden schmerztherapeutische Einrichtungen den Bogen meistens vorab den Patienten zu und bitten um Rücksendung vor dem Erstgespräch. Ein Manual, das ebenfalls kostenfrei zu beziehen ist, erklärt Aufbau und Inhalt und liefert Vergleichswerte aus einer Validierungsstudie (Petzke et al., 2022).

Wo und wie es wehtut: Schmerzmessung

Neben allgemeinen anamnestischen Informationen ist das Ziel einer psychologischen Schmerzanamnese eine erste diagnostische Einordnung. Bezogen auf den Schmerz gilt es also, dieses Symptom genau zu beschreiben.

Üblicherweise wird die subjektiv erlebte Schmerzstärke auf einer elfstufigen Skala von 0 = »kein Schmerz« bis 10 = »stärkster vorstellbarer Schmerz« angegeben. Der Einfachheit halber wird angenommen, dass es sich um eine Ordinalskala handelt. Die Einschätzung der Schmerzstärke geht ebenso gut auf Papier mit einer 10 cm langen Linie so wie auch mündlich. Gelegentlich wird die sprachliche Verankerung des rechten Pols dieser eindimensionalen Skala diskutiert: Was genau ist der »stärkste vorstellbare Schmerz«? Es handelt sich sicherlich um eine sehr subjektive Einschätzung. Es ist hilfreich, dann klinische Beispiele einer Nierenkolik oder »Operation ohne Narkose« zu geben oder sich auf persönliche Schmerzerfahrungen des Patienten zu beziehen. Schmerzangaben sind immer subjektiv, dienen der Kommunikation und sollten nicht Gegenstand der Diskussion sein.

Schließlich interessiert die subjektiv erlebte Schmerzqualität, »wie der Schmerz sich anfühlt«. Die übliche Unterscheidung in eine sensorische (z. B. drückend, brennend) und affektive (z. B. quälend, mörderisch) Dimension hilft bei diagnostischen Entscheidungen und liefert Informationen über das Ausmaß der affektiven Beteiligung, also des Leidensaspektes. Eine starke affektive Beteiligung ist allerdings kein Kriterium einer psychischen, z. B. somatoformen Störung, aber ein Hinweis auf mögliche psychische Faktoren für das Schmerzgeschehen. Auch drastisch klingende Beschreibungen – »wie ein Messer im Knie, das einer rumdreht« – sollten nicht als psychisches Symptom überbewertet, sondern deren sensorischer und affektiver Inhalt diagnostisch genutzt werden.

Exkurs

Eine ganz andere, innovative Schmerzbeschreibung kann mithilfe von Bildkarten geschehen. Von zwei Designerinnen stammen 34 postkartengroße abstrakte Bilder, die die Kommunikation von Patienten und Experten erleichtern und erweitern können. Die Patienten wählen aus den in zufälliger Reihenfolge vorgelegten Bildern 3 oder 5 aus, die den individuellen Schmerz am besten beschreiben. Danach werden die Patienten gebeten, zu erklären, warum gerade diese Bilder gewählt wurden. Mit dieser Methode können schwer ausdrückbare subjektive Empfindungen auf eine andere Art geäußert werden. Nach unserer Erfahrung wird der emotionale Anteil der Schmerzen dadurch deutlicher und Patienten fühlen sich dabei sehr verstanden, wenn sie »ihren Schmerz« sehen können (Bohn & Türp, 2021). Informationen hierzu finden Sie unter www.dolografie.com.

Wann es wehtut – und wann nicht. Und warum: das Schmerztagebuch

Entsprechend dem biopsychosozialen Krankheitsmodell chronischer Schmerzen sollen diejenigen Faktoren identifiziert werden, die am Schmerzgeschehen beteiligt sind. Der Einstieg in dieses Thema geschieht mit der eher funktional orientierten Unterscheidung nach *Schmerz verstärkend* oder *Schmerz erleichternd*. Auch wenn manche Patienten »immer« Schmerzen haben und »nie« weniger Schmerzen und »nichts« hilft und »alles« schwierig ist und »jede« Bewegung« schmerzt, sind solche Generalisierungen eher der Ausdruck der Hilflosigkeit oder des Katastrophisierens.

Uns überrascht immer wieder, dass viele Patienten trotz jahrelanger chronischer Schmerzen bisher nie eine systematische Selbstbeobachtung ihrer Beschwerden durchgeführt haben. Manche Patienten berichten, ein Schmerztagebuch (STB) von einem Vorbehandler bekommen zu habe, dann sei aber nie wieder darüber gesprochen worden.

Wir empfehlen die Verwendung von STB zu Therapiebeginn über einen begrenzten Zeitraum, etwa zwei bis vier Wochen. In Ausnahmefällen, z. B. bei einer zyklusabhängigen Migräne können auch drei Monate sinnvoll sein. In der Umstellungsphase von Medikamenten kann im Therapieverlauf erneut ein Schmerztagebuch für eine oder zwei Wochen hilfreich sein.

Vom Patienten geführte Schmerztagebücher sollten unbedingt mit dem Therapeuten nachbesprochen werden. Nicht selten »testen« Patienten die Reaktion des Therapeuten, indem sie zunächst abwarten, ob aktiv nachgefragt wird. Die gemeinsame Besprechung des Schmerztagebuchs ist eine hervorragende Möglichkeit, die Schmerzen in einem biopsychosozialen Zusammenhang zu sehen und damit das Krankheitsmodell des Patienten zu erweitern. Wir beginnen oft mit der Frage »Wie sind Sie damit zurechtgekommen?« und würdigen so den Aufwand und damit auch das Symptom. Weitere hilfreiche Fragen sind »Was ist Ihnen aufgefallen …? … am Verlauf der Schmerzstärke? … an der Wirkung von Medikamenten oder anderen Behandlungen? … am Einfluss von Aktivitäten oder Situationen? … am Schlaf?«. Auch im Gruppensetting können Schmerztagebücher besprochen werden, z. B. im Sinne gegenseitiger Beratung. Eine ausführliche Darstellung der Arbeit mit Schmerztagebüchern findet sich bei Derra und Schilling (2017).

Mittlerweile existieren eine ganze Reihe elektronisch zu führender Schmerztagebücher, meist als Apps für Smartphones. Anbieter sind Softwarefirmen, Pharmafirmen, Krankenversicherungen, Fachgesellschaften, Kliniken oder Patientenorganisationen. Die verschiedenen Angebote sind sehr unterschiedlich, manchmal mit dem Fokus auf Medikamenteneinnahme. Bei der Verwendung solcher elektronischer Dokumentationen sollte immer auch das Interesse der jeweiligen Anbieter beachtet werden. Die Frage des Datenschutzes ist nicht immer ausreichend geklärt.

Das biopsychosoziale Schmerzmodell

Die Mehrdimensionalität chronischer Schmerzen wird nicht allen Patienten, die in eine psychotherapeutische Behandlung kommen, geläufig sein. Durch die bisherige Anamnese und die Selbstbeobachtung sollte aber eine ausreichende Sensibilität geschaffen worden sein, um biologische, psychologische und soziale Aspekte zu differenzieren. Eine solche Modellbildung dient nicht nur dem Verständnis der Genese und Aufrechterhaltung einer chronischen Schmerzerkrankung, sondern bietet auch vielfältige Hinweise für therapeutische Interventionen.

Schmerzen in der Biografie

Die Entstehung und Entwicklung von Schmerzen lässt sich gut in einem Zeitstrahl darstellen. Dabei können Wechselwirkungen von belastungsreichen Lebensphasen und (körperlichen) Beschwerden verdeutlicht werden.

Therapieziele

In allen Therapieschulen besteht Einigkeit darüber, dass zum Beginn einer Behandlung Therapieziele formuliert werden sollen. Nur damit kann ein Behandlungsplan erstellt werden. Wenn Therapien »so dahinplätschern«, liegt es vielleicht auch an fehlender oder unzureichender Zielformulierung.

Die Unterscheidung zweier Zielarten ist wichtig: Weg-von-Ziele und Hin-zu-Ziele. Patienten berichten zu Beginn meistens Weg-von-Ziele. Irgendetwas soll nicht mehr sein: keine Schmerzen mehr haben, Ängste oder Kilos verlieren, weniger stressige Beziehungen führen, mit dem Rauchen aufhören usw. Diese Ziele haben wenig Anziehungskraft und geben keine Richtung vor. Außerdem ist die Zielerreichung streng genommen niemals überprüfbar. Stattdessen sind Hin-zu-Ziele viel besser geeignet, eigenes Verhalten zu verändern: Trotz der Schmerzen aktiv sein, mit den Ängsten klarkommen, einen BMI von 25 haben, konstruktiv streiten können oder die Zeit, die das Rauchen beansprucht, mit Lesen verbringen. Sinnvoll kann es auch sein, ein übergeordnetes Ziel, ein Metaziel, zu formulieren. Dies wird erfragt mit: »Wozu ist es gut, wenn ich ...« oder »Ich möchte mit diesem Ziel erreichen, dass ...«.

Das nachvollziehbar vorgetragene Ziel »keine Schmerzen mehr haben« ist vor allem bei chronifizierten Schmerzen oder bestimmten Erkrankungen nicht immer erreichbar. Bedenken Sie auch, dass in klinischen Studien ein standardisiertes Behandlungsziel meistens in der Schmerzreduktion um 50 % besteht. Realistische, schmerzbezogene Ziele könne mithilfe der Formulierungen wie »ein erträgliches Maß an Schmerzen« oder »Schmerzen, mit denen man gut leben kann« erarbeitet werden. Auch die Häufigkeit und Dauer wiederkehrender Schmerzen kann gut zur Therapiezielformulierung verwendet werden (Beispiel für Rückenschmerzpatienten: »Dreimal im Jahr maximal zweiwöchentliche Schmerzphasen mit leichten Schmerzen«). Wir betonen bei der Diskussion der Therapieziele neben der Schmerzreduktion immer auch die Verbesserung der Schmerzfolgen, also der psychischen, verhaltensbezogenen und sozialen Konsequenzen der Schmerzen.

Therapieziele sind individuell und werden zunächst vom Patienten geäußert. So können sie ihre stärkste motivationale Kraft entfalten. In der therapeutischen Arbeit werden die Ziele dann gemeinsam von Patient und Therapeut formuliert (Shared decision making). Weil Therapieziele von Patienten oft diffus (»es soll mir besser gehen«) und / oder unrealistisch (»es soll wieder so werden wie vor dem Unfall«) sind, haben Therapeuten hierbei die Rolle eines Beraters und Diskussionspartners. Die Aufgaben des Therapeuten bestehen im Relativieren von Zielvorstellungen, der Betonung funktionsorientierter Ziele, der Unterstützung beim Konkretisieren und ggf. der Aufteilung in erreichbare Teilziele. Therapieziele sollten im Verlauf der Therapie regelmäßig überprüft und ggf. angepasst werden.

Zielkonflikte

Die Diagnostik und Therapie chronischer Schmerzen kann durch Zielkonflikte erschwert sein. Der ältere Begriff des »Krankheitsgewinns« berücksichtigt nicht das durch die Krankheit erlebte Leid oder die krankheitsbedingten Verluste. Wir bevorzugen den Begriff »Zielkonflikt«, weil dort beide konflikthaften Aspekte berücksichtigt werden.

Zielkonflikte sind Situationen oder Lebensumstände, bei denen das Ziel der Symptomreduktion mit einem anderen, ebenfalls positiv erlebten Ziel in Konkurrenz steht. Die konkurrierenden Ziele stellen oft zentrale Motive der Betroffenen dar, die anders nicht oder nur schwierig erreicht werden könnten. Eine Besserung der Schmerzen oder der Beeinträchtigung hätte dann gleichzeitig negative Folgen, der Betroffene müsste quasi einen Preis für die Besserung bezahlen. Die Patienten befinden sich also in einem Annäherungs-Vermeidungs-Dilemma. Auch nach einer scheinbaren Lösung – z. B. dem Gewähren einer Rentenzahlung – kommt es nicht regelmäßig zu einer Besserung der Beschwerden. Ein laufendes Rentenverfahren stellt vor diesem Hintergrund nicht unbedingt eine Kontraindikation für eine Psychotherapie dar. Im Gegenteil: In einer Therapie kann der Patient bei der Klärung dieses Konfliktes unterstützt werden. Es können dann Vor- und Nachteile abgewogen werden. Zielkonflikte müssen nicht vollständig bewusst erlebt werden. Sie müssen auch nicht von Beginn an bestehen, sondern können auch erst im Verlauf einer Erkrankung entstehen.

Kröner-Herwig und Frettlöh (2017) unterscheiden drei Kategorien von Zielkonflikten:

(1) Begehren oder Sicherstellen von Sozialleistungen. Dazu gehören Zahlungen von Versicherungen wie Rente, Tagegeld, Verletztengeld, andere Entschädigungen wie Schmerzensgeld, sozialmedizinische Vorteile (GdB und dessen Folgen, Vorteile am Arbeitsplatz, Umschulung).

(2) Regulation von Beziehungen und Nähe-Distanz. Hierzu zählen neben der Verbesserung sozialer Beziehungen (»Symptome sind manchmal wie Klebstoff«) auch die Vermeidung oder Beendigung sozialer Beziehungen (»Ich kann mich nicht auf eine Beziehung einlassen, solange ich diese Schmerzen habe …«). Auch die Vermeidung interpersoneller Konflikte oder die Vermeidung, Verantwortung zu übernehmen, können durch negative Verstärkung das Schmerzerleben und -verhalten aufrechterhalten.

(3) Stabilisierung des Selbstwertes. In der Schmerzerkrankung eine Ursache und Erklärung für andere Lebensprobleme zu finden, kann den Selbstwert schützen. Die Schmerzerkrankung rechtfertigt dann z. B. nicht erreichte berufliche oder private Ziele (»Wenn ich nicht die Schmerzen hätte, dann wäre …«) oder sie dient der Rationalisierung von Rollenkonflikten.

Ohne vorherige Berücksichtigung und Bearbeitung eventuell bestehender Zielkonflikte sind andere therapeutische Maßnahmen oft erfolglos. Die konflikthafte Situation sollte empathisch verdeutlicht werden. Wir erklären das Dilemma der Situation oft mit der Beschreibung »gesund werden wollen und gleichzeitig krank bleiben müssen«. Die persönlichen Ziele der Betroffenen, die mit einer Gesundung konkurrieren, sollten nicht einfach vermutet oder erschlossen, sondern sorgfältig und offen exploriert werden.

Arbeitsmaterial

AB 1 Leitfaden zur Anamnese bei Patienten mit chronischen Schmerzen

Dieses Arbeitsblatt kann als Explorationshilfe für ein Erstgespräch verwendet werden. Wir haben hier diejenigen Aspekte aufgeführt, die im Zusammenhang mit chronischen Schmerzen wichtig sind und die sich in sonstigen psychotherapeutischen Erstgesprächen eher nicht wiederfinden. Diese schmerzspezifischen Stichwörter und Fragen können Ihre persönliche Explorationshilfe ergänzen.

Für Patienten mit chronischen Schmerzen, die üblicherweise nach einer Odyssee durch das organmedizinische System in die Psychotherapiepraxis kommen, sind schmerzbezogene Informationen hilfreich. Schon im Erstgespräch kann also während des diagnostischen Gesprächs durch einfache Psychoedukation Vertrauen in die therapeutische Beziehung hergestellt werden (Bsp.: »Ich frage Sie das jetzt, weil wir wissen, dass lang andauernde Schmerzen erheblichen Stress für das Gehirn bedeuten und dieses Gehirn irgendwie damit umgehen muss.«). In einem Erstgespräch wechseln wir üblicherweise zwischen Exploration und Information. So kann von Anfang an z. B. Wissen über psychophysiologische Zusammenhänge vermittelt werden.

AB 2 Schmerzzeichnungen

Auf diesem Arbeitsblatt finden Sie zwei Schmerzskalen, die sich auf die aktuelle Situation und auf die letzte Woche beziehen. Neben der mündlichen Schilderung der Schmerzen wird in einer Schmerzzeichnung das räumliche Verbreitungsgebiet der Schmerzen eingetragen.

Beide Schmerzzeichnungen dienen als Vorlage für von Patienten einzuzeichnende Schmerzgebiete und deren subjektiv erlebter Stärke. Es ist hilfreich, beim Ausfüllen der Schmerzzeichnung immer wieder nachzufragen: »Und wo noch?«. Wir arbeiten regelmäßig im Erstgespräch mit dieser Vorlage und können neben diagnostischen Aspekten auch deutlich den kommunikativen Aspekt einer Schmerzzeichnung als »vertrauensbildende Maßnahme« bemerken. Vor einer nicht validierten Interpretation der Schmerzzeichnung wird gewarnt. Weder die verwendete Farbe noch die Strichstärke oder etwaige Kommentare lassen direkt auf psychische Symptome schließen (Pfingsten et al., 2003; Carnes et al., 2006). Auf der ersten Seite des Arbeitsblatts finden Sie zwei Schmerzskalen, die sich auf die aktuelle Situation und auf die letzte Woche beziehen. Auf dem zweiten Arbeitsblatt können Gesichtsschmerzen genauer eingetragen werden.

AB 3 Schmerzbeschreibung

Dieses Arbeitsblatt beinhaltet die Schmerzbeschreibungsliste SBL (Korb & Pfingsten, 2003). Es handelt sich um die lizenzfreie Kurzform der Schmerzempfindungsskala (Geissner, 1996). Von den zwölf Items sind die ersten acht sensorische Schmerzbeschreibungen, die Hinweise zur Differenzialdiagnostik liefern können. Item 9 bis 11 sind die affektiven Merkmale. Diese werden aufsummiert (die mögliche Spanne beträgt 0 bis 12 Punkte) und ab einem Summenwert von 8 wird von einem erhöhten affektiven Schmerzerleben ausgegangen. Ein Summenwert von 8 entspricht einem Prozentrang von 75 in der Gruppe chronisch Schmerzkranker. Oft werden zusätzlich die Begriffe »elektrisierend« und »einschießend« genannt, die in der SBL nicht vorkommen. Deswegen haben wir die Möglichkeit gelassen, zusätzliche Adjektive einzutragen. Dieser Bogen bietet sich an, um im Patientengespräch frühzeitig psychische Faktoren für das Krankheitsmodell zu erkennen und zu berücksichtigen. Adjektivlisten wie in Arbeitsblatt 3 können auch Therapieverläufe abbilden und deswegen wiederholt eingesetzt werden. Auch bei unveränderter Schmerzstärke kann sich hier der Effekt einer verbesserten Schmerzbewältigung zeigen (Petzke et al., 2022). Die SBL ist auch Bestandteil des Deutschen Schmerzfragebogens.

AB 4 Schmerztagebuch

Dieses Arbeitsblatt empfehlen wir für den Behandlungsbeginn und bei Patienten, die bisher keine psychotherapeutische Erfahrung haben. Es erfasst Zusammenhänge von Schmerzen, Situationen / Aktivitäten (auch therapeutische!) und Medikamenten. Bei der Instruktion erklären wir, dass mehrmals am Tag eine Eintragung für die jeweils zurückliegenden Stunden gemacht werden kann (»sich nicht jede Stunde das Formular anschauen!«). Hilfreich ist es, bereits in der Sprechstunde mit dem Patienten gemeinsam den ersten Eintrag vorzunehmen.

Das bereits ausgefüllte Schmerztagebuch auf diesem Arbeitsblatt stammt von einer Patientin und dient hier als Beispiel. Die Einträge der Patientin sind kommentiert und liefern Hinweise für die gemeinsame Besprechung.

AB 5 Schmerzreaktionstagebuch

Hier handelt es sich um eine erweiterte Version des Schmerztagebuchs. Dabei wird die Dokumentation der Schmerzstärke erweitert um begleitende Körperreaktionen, kognitive und emotionale Reaktionen und das daraus resultierende Verhalten. Wie die Spaltentechnik aus der kognitiven Verhaltenstherapie dient diese Form der Selbstbeobachtung der besseren Differenzierung einzelner Verhaltens- und Erlebensaspekte. Zusammenhänge zwischen Situationen (potenzielle biologische oder psychosoziale Stressoren) und Schmerzerleben werden damit deutlich und bieten Ansatzpunkte für therapeutische Interventionen. Auch dieses Schmerztagebuch muss ausführlich erklärt und günstigstenfalls mit einem persönlichen Beispiel des Patienten illustriert werden.

Eine systematische Selbstbeobachtung mithilfe eines Schmerztagebuchs kann dabei helfen,

- Unterschiede der Symptomatik erkennen und besser differenzieren lernen,
- die Selbstbeobachtung funktionaler Zusammenhänge zu erleichtern,
- Schmerz modulierende Aktivitäten zu erkennen,
- medikamentenbezogene Informationen zu erheben: Effekte von Medikamenten (Wirksamkeit oder Unwirksamkeit), Einnahmezeitpunkte (zu früh, zu spät, »prophylaktisch«), Einnahmehäufigkeit (relevant z. B. für Kopfschmerz bei Medikamentenübergebrauch),
- (schmerzbedingte) Schlafstörungen zu verdeutlichen,
- die Hilflosigkeit zu reduzieren und die Selbstwirksamkeit zu erhöhen,
- den Erfolg einer Therapie zu kontrollieren.

AB 6 Schmerzwaage

Mit diesem Arbeitsblatt wird verdeutlicht, dass den Schmerz verstärkenden Einflussfaktoren auch Schmerz erleichternde Faktoren gegenübergestellt werden können. Möglicherweise erleben Patienten gerade zu Beginn der Therapie eher eine Hilflosigkeit und haben keinen guten Zugriff auf Schmerz erleichternde, unterstützende Aspekte. Deshalb empfehlen wir, das Waagemodell im Therapieverlauf immer wieder vorzunehmen und um neue Erkenntnisse aus der Therapie zu ergänzen. Schmerz verstärkend und erleichternd können sein: körperliche Bedingungen, Sinneseindrücke, Verhaltensweisen, situative Umstände, Stimmungen, Gedanken, Überzeugungen, Erwartungen und soziale Aspekte. An dieser Stelle muss noch keine genaue biopsychosoziale Differenzierung der Einflussfaktoren und deren Wechselwirkung vorgenommen werden. Es genügt eine reine Aufzählung, ohne dass zu früh kausale Zusammenhänge postuliert werden. Die Kontextabhängigkeit von Einflussfaktoren kann schon hier deutlich werden.

Übung

Eine ähnliche Übung funktioniert so: Auf einer Seite der Waage liegt der Schmerz, dem auch ein Gewicht gegeben werden kann (»100 kg«). Auf der anderen Seite der Waage werden Aspekte, Verhaltensweisen etc. eingetragen, die der Schmerzerleichterung dienen. So wird ein Gegengewicht zum Schmerz etabliert, das dem Ausgleich dienen kann.

AB 7 Triple B – Bilanz bisheriger Behandlungs- und Bewältigungsversuche

Die bisherigen Versuche, die Schmerzen zu beeinflussen und deren Resultate werden in diesem Arbeitsblatt erfasst. Diese Idee stammt aus der Akzeptanz- und Commitment-Therapie und wurde ursprünglich eingesetzt, um in der Anfangsphase der Therapie zu verdeutlichen, dass das »Bemühen um Kontrolle« eher das Problem als die Lösung darstellt. Wir möchten diesen Aspekt, der eher Hilflosigkeit bewirkt, hier im Bereich der Anamnese nicht zu sehr betonen, sondern zunächst tatsächlich alle bisherigen Bewältigungsversuche anerkennen. Wichtig sind auch diejenigen Verhaltensweisen, die der Verhinderung von Schmerzen dienen, also meist ein Vermeidungsverhalten oder ein anderes negativ verstärktes Verhalten. Interessant und möglicherweise für Patienten etwas Neues ist, dass hier die kurzfristigen und langfristigen Konsequenzen der Maßnahmen nebeneinandergestellt werden. Schließlich werden auch die Auswirkungen auf die Lebensqualität erfragt. Davon ausgehend kann dann diskutiert werden, welche Maßnahmen tatsächlich sinnvoll sind und welche nicht.

AB 8 Meine Schmerzmittel

Auf diesem Arbeitsblatt machen Patienten eine Bestandsaufnahme über ihre Schmerzmedikamente, deren Wirkungen und Nebenwirkungen. Mit diesem Arbeitsblatt werden nur aktuelle Schmerzmittel abgefragt. Bedenken Sie auch eine sorgfältige Medikamentenanamnese! Patienten berichten gelegentlich, dass sie Medikament A vor fünf Jahren erfolglos ausprobiert haben. Bei Nachfrage stellt sich heraus: Die Dosierung und die Einnahmedauer waren nicht ausreichend. Möglicherweise hat sich die Symptomatik im Vergleich zum damaligen Zeitpunkt auch geändert und jetzt besteht eine Indikation.

AB 9 Mein biopsychosoziales Schmerzmodell

Dieses Arbeitsblatt erlaubt die Erfassung der relevanten Aspekte in diesen drei Dimensionen. Therapeut und Patient erarbeiten gemeinsam ein individuelles Modell. Das besteht zunächst aus einer Sammlung der jeweiligen Aspekte der drei Bereiche. In einem zweiten Schritt kann dann die jeweilige Bedeutsamkeit gewichtet werden können, z. B. durch verschieden große Umrandungen um die jeweiligen Begriffe oder unterschiedliche Farben. Hilfreich ist auch die Frage an den Patienten, wie viel Einfluss (»wie viel Prozent?«) die einzelnen Aspekte auf das Schmerzgeschehen haben. Natürlich tragen die drei Bereiche selten gleich viel zum Schmerzgeschehen bei, auch wenn die drei gleich großen Kreise das zunächst annehmen lassen. In den Mittelpunkt zwischen den Kreisen können Sie »Rückenschmerz«, »Kopfschmerz« oder einen anderen Begriff für das Problem des Patienten eintragen.

Eine strikte Trennung der drei Bereiche »biologisch, »psychologisch« und »sozial« ist nicht immer gut zu erreichen, und auch gar nicht notwendig. Die Diskussion, ob nun »sozialer Rückzug« ein psychologischer Aspekt ist oder ein sozialer, sollte besser dazu genutzt werden, die Wechselwirkung zu verdeutlichen. Die Pfeile, die zwischen den Dimensionen die jeweilige Wechselwirkung andeuten, gibt es in jede Richtung. Es könnte also sein, dass ein Aspekt aus dem sozialen Bereich auf dem psychischen Bereich wirkt, aber in der entgegengesetzten Richtung kaum eine Interaktion besteht. Beispiel: Arbeitslosigkeit bewirkt oder verstärkt bestehende Sorgen. Sorgen wiederum stehen in keinem Zusammenhang zur Arbeitslosigkeit.

Erlauben Sie sich und den Patienten, kreativ mit diesem Werkzeug umzugehen. Denken Sie daran, dieses Modell im Verlauf der Therapie immer wieder anzupassen.

AB 10 Meine Schmerz-Lebenslinie

Hier wird der zeitliche Verlauf von links (Geburt) nach rechts (»heute«) dargestellt. Dabei muss die Skalierung nicht mit dem Lineal eingetragen werden: In unserem Beispiel nimmt die Zeit vom 50. bis zum 58. Lebensjahr mehr Raum ein. Der Verlauf der Schmerzen in ihrer Stärke wird in der Mitte im grau unterlegten Feld eingetragen. Lebensereignisse können oberhalb davon eingetragen werden, während andere Gesundheitsprobleme und Behandlungen oder Behandlungsversuche unterhalb der Schmerzstärke stehen. So wird ein möglicher Zusammenhang auf einen Blick erkennbar. Die erste Seite von Arbeitsblatt 10 zeigt ein ausgefülltes Beispiel, in dem viele wertvolle biografische Daten erkennbar sind.

AB 11 Wie finde ich meine Therapieziele?

Dieses Arbeitsblatt bietet eine Reihe von Anregungen zu Therapiezielen, die es erleichtern können, eigene individuelle Ziele zu finden.

AB 12 Meine persönlichen Ziele

Hier kann der Patient seine eigenen Ziele eintragen.

Leitfaden zur Anamnese bei Patienten mit chronischen Schmerzen

Schmerzen

- Lokalisation, Ausbreitung, Ausstrahlung (s. Schmerzzeichnung)
- Intensität (Skala 0 bis 10), Häufigkeit, Dauer
- Schmerzqualität (freie Beschreibung oder s. SBL)
- Fluktuationen, Tagesverlauf (s. Schmerztagebuch)

Schmerzanamnese

- Beginn der jetzigen Beschwerden: Sind auslösende Faktoren erkennbar?
- Verlauf der Schmerzen bis heute, zwischenzeitliche Besserung / Remission
- bisherige Behandlungsversuche und deren Effekte: Medikamente (Dosierung, Dauer, Wirkung, Nebenwirkung), Operationen / Invasive Verfahren / Psychotherapie / Rehabilitationen / Krankenhausaufenthalte / alternative Verfahren
- Voruntersuchungen und deren Befunde
- vor den jetzigen Beschwerden: Bestanden früher ähnliche Beschwerden?
- Wann bestanden erstmals im Leben Schmerzen (als Problem)? Wie sind diese Schmerzen entstanden? Wie war die damalige Lebenssituation?
- andere körperliche / psychische Erkrankungen, die mit den Schmerzen wechselwirken

Einflussfaktoren, Auslöser

- Verbesserung der Beschwerden versus Verstärkung der Beschwerden
- Welche Aktivitäten / Umstände haben *keinen* Einfluss auf den Schmerz (und können dementsprechend fortgeführt werden)?
- typische Einflussfaktoren: situative Faktoren / körperliche Verfassung / psychische Verfassung / Verhalten anderer (s. Schmerztagebuch und Schmerzwaage)
- Funktion von Schmerz (Bsp.: erlaubt eine Pause, führt zu bestimmtem Partnerverhalten …)

Schmerzfolgen und schmerzbedingte Beeinträchtigungen

- drei Dimensionen beachten: körperlich, psychisch und sozial
- schmerzbedingte Störungen von Schlaf und Sexualität
- Lebensbereiche beachten: Beruf, Familie, Freunde, Freizeit, Alltag

Schmerzverhalten

- eigene Aktivitäten: eher vermeidend oder eher durchhaltend?
- konkret schildern lassen: Was machen Sie, wenn Sie Schmerzen haben? Warum? Welche Ziele werden mit dem Verhalten verfolgt?
- schmerzbezogene Kognitionen, z. B. Ängste, Katastrophisierung?
- operante Aspekte: Wie reagieren andere bei Schmerzen oder Schmerzäußerungen?
- frühere, heute aufgegebene Bewältigungsversuche

Subjektives Krankheitsmodell und Überzeugungen

- persönliche Erklärung des Patienten für die Schmerzen
- persönliche Annahmen zur Bedeutung von Schmerz
- allgemeine gesundheits- und krankheitsbezogene Einstellungen
- Ausmaß der Überzeugung, Einfluss auf das Schmerzgeschehen zu haben

Konkrete Änderungswünsche

- Erwartungen an die psychologische Schmerztherapie, Ziele

Schmerzzeichnungen

Name: .... Ausfülldatum: ....

In welchem Bereich des Körpers spüren Sie Schmerzen oder körperliche Beschwerden wie Kribbeln oder Taubheit? Bitte markieren Sie diese auf dem Schaubild und verwenden Sie ggf. verschiedene Farben. Bedenken Sie auch Ausstrahlungen und markieren Sie den Hauptschmerz.

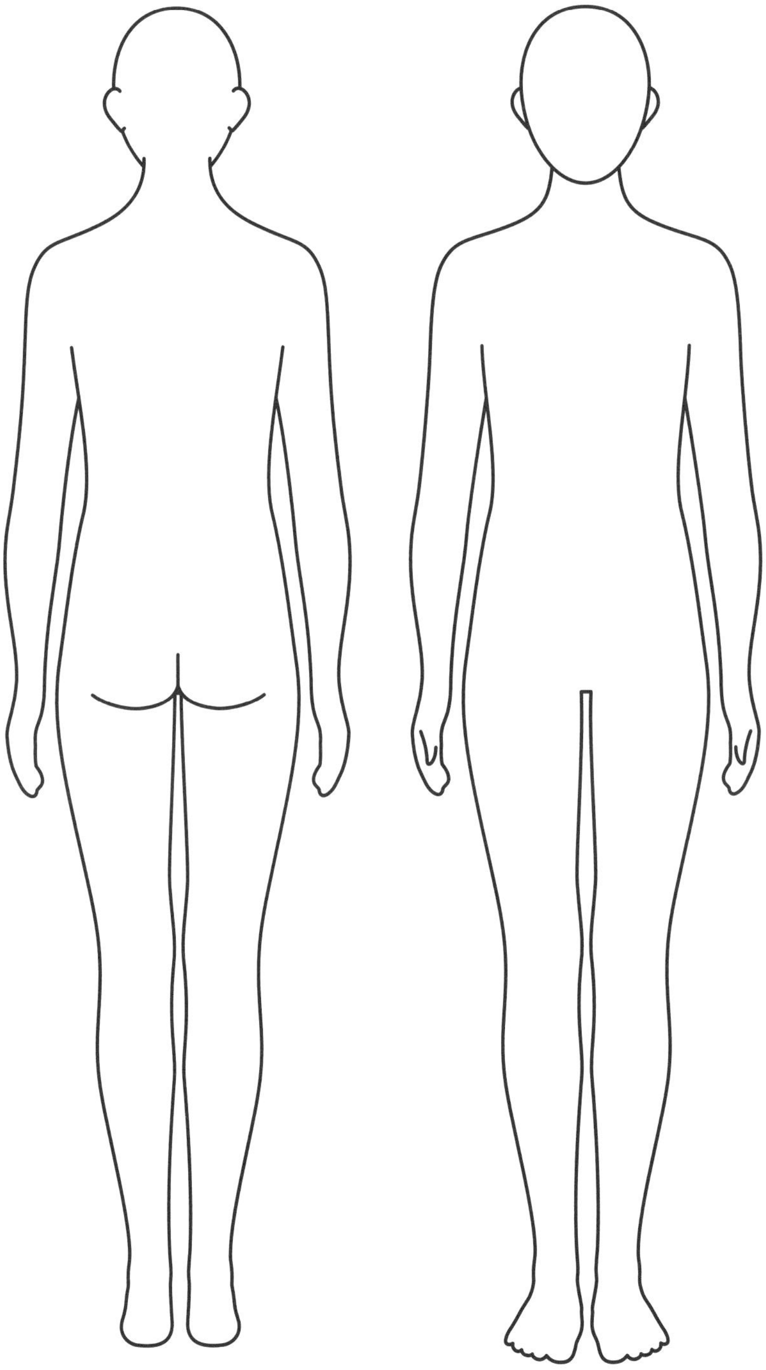

Schmerzzeichnungen

Beschreibung der Schmerzen in eigenen Worten:

....

....

....

....

....

....

....

....

....

....

....

....

....

....

....

Wie stark sind Ihre Schmerzen im Augenblick?

keine Schmerzen |————————————————| stärkste vorstellbare Schmerzen

Wie stark würden Sie Ihre Schmerzen im Durchschnitt einschätzen (in der letzten Woche)?

keine Schmerzen |————————————————| stärkste vorstellbare Schmerzen

Schmerzzeichnungen

Name: .... Ausfülldatum: ....

In welchem Bereich des Körpers spüren Sie Schmerzen oder körperliche Beschwerden wie Kribbeln oder Taubheit? Bitte markieren Sie diese auf dem Schaubild und verwenden Sie ggf. verschiedene Farben. Bedenken Sie auch Ausstrahlungen und markieren Sie den Hauptschmerz.

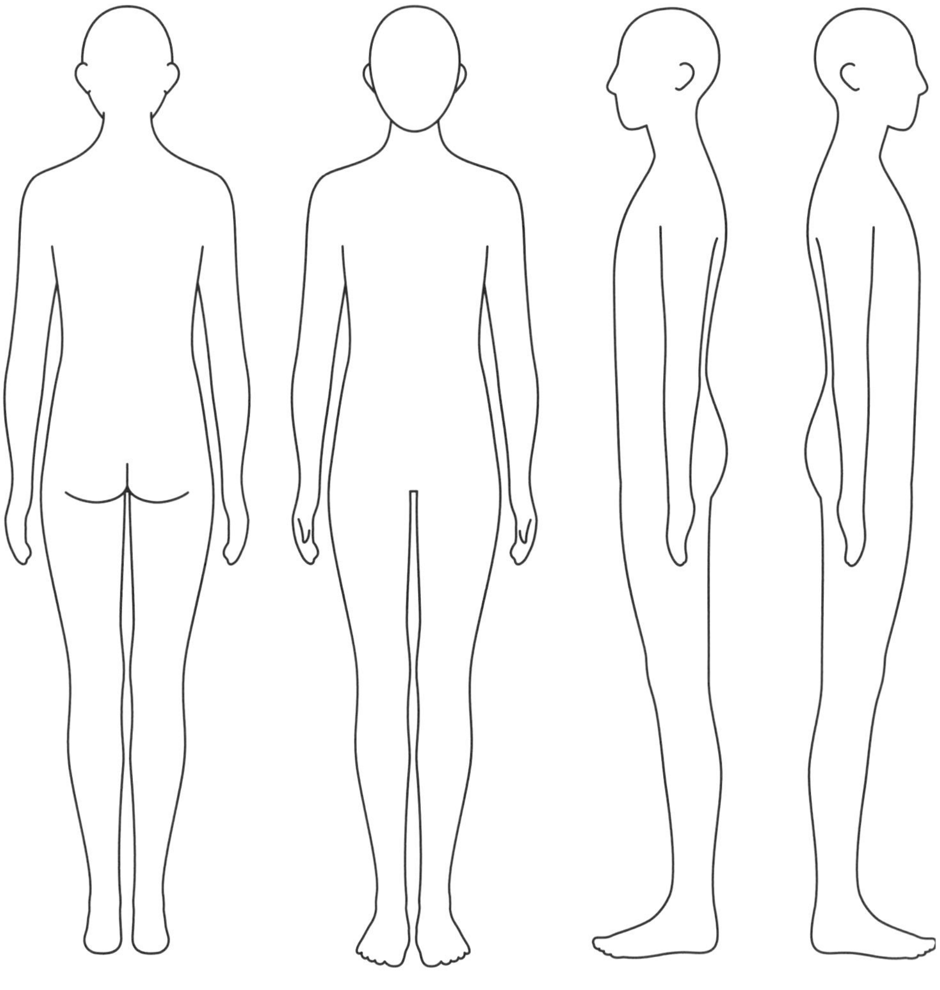

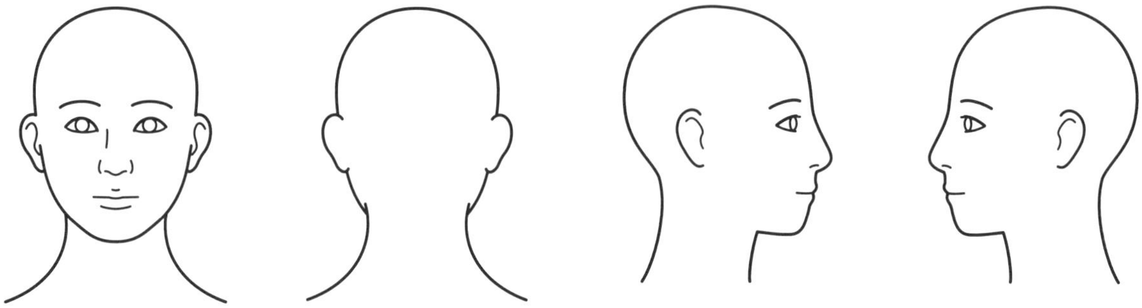

Schmerzbeschreibung

Mit der folgenden Liste von Eigenschaftsworten können Sie genauer beschreiben, wie Sie Ihre Schmerzen empfinden. Denken Sie bei der Beantwortung an Ihre typischen Schmerzen in der letzten Zeit.

Bitte lassen Sie keine der Beschreibungen aus und machen Sie für jedes Wort ein Kreuz, inwieweit die Aussage für Sie zutrifft.

Sie haben bei jeder Aussage vier Antwortmöglichkeiten:
3 = trifft genau zu / 2 = trifft weitgehend zu / 1 = trifft ein wenig zu / 0 = trifft nicht zu

	Ich empfinde meine Schmerzen als …	(3) trifft genau zu	(2) trifft weitgehend zu	(1) trifft ein wenig zu	(0) trifft nicht zu
1	dumpf	☐	☐	☐	☐
2	drückend	☐	☐	☐	☐
3	pochend	☐	☐	☐	☐
4	klopfend	☐	☐	☐	☐
5	stechend	☐	☐	☐	☐
6	ziehend	☐	☐	☐	☐
7	heiß	☐	☐	☐	☐
8	brennend	☐	☐	☐	☐
9	elend	☐	☐	☐	☐
10	schauderhaft	☐	☐	☐	☐
11	scheußlich	☐	☐	☐	☐
12	furchtbar	☐	☐	☐	☐

(Korb, 2003, mit freundlicher Genehmigung)

Ich empfinde meine Schmerzen außerdem noch als …

▶ ....

▶ ....

▶ ....

Schmerztagebuch

Beispiel (Erläuterungen auf der nächsten Seite)

Schmerztagebuch

Tragen Sie bitte in die linke Spalte („S") die empfundene **Schmerzstärke** als Zahl zwischen 0 und 10 ein. Hierbei gilt:

0 (keine Schmerzen) ⟷ 10 (maximal vorstellbar)

Bei verschiedenen Schmerzen verwenden Sie verschiedene Farben oder Kürzel wie z.B. 5* oder ③

In der mittleren Spalte („M") tragen Sie bitte die eingenommenen **Schmerzmittel** ein. Erstellen Sie hier eine Liste der Präparate mit Dosierungen und verwenden Sie im Tagebuch die entsprechenden Buchstaben.

A *Paracetamol 500mg* (1.2)
B *Tetrazepam 50mg*
C ____________

In die rechte Spalte („A") tragen Sie bitte Ihre jeweiligen **Aktivitäten** ein. Benutzen Sie die angegebenen oder weitere Kürzel:

- Ar Arbeit und Beruf
- En Entspannung
- Es Essen
- Fs Fernsehen
- Fz Freizeit
- G Gespräche
- H Hausarbeit
- Kö Körperpflege
- Kg Krankengymnastik / Physiotherapie
- L Lesen
- R Ruhe
- Sf Schlafen
- Sg Spaziergänge
- Sp Sport
- U Untersuchungen / Behandlungen
- *Eink Einkaufen*

** = Schlaf mit Unterbrechungen*
*** = Wachphasen* (1.3)

Name: *Marianne M.* Woche von: *20.01.2025* bis: *27.01.2025* (1.1)

	Montag			Dienstag			Mittwoch			Donnerstag			Freitag			Samstag			Sonntag		
Uhrzeit	S	M	A	S	M	A	S	M	A	S	M	A	S	M	A	S	M	A	S	M	A
0-1									Sf			Sf			Sf			Sf			Fz
1-2									Sf			Sf*	(3.1)		Sf*			Sf*			Fz
2-3									Sf			Sf			Sf			Sf			Fz
3-4							(3.1)		Sf			Sf			Sf			Sf			Sf
4-5									Sf*			Sf*	3		Sf**			Sf*			Sf*
5-6									Sf*			Sf*			Sf		3	Sf**			Sf
6-7	2-3		Es	2-3		Es/Kö	2		Es/Kö	3-4		Es	2		Es/Kö	2		Sf**			Sf*
7-8	3		Kö	3			2-3					Kö	"					Kö	3		Sf
8-9	"		Ar	"		Ar	"		Ar	4		Ar	"		Ar	3		Es	"		Kö
9-10	"		Ar	"		Ar	"		Ar	(2.2)		Ar	3		Ar			H	3-4		Es
10-11	"		Ar	"		Ar	3-4		R+G	5		Ar	3-4		Ar	3-4		H	"		H
11-12	"		Ar	"		Ar	"		R+G			Ar	4		Ar	"		H	"		H
12-13	"		Es	"		Es	"		R+G	4		Es	3-4		Es	"		–	"		H
13-14	3/4		H	"		R	"		Es	3-4		H	"		Eink	"	(2.2)	R	"		Es
14-15	"		R	3		U	"		Fz	"		H	"		"	4-5		R	"		G
15-16	"		R	"			"		Fz	"		H	"		R	"		H	"		En
16-17	4		Es/H	"		Eink	"		Fz	3		Es	4		Es/G	"		H	"		En
17-18	"	(3.2)	R	"		"	"		G	"		R	4		H	"		G	"		En
18-19	"		Es	"		Es	"		G	"		Fs	"		H	"		H	"		En
19-20	"	B	Sp	"		G	"		G	"		Sp	3-4		Es/G	4		Fz	"		Es
20-21	"	(2.3)	Fs	"		Fs	"		Es	"	(3.2)	Sp	"		G	"		Fz	"		Fs
21-22	"		Fs	"			"		Fs	"		Fs	"		G	"		Fz	"		Fs
22-23	"		Kö	"		Kö	"		Kö	"		Fs	"		Fs/Kö	3		Fz	"		Es
23-24						Sf			Sf			Kö/Sf**			Fs/Sf**	"	(3.3)	Fz			Kö/Sf*

(2.1)

Geburtstagsfeier (1.4)

Schmerztagebuch

(1) Die Texteintragungen

1.1 **Das Datum:** Das Schmerztagebuch muss nicht montags morgens beginnen. Hier begann der Eintrag am Dienstagnachmittag in der Sprechstunde (Aktivität »U«). Rückblickend wurde dann der Dienstagvormittag nachgetragen.
1.2 **Die Medikamente:** Die Patientin hat hier 2 Substanzen eingetragen, im Tagebuch sieht man nur eine einzige Einnahme am Montagabend. Warum? Hat sie früher mehr Medikamente genommen oder wurde etwas vergessen?
1.3 **Die Aktivitäten:** Das Einkaufen kann eine lästige Aktivität oder etwas Positives sein. Hier hat es nicht zu einer Veränderung der Schmerzen beigetragen. Schlafprobleme scheinen für die Patientin bedeutsam zu sein.
1.4 **Eine Erklärung des Freizeitverhaltens am Samstagabend:** Immerhin ging die Feier bis 03:00 Uhr in der Nacht.

(2) Die Schmerzen, Medikamente

2.1 Die Schmerzen im Tagesverlauf: Die Patientin macht feine Unterschiede, z. B. werden die Schmerzstärken »2« und »2–3« differenziert. An allen Tagen sieht man eine Zunahme der Schmerzen über den Tag und manchmal eine Reduktion in der zweiten Tageshälfte oder am Abend (Donnerstag, Samstag). Es gibt also Unterschiede. Was bewirkt diese Unterschiede?
2.2 In manchen Situationen sind die Schmerzen besonders stark, in anderen sind sie gering. Gibt es einen Zusammenhang mit Aktivitäten? Was meint die Patientin dazu?
2.3 Das einmal eingenommene Tetrazepam zeigt im Tagebuch keinen Effekt. Hat sie das Medikament vor oder nach dem Sport genommen? Warum nicht am Donnerstag bei zwei Stunden Sport? Ist die Schmerzreduktion gar nicht die Intention der Patientin? Warum nimmt sie keine Medikamente bei Schmerzstärke »5«?

(3) Die Aktivitäten

Die stundenweise Einteilung des Protokolls ist manchmal zu grob. Manche Aktivitäten dauernd weniger lange, z. B. morgens »Essen / Körperpflege«. Neben der Halbtagstätigkeit dokumentiert die Patientin die üblichen Aktivitäten: Hausarbeit, ausruhen, Gespräche, Fernsehen.

3.1 Der gestörte Schlaf ist an allen Tagen deutlich zu erkennen. Bei Früherwachen kann auch an eine depressive Symptomatik gedacht werden.
3.2 Zweimal in der Woche ist »Sport« eingetragen, ohne dass es eine Auswirkung auf die Schmerzen hat. Wieso nicht? Wie fühlt sie sich vor / während / nach dem Sport?
3.3 Die lange Geburtstagsfeier hat die Schmerzen nicht verstärkt, vielleicht sogar reduziert (Samstagnachmittag »4–5«, später dann »3«). Warum?

Schmerztagebuch

Schmerztagebuch

Tragen Sie bitte in die linke Spalte („S“) die empfundene **Schmerzstärke** als Zahl zwischen 0 und 10 ein. Hierbei gilt:

0 (keine Schmerzen) ⟷ 10 (maximal vorstellbar)

Bei verschiedenen Schmerzen verwenden Sie verschiedene Farben oder Kürzel wie z.B. 5* oder ③

In der mittleren Spalte („M“) tragen Sie bitte die eingenommenen **Schmerzmittel** ein. Erstellen Sie hier eine Liste der Präparate mit Dosierungen und verwenden Sie im Tagebuch die entsprechenden Buchstaben.

A ____________________

B ____________________

C ____________________

In die rechte Spalte („A“) tragen Sie bitte Ihre jeweiligen **Aktivitäten** ein. Benutzen Sie die angegebenen oder weitere Kürzel:

Ar Arbeit und Beruf
En Entspannung
Es Essen
Fs Fernsehen
Fz Freizeit
G Gespräche
H Hausarbeit
Kö Körperpflege
Kg Krankengymnastik / Physiotherapie
L Lesen
R Ruhe
Sf Schlafen
Sg Spaziergänge
Sp Sport
U Untersuchungen / Behandlungen
___ ____________________
___ ____________________
___ ____________________

Name: ____________________ Woche von: __________ bis: __________

	Montag			Dienstag			Mittwoch			Donnerstag			Freitag			Samstag			Sonntag		
Uhrzeit	S	M	A	S	M	A	S	M	A	S	M	A	S	M	A	S	M	A	S	M	A
0-1																					
1-2																					
2-3																					
3-4																					
4-5																					
5-6																					
6-7																					
7-8																					
8-9																					
9-10																					
10-11																					
11-12																					
12-13																					
13-14																					
14-15																					
15-16																					
16-17																					
17-18																					
18-19																					
19-20																					
20-21																					
21-22																					
22-23																					
23-24																					

Version 2019, C. Derra, Berlin , B. Kappis, Mainz

Schmerzreaktionstagebuch

Name: .... Datum: ....

Dieses Schmerztagebuch hilft Ihnen dabei, diejenigen Körperreaktionen, Gedanken und Gefühle zu erkennen, die mit dem Schmerz verbunden sind. In der Schmerztherapie wird dann versucht, diese Aspekte zu verändern, um damit auch den Schmerz zu reduzieren.

Versuchen Sie vier bis acht Eintragungen in einer Woche. NRS bedeutet »Numerische Rating-Skala« zur Einschätzung der Schmerzstärke mit 0 = kein Schmerz und 10 = stärkster vorstellbarer Schmerz.

Beispiel

Uhrzeit	Situation / Ereignis	NRS (0–10)	Begleitende Körperreaktion	Gedanken	Gefühl	Verhalten
07:30	Fahrt zur Arbeit, stehe im Stau	4	Unruhe, Muskeln spannen sich an.	Schon wieder! Hoffentlich schaffe ich es pünktlich.	Besorgtheit, Ärger	Finger trommeln auf das Lenkrad, …
09:00	Im Büro. Am Schreibtisch	8	Schmerz strahlt ins Bein aus	Schon wieder! Das wird ja wohl nie besser	Enttäuschung, Traurigkeit	Zusammenreißen und weitermachen

Schmerzreaktionstagebuch

Name: .... Datum: ....

Dieses Schmerztagebuch hilft Ihnen dabei, diejenigen Körperreaktionen, Gedanken und Gefühle zu erkennen, die mit dem Schmerz verbunden sind. In der Schmerztherapie wird dann versucht, diese Aspekte zu verändern, um damit auch den Schmerz zu reduzieren.

Versuchen Sie vier bis acht Eintragungen in einer Woche. NRS bedeutet »Numerische Rating-Skala« zur Einschätzung der Schmerzstärke mit 0 = kein Schmerz und 10 = stärkster vorstellbarer Schmerz.

Uhrzeit	Situation/ Ereignis	NRS (0–10)	Begleitende Körperreaktion	Gedanken	Gefühl	Verhalten

Schmerzwaage

Dieses Arbeitsblatt hilft Ihnen, einen Überblick über Einflussfaktoren für die Schmerzen zu bekommen. Im Verlauf einer längeren Schmerzerkrankung wird manchmal »vergessen«, was guttut und was eher schadet. Außerdem kann sich die Bedeutung mancher Einflussfaktoren mit der Zeit ändern oder ist von der jeweiligen Situation abhängig.

Bedenken Sie für Ihre Sammlung alles, was Ihre Schmerzen verstärkt oder erleichtert. Das können zum Beispiel körperliche Aspekte sein, Medikamente oder bestimmte therapeutische Maßnahmen, Sinneseindrücke, Verhaltensweisen, situative Umstände, Stimmungen, Gedanken, Überzeugungen, Erwartungen und das Verhalten anderer Menschen.

Hier finden Sie ein Beispiel, auf der nächsten Seite können Sie Ihre persönlichen Einflussfaktoren eintragen.

Belastungen meine Schmerzen werden verstärkt durch:		**Erleichterungen** meine Schmerzen werden verringert durch:
Überlastung	Körper	Entspannung
Arztbriefe, MRT-Bilder, irgendwie immer Medikamente zu brauchen	Medikamente Therapie	Ibuprofen, leichte Massage
Kälte	Wahrnehmungen	gutes Essen riechen, über meine Schmerzen Bescheid wissen
Angst vor der Zukunft	Stimmungen	
„mir kann keiner helfen“, Traurigkeit	Gedanken Überzeugungen Erwartungen	mir klarmachen, dass ich gute Therapeuten habe
Überforderung	Verhaltensweisen	ausruhen, tagträumen, spazieren gehen
Krankschreibung, im Büro	Situationen	Krankschreibung, im Schwimmbad, im Fußballstadion
den Chef, nervige Kollegen	andere Menschen	meine Kinder, der Physiotherapeut
Stress	…	

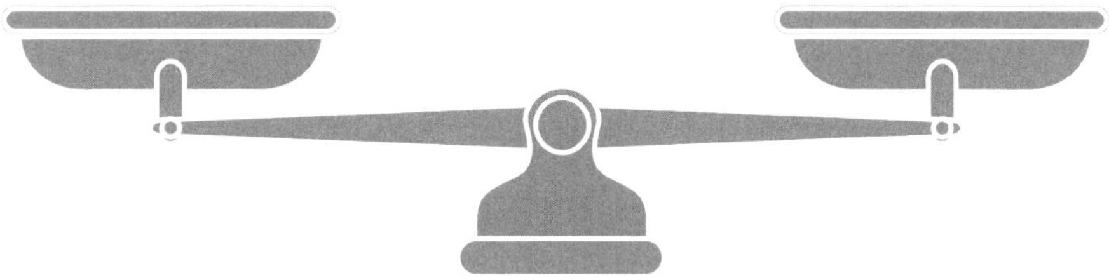

Schmerzwaage

Belastungen
meine Schmerzen werden verstärkt durch:

Körper

Medikamente
Therapie

Wahrnehmungen

Stimmungen

Gedanken
Überzeugungen
Erwartungen

Verhaltensweisen

Situationen

andere Menschen

...

Erleichterungen
meine Schmerzen werden verringert durch:

Triple B – Bilanz bisheriger Behandlungs- und Bewältigungsversuche

Beachten Sie alle Maßnahmen, Aktivitäten und Verhaltensweisen, die Sie bisher wegen der Schmerzen unternommen haben. Bedenken Sie auch diejenigen Aktivitäten, die verhindern sollen, dass Schmerzen entstehen (das, was Sie zur Vorbeugung einsetzen).

Kurzfristig bedeutet hier: sofort bis innerhalb einiger Tage. Langfristig bedeutet hier: nach einigen Wochen oder Monaten.

Beispiel

Bisherige Versuche	Wann? Wie oft? Wie lange?	Kurzfristige Ergebnisse und Konsequenzen	Langfristige Ergebnisse und Konsequenzen	Auswirkungen auf die Lebensqualität
Was ich alles versucht habe.	Zeitpunkte, Häufigkeiten und Zeitdauer	Effekt auf mein Befinden? Effekt auf die Schmerzen?	Effekt auf mein Befinden? Effekt auf die Schmerzen?	Haben die Maßnahmen dazu beigetragen, dass ich mein Leben so leben konnte, wie ich es will?
Jacobsen-Training	vor fünf Jahren in der Reha, danach noch zweimal	minimale Besserung	kein Effekt	???
Opiate	seit sechs Monaten	anfangs gute Schmerzlinderung, dann höhere Dosierung notwendig	Tablettenabhängigkeit	kann kaum noch Autofahren, muss immer die Pillen dabei haben
aus dem Sportverein ausgetreten	vor drei Jahren	Erleichterung, dass ich mich nicht mehr quälen muss, weniger Schmerzen	weiß nicht	weniger Kontakt zu den Kameraden, deshalb manchmal unzufrieden

Triple B – Bilanz bisheriger Behandlungs- und Bewältigungsversuche

Bisherige Versuche	Wann? Wie oft? Wie lange?	Kurzfristige Ergebnisse und Konsequenzen	Langfristige Ergebnisse und Konsequenzen	Auswirkungen auf die Lebensqualität
Was ich alles versucht habe.	Zeitpunkte, Häufigkeiten und Zeitdauer	Effekt auf mein Befinden? Effekt auf die Schmerzen?	Effekt auf mein Befinden? Effekt auf die Schmerzen?	Haben die Maßnahmen dazu beigetragen, dass ich mein Leben so leben konnte, wie ich es will?

Meine Schmerzmittel

Auf diesem Arbeitsblatt können Sie eine Bestandsaufnahme Ihrer Schmerzmedikamente machen. Es ist hilfreich, wenn Sie hier offen und ehrlich mit sich sind. In der dritten Spalte (»Bei welchen Beschwerden …«) ist der Grund der Einnahme gefragt. Neben den Schmerzen können auch (zusätzlich) andere Gründe für die Einnahme bestehen. In der vorletzten Spalte (»Weitere positive Wirkung …«) wird nach positiven Effekten der Medikamente gefragt. Neben der schmerzreduzierenden Wirkung führen manche Medikamente auch zu anderen positiven Gefühlen. Oder störende negative Gefühle, z. B. Ängste, verschwinden. Manche Patienten fühlen sich auch besonders leistungsfähig, wenn sie Medikamente genommen haben.
Besprechen Sie dieses Arbeitsblatt mit Ihrem Arzt oder Therapeuten, um Ihre Therapie zu verbessern!

Medikament	Dosis	Bei welchen Beschwerden nehme ich das Medikament? In welchen Situationen?	Wann? regelmäßig oder bei Bedarf	Seit wann?	Wirkung auf den Schmerz	Weitere positive Wirkung, z. B. auf andere Probleme	Nebenwirkung
Ibuprofen	400 mg	Rückenschmerz am Arbeitsplatz	1-0-1	Seit 1 Monat	Schmerz von 7 auf 3	keine	Magenschmerzen
Oxycodon	10 mg	»Bandscheibe«, Unruhe	2–3 x/Tag	6 Monate	Schmerz von 8 auf 7	werde ruhiger	oft müde, fühle mich abhängig

Mein biopsychosoziales Schmerzmodell

Dieses Modell ermöglicht eine ganzheitliche Sichtweise der Schmerzen. In diese Vorlage können Sie alle Aspekte eintragen, die mit Ihren Schmerzen in Verbindung stehen.

- Im Bereich »biologisch« kann das z. B. sein: körperliche Erkrankungen, Verletzungen, Alter
- Der Bereich »psychologisch« bezieht sich auf Ihre Gefühle, Einstellungen, Denken und Verhalten. Das könnten z. B. Angst, Ärger, Schwarzsehen, Konflikte, Schonverhalten sein.
- Der Begriff »sozial« bedeutet hier: Alle Aspekte Ihrer Lebensumwelt, z. B. die Lebenssituation, Familie, Arbeit, Geld

Vielleicht sind Ihnen schon Zusammenhänge eines Bereichs mit einem anderen aufgefallen. Hierzu können Sie in die grauen Pfeile hineinschreiben.

Hier finden Sie ein Beispiel und auf der nächsten Seite eine Vorlage, die Sie selbst ausfüllen können.

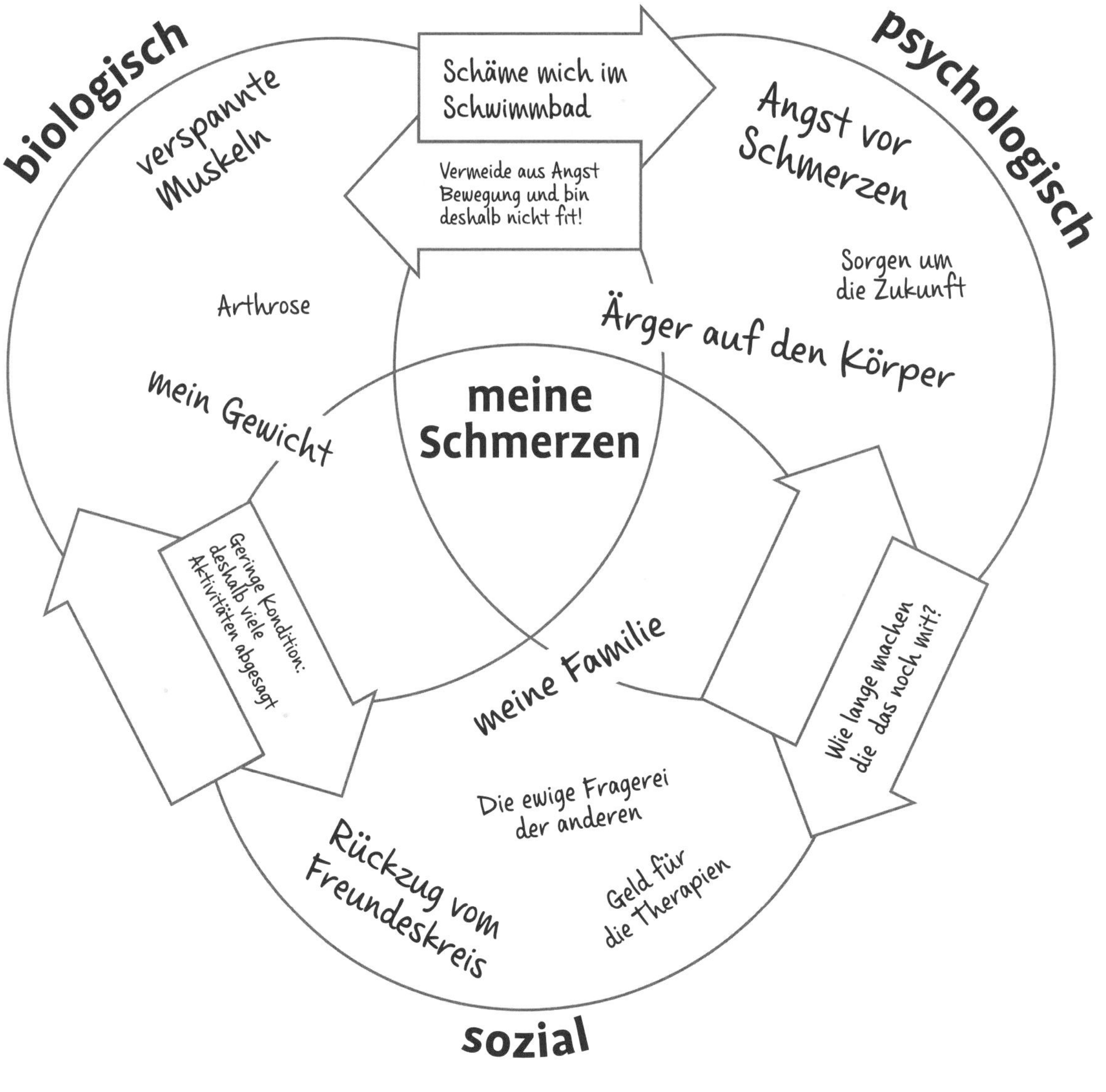

Mein biopsychosoziales Schmerzmodell

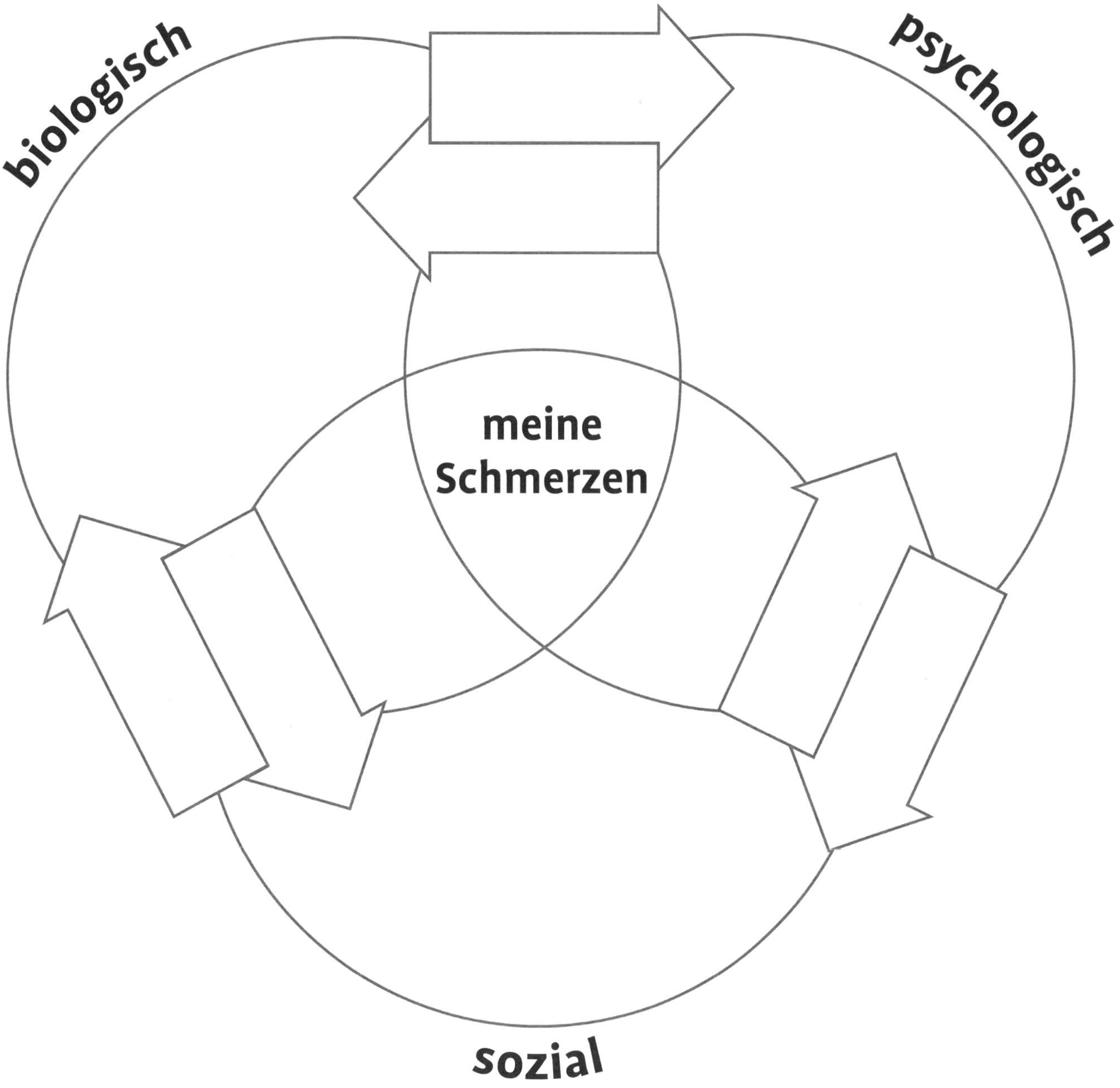

Notizen

....

....

....

Meine Schmerz-Lebenslinie

Hier sehen Sie ein Beispiel einer Schmerz-Lebenslinie, das aus Informationen von verschiedenen Patienten zusammengestellt wurde. Der Stern links unten kennzeichnet die Geburt. Die Schmerzlebenslinie läuft von dort nach rechts bis heute am rechten Rand.
Man erkennt den Beginn der Schmerzen mit Mitte 20 in einer Lebensphase, in der viele Anforderungen bestanden. Unterhalb der Schmerzskala ist zu erkennen, dass die Behandlungen wie Tabletten, Reha und Operation nicht wesentlich zur Schmerzreduktion geführt hatten. Im Alter von etwa 50 Jahren wurden die Schmerzen wieder stärker. Oberhalb der Schmerzskala sind die Lebensumstände eingetragen, die vermutlich eine Belastung darstellten.

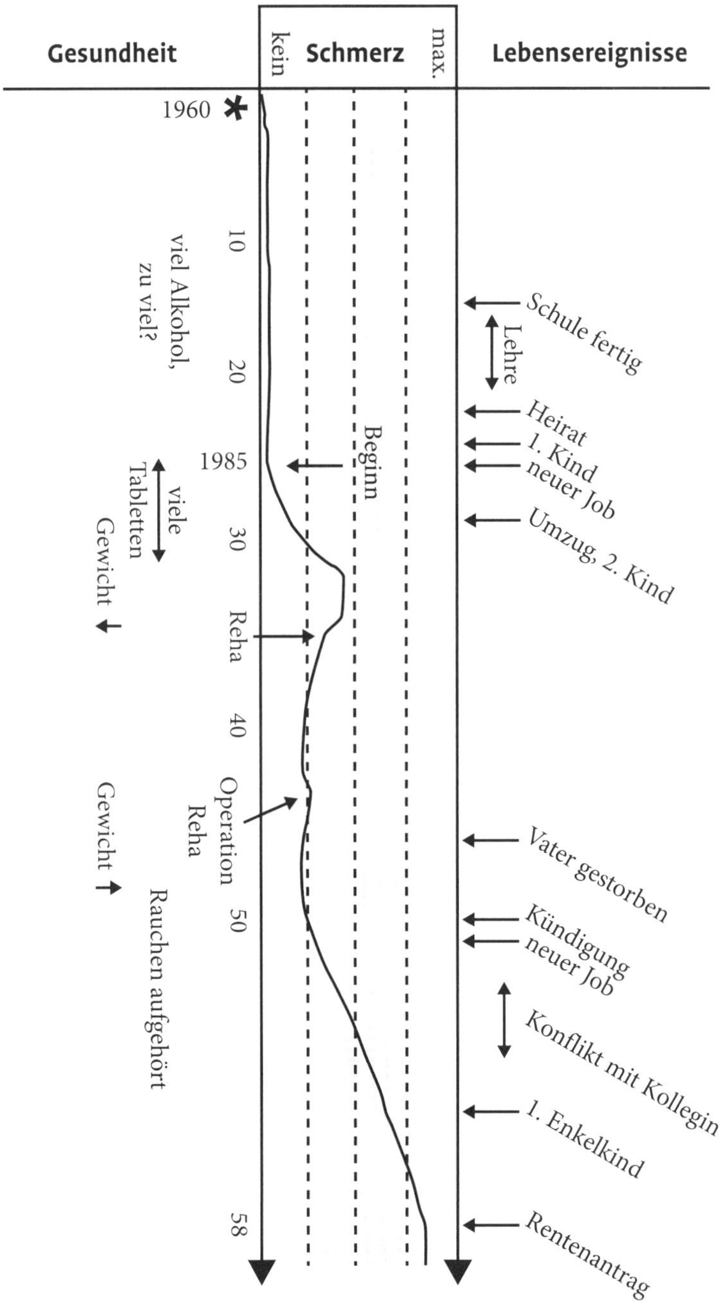

Meine Schmerz-Lebenslinie

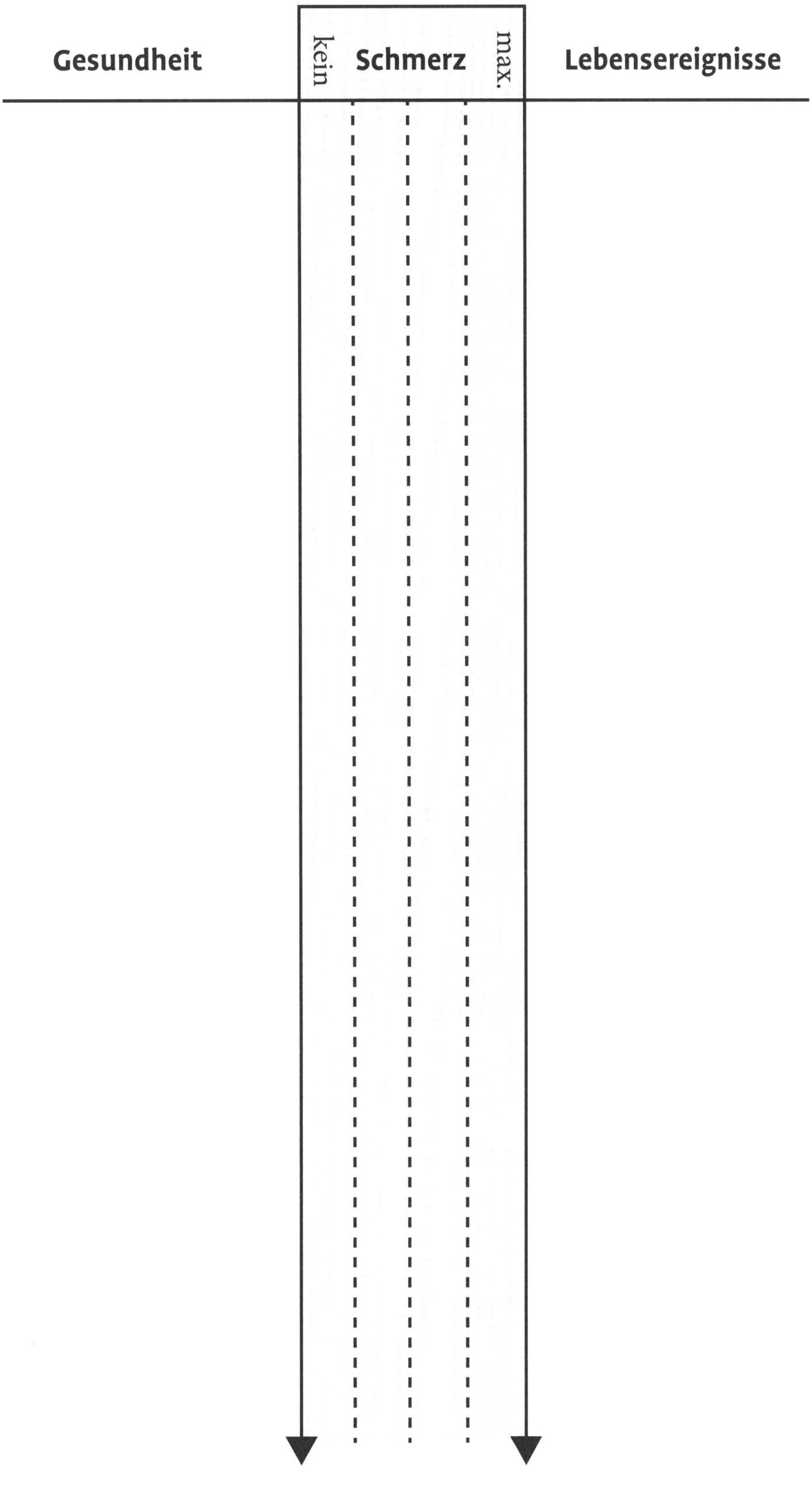

Wie finde ich meine Therapieziele?

Hier finden Sie Anregungen für Therapieziele von Menschen mit chronischen Schmerzen. Diese Ideen anderer Patienten helfen Ihnen für Ihre eigenen Ziele.
Die Ziele sind in die drei Bereiche aufgeteilt, die Sie aus dem biopsychosozialen Schmerzmodell kennen.

Im Bereich der Schmerzen und meines körperlichen Befindens

- weniger Schmerzen haben
  Beispiel für konkrete Formulierung: »Ich möchte meinen durchschnittlichen Rückenschmerz innerhalb von drei Monaten auf der Schmerzskala von 10 auf 7 reduzieren mit der Hilfe von Entspannungsverfahren und Schmerzbewältigungstechniken.«
- das richtige Maß an körperlicher Belastbarkeit kennen
  Beispiel für konkrete Formulierung: »Ich möchte die körperliche Belastbarkeit wieder steigern und beginne mit 3x täglich 10 min spazieren gehen.«
- mit den Schmerzen besser umgehen können
- leichte Schmerzen besser aushalten / ertragen
- Möglichkeiten nutzen, die Schmerzen zu verringern
- mit der körperlichen Krankheit umgehen lernen
- Einschränkungen akzeptieren
- weniger gegen Schmerzen ankämpfen
- selbst etwas gegen die Schmerzen tun können
- trotz Schmerzen wieder rausgehen
- besser schlafen können
- mehr Sport und andere körperliche Aktivitäten betreiben
- meine körperlichen Belastungsgrenzen besser erkennen und danach handeln
- mich im Köper (wieder) wohl fühlen

Im Bereich meiner Gefühle, Einstellungen, Denken und meines Verhaltens

- meine Schmerzen verstehen
  Beispiele für konkrete Formulierungen: »Ich möchte verstehen, wo meine Schmerzen herkommen und welche Faktoren dabei eine Rolle spielen und auf was ich achten muss.«
- meine Aufmerksamkeit besser von den Schmerzen weglenken
  Beispiel für konkrete Formulierung: »Ich möchte herausfinden, was mich von den Schmerzen ablenkt« oder »Ich möchte gezielter Musikhören und Wärme nutzen, um mich von den Schmerzen abzulenken«.
- weniger hilflos sein im Umgang mit den Schmerzen
- wieder mehr angenehme Aktivitäten durchführen
- Dinge wieder tun, die wegen der Angst vor Schmerz vermieden werden

Wie finde ich meine Therapieziele?

- mehr Lebensqualität haben
- trotz Schmerzen Spielräume erkennen und besser nutzen
- aus dem Gedankenkarussell besser aussteigen können (bei Grübeln und Sorgen)
- übermäßige Sorgen und Katastrophengedanken auf ein realistisches Maß bringen
- auch mal »fünfe gerade sein lassen« (weniger Perfektionismus)
- Zeit für sich selbst nehmen
- Verbesserung des Selbstwertgefühls
- eigenen Gefühle wahrnehmen und anerkennen
- eigene Bedürfnisse erkennen
- Ansprechen von belastenden Ereignissen, Kränkungen und Traumatisierungen
- Unterscheiden zwischen Schmerz und schmerzhaften Gefühlen
- das richtige Maß an psychischer Belastbarkeit kennen
- Selbstvertrauen
- so gut es geht, unabhängig von aktuellen Schmerzen aktiv sein
- meinen Aktivitätsspielraum kennen und nutzen
- Balance zwischen Schonung und übermäßiger Aktivität

Im Bereich meiner sozialen Situation (zuhause und am Arbeitsplatz)

- wieder aufgeschlossener für die Mitmenschen sein
  Beispiel für konkrete Formulierung: »Ich möchte wieder an den Vereinstreffen am Montagabend teilnehmen können.«
- Anpassungen am Arbeitsplatz erreichen
  Beispiel für konkrete Formulierung: »Ich möchte alle 30 min auf eine 3-minütige Pause achten.«
- die Freizeit aktiver gestalten (Hobbys, kulturelle Aktivitäten etc.)
- die Beziehung zu bestimmten Menschen klären oder verbessern
- um Hilfe bitten können
- Nein sagen können
- Konflikte besser ansprechen und aushalten können
- Gefühle ausdrücken und mitteilen können
- Wünsche anderen gegenüber äußern können
- in sozialen Situationen kompetenter sein
- mich besser abgrenzen können
- wieder arbeiten können
- die berufliche Situation klären

Meine persönlichen Ziele

Auf diesem Bogen können Sie die Ziele eintragen, die Sie während der Behandlung erreichen wollen. Versuchen Sie, für jeden der drei Bereiche ein bis drei Ziele zu definieren.
Die Fragen 1 und 2 helfen Ihnen zu überprüfen, ob Sie auf dem richtigen Weg sind, und erleichtern den ersten Schritt. Bedenken Sie für die Zielformulierung die Anregungen und Beispiele aus **AB 11** »Wie finde ich meine Therapieziele?«.

Hilfestellung zur Formulierung »guter« Therapieziele

Ziele sind besonders gut formuliert, wenn sie SMART sind. Dabei steht jeder Buchstabe des Wortes »SMART« für ein Merkmal des formulierten Ziels:

S: Das Ziel ist **S**pezifisch, d. h. es ist möglichst genau beschrieben
M: Das Ziel ist **M**essbar, d. h. es ist für jeden leicht überprüfbar
A: Das Ziel ist **A**ttraktiv (für mich), d. h. es spricht mich an
R: Das Ziel ist **R**ealistisch, d. h. es ist tatsächlich erreichbar
T: Das Ziel ist **T**erminierbar, d. h. der Zeitpunkt der Zielerreichung ist festgelegt

Meine Ziele im Bereich der Schmerzen und meines körperlichen Befindens

▶ ....

▶ ....

▶ ....

(1) Woran werden Sie oder andere bemerken, dass Sie Ihrem Ziel ein Stück näher gekommen sind?

....

....

....

(2) Was tun Sie jetzt schon oder mit was können Sie jetzt beginnen, um Ihr Ziel zu erreichen?

....

....

....

Meine persönlichen Ziele

Meine Ziele im Bereich meiner Gefühle, Einstellungen, Denken und meines Verhaltens

- ....
- ....
- ....

(1) Woran werden Sie oder andere bemerken, dass Sie Ihrem Ziel ein Stück näher gekommen sind?

....

....

....

(2) Was tun Sie jetzt schon oder mit was können Sie jetzt beginnen, um Ihr Ziel zu erreichen?

....

....

Meine Ziele im Bereich meiner sozialen Situation (zuhause und am Arbeitsplatz)

- ....
- ....
- ....

(1) Woran werden Sie oder andere bemerken, dass Sie Ihrem Ziel ein Stück näher gekommen sind?

....

....

....

(2) Was tun Sie jetzt schon oder mit was können Sie jetzt beginnen, um Ihr Ziel zu erreichen?

....

....

3 Wissen und Edukation

Edukation bedeutet Information des Patienten über sein Krankheitsbild und dessen Behandlung. Es ist also in etwa gleichzusetzen mit Patienteninformation. Der Begriff *Psychoedukation*, der in der Therapie psychiatrischer Erkrankungen (und dort in der Unterrichtung von Angehörigen) entstanden ist, bedeutet etwas mehr. In der Psychoedukation erfolgen auch Informationen und Motivation zum Selbstmanagement, günstigstenfalls durch systematisch-didaktische Maßnahmen.

Wir bevorzugen hier den Begriff der *Schmerzedukation*. Er ist nicht so »psycholastig« und wird deswegen möglicherweise leichter angenommen.

Das Patientenrechtegesetz verpflichtet Behandler, »dem Patienten in verständlicher Weise zu Beginn der Behandlung und, soweit erforderlich, in deren Verlauf sämtliche für die Behandlung wesentlichen Umstände zu erläutern, insbesondere die Diagnose, die voraussichtliche gesundheitliche Entwicklung, die Therapie und die zu und nach der Therapie zu ergreifenden Maßnahmen« (BGB § 630c, Satz 2).

Allein eine rechtliche Verpflichtung zu erfüllen, wäre ein zu geringer Anspruch an edukative Maßnahmen. Auch in allen Leitlinien zur Therapie von Schmerzen finden sich Hinweise auf Edukation als wesentliches Therapieelement. Wir verstehen Schmerzedukation als Katalysator, der eine Therapie ermöglicht und am Laufen hält, also ein notwendiger (aber nicht hinreichender) Teil einer Behandlung (von Wachter & Hendrischke, 2016).

Gute Schmerzedukation ist auf ein breites Spektrum bezogen, trotzdem individuell, integriert Erfahrungen der Patienten und ist lösungs- und ressourcenorientiert. Gute Edukation ist auch kein »Information Overkill« und orientiert sich an der jeweiligen Phase des therapeutischen Prozesses. Edukation entbindet aber nicht von Verantwortung für den weiteren oder übrigen therapeutischen Prozess.

Eine diagnostische oder therapeutische Maßnahme ist immer auch eine Informationsvermittlung. Umgekehrt ist jede Informationsvermittlung (»Wissen Sie, es ist oft so, dass …«) gleichzeitig auch eine therapeutische Handlung. Insofern sind im Bereich der Psychotherapie »Therapie« und »Edukation« untrennbar verbunden.

Wichtig

Edukation ist Therapie – Therapie ist Edukation.

Effekte von Schmerzedukation sind: Stärkung des therapeutischen Bündnisses durch ein gemeinsames Schmerzmodell, die Förderung des Krankheitsverständnisses und des selbstverantwortlichen Umgangs, die Reduktion von Unsicherheit, die Erhöhung der Therapiemotivation, die Entwicklung von Bewältigungsstrategien / Selbsthilfekompetenzen und die Steigerung der Akzeptanz (einer chronischen Erkrankung).

Ein übergeordnetes Ziel der Schmerzedukation ist, die Betroffenen zu Experten ihrer Krankheit zu machen, um sie zur aktiven Mitarbeit zu gewinnen. Patienten erwarten häufig zunächst Hilfe und Unterstützung von außen. Sie bedürfen dann der sorgfältigen Aufklärung, warum Behandler die von ihnen erwarteten Maßnahmen ausschlagen, z. B. keine Bildgebung veranlassen, keine passiven physiotherapeutischen Maßnahmen verschreiben oder keine Spritze geben.

Die Inhalte von Schmerzedukation sind vielfältig: Wir haben die Inhalte hier eingeteilt:

- Grundwissen über Schmerzwahrnehmung
- die Unterscheidung von akutem und chronischem Schmerz (»Schmerzkrankheit«)
- Schmerz im Rahmen eines biopsychosozialen Modells
- mit Schmerz assoziierte Symptome, Folgen chronischer Schmerzen

- Rolle von Stress
- Risikofaktoren und protektive Faktoren für eine Schmerzerkrankung und Chronifizierung
- Unterscheidung und Interaktion von Emotion, Kognition, Verhalten
- Teufelskreise: Schmerz und Verhalten, Schmerz und Gedanken, Schmerz und Schlaf
- Behandlungsmöglichkeiten: medizinisch, psychologisch, physiotherapeutisch
- Schmerz und Familie
- Medikamentenwissen

Es gibt verschiedene Methoden der Edukation. Neben dem einfachen Vortrag (einzeln oder in der Gruppe) werden auch Materialien eingesetzt. Leere Blätter, farbige Stifte, Flipcharts oder Whiteboards sind hilfreich. Wir lassen die individuell in der Stunde gefertigten Flipchart-Bilder mit dem Smartphone fotografieren. Schaubilder, auf denen etwas verdeutlicht wird, wirken nachhaltig, wenn Sie eine Kopie mitgeben.

Wir empfehlen verständliches und knappes Informationsmaterial. Der Arbeitskreis Patienteninformation der Deutschen Schmerzgesellschaft hat hilfreiche Flyer für Patienten erstellt (www.dgss.org). Andere Fachgesellschaften bieten ebenfalls nützliches Material, genauso wie Krankenkassen, Selbsthilfevereinigungen oder Stiftungen. Wissenschaftliche Leitlinien zu einzelnen Erkrankungen liegen manchmal auch in einer Patientenversion vor (www.awmf.org). Qualitativ gute Informationen bietet das Ärztliche Zentrum für Qualität in der Medizin auf der Seite www.patienten-information.de. Die Veröffentlichungen der Pharmaindustrie müssen sorgfältig auf Interessenskonflikte geprüft werden. Alle gedruckten oder digitalen Informationsblätter, Flyer oder Broschüren sollten jeweils auf Aktualität geprüft werden. In der Praxis benötigen Sie keinen dicken Ordner voller unterschiedlicher Seiten. Eine überschaubare Auswahl an Informationsmaterial, das Sie selbst gut kennen, reicht aus.

Lesetipp

Zur Edukation empfehlen wir Selbsthilfeliteratur, z. B. »Schmerzen verstehen« von Butler und Moseley (2016) oder »Chronische Schmerzen« von Martin von Wachter (2025). Weitere Anleitungen, Materialien und Informationen zur Edukation bei Schmerzerkrankungen finden Sie in dem Manual »Psychoedukation bei chronischen Schmerzen« (von Wachter & Hendrischke, 2021).

Natürlich sollten Sie die jeweilige Literatur auch selbst kennen. Wir motivieren Patienten, uns ihre persönliche Literatur mitzubringen und haben keine Vorbehalte bei ungewöhnlichen Inhalten. Regelmäßig erscheinen themenspezifische Sonderausgaben der einschlägigen Magazine zu Schmerzthemen (meistens mit dem Zusatz »Wissen«). Patienten sehen diese Zeitschriften am Kiosk und kaufen sie, Therapeuten sollten die Publikationen kennen.

Im Internet finden sich unendlich viele Informationen zu Schmerzen, chronischen Schmerzen und der Therapie derselben. Natürlich ist es nicht möglich, dies alles zu lesen oder anzuschauen. Aus unserer Sicht noch zu wenig eingesetzt sind Videos zur Schmerzedukation. Es ist einfach, ein Video im Therapieraum mit den Patienten gemeinsam anzuschauen. Wir halten die Videos auch zwischendrin an, besprechen das gerade Gesehene und Gehörte und beziehen es auf Erfahrungen aus dem Leben der Patienten.

Auf der Webseite der Deutschen Schmerzgesellschaft hat der Arbeitskreis Patienteninformation unabhängig verfasste, hilfreiche Informationen gesammelt: https://www.schmerzgesellschaft.de/patienteninformationen. Unter dem Menüpunkt »Nützliche Bücher, Links und Filme« finden Sie dort Internetadressen und Buchtipps.

Arbeitsmaterial

AB 13 Grundwissen 1: Vom Gefahrensensor zum Gehirn

Dieses Arbeitsblatt erklärt das Phänomen Schmerz und die erlebten Schmerzen werden validiert (»Schmerz ist das, was Sie empfinden«). Dann werden die Grundlagen der Schmerzphysiologie in zwei Etappen erläutert. Zunächst von der Peripherie bis zum Rückenmark, dann von dort bis zum Gehirn. Die Abbildungen sind einfach gehalten, damit komplexe Wechselwirkungen oder biochemische Details nicht verwirren. Patienten sind aufgefordert, ihre eigenen Ideen und Fragen zu notieren. Besprechen Sie dieses AB gemeinsam mit den Patienten, finden Sie nachvollziehbare Beispiele aus dem Leben der Patienten zur Verdeutlichung des Inhalts.

AB 14 Grundwissen 2: Was passiert bei chronischen Schmerzen?

In diesem Arbeitsblatt wird die periphere und zentrale Sensibilisierung erklärt. In einem zweiten Teil wird die geringe Korrelation von Befund und Befinden bei chronischen Schmerzen angesprochen.

AB 15 Grundwissen 3: Schmerzen und die Folgen

Dieses Arbeitsblatt erklärt das Modell der Schmerzkrankheit, das neben den körperlichen Veränderungen (z. B. der Sensibilisierung) auch psychische und soziale Schmerzfolgen berücksichtigt.

AB 16 Grundwissen 4: Welche Rolle spielt mein eigenes Verhalten?

Am Avoidance-Endurance-Modell angelehnt werden hier Beispiele für Schon- und Vermeidungsverhalten gegeben. Die Patienten werden aufgefordert, eigenes Schmerzverhalten zu reflektieren.

AB 17 Grundwissen 5: Welche Rolle spielt der Arzt, die anderen Therapeuten und das Gesundheitssystem?

Hier werden Gefahren aufgezeigt, die sich aus der Struktur der Gesundheitsversorgung ergeben können. Am Ende werden eigene Erfahrungen mit dem Gesundheitssystem erfragt.

AB 18 Akute und chronische Schmerzen: Finde den Unterschied

Hier werden die Unterschiede akuter und chronischer Schmerzen dargestellt. Dabei wird unterschieden zwischen »Merkmalen«, »Ursachen und Folgen« und »Behandlung«. Anders als in üblichen Gegenüberstellungen werden hier auch die Konsequenzen der Unterschiede erläutert. Patienten werden aufgefordert, ihre persönliche Bedeutung der einzelnen Aspekte zu notieren. In der Therapie können Sie die drei Teile dieses AB auch einzeln einsetzen, abhängig von der Phase des therapeutischen Prozesses.

Eine einfache, aber wirkungsvolle Verdeutlichung des Unterschieds können Sie leicht auf ein Blatt Papier zeichnen:

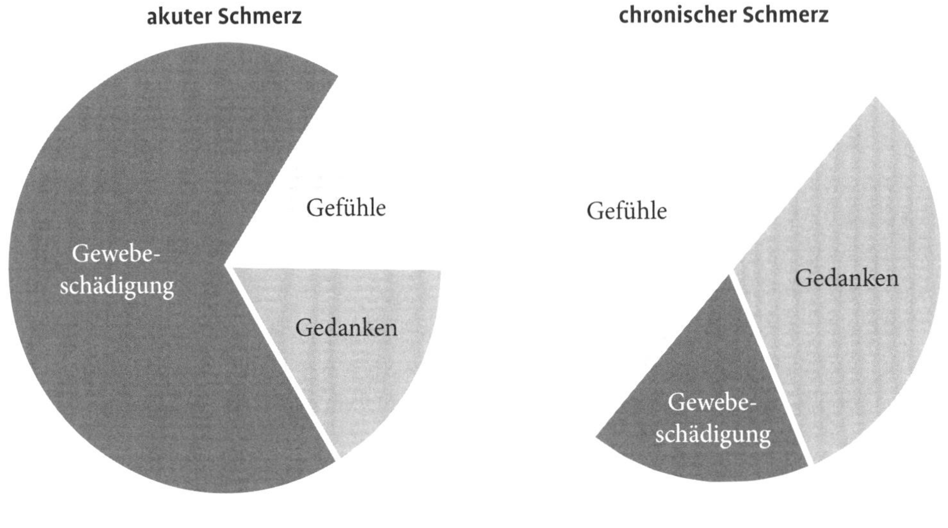

AB 19 Risiko- und Schutzfaktoren: Wieso werden Schmerzen chronisch?

Die für die Entstehung chronischer Schmerzen bekannten Risiko- und Schutzfaktoren werden hier genannt. Neben lebensgeschichtlichen Ereignissen oder Umständen werden auch die daraus entstandenen Einstellungen angesprochen. Die Ideen der Patienten auf die offenen Fragen (»Was bedeutet das für mich«) sollten in der Therapiestunde nachbesprochen werden.

AB 20 Schmerz und Trauma

Hier wird die Neurobiologie nach Traumatisierung und die damit verbundene dysfunktionale Informationsverarbeitung erläutert. Im oberen Teil des Schaubildes ist die bewusste explizite Verarbeitung im präfrontalen Kortex und Hippocampus vereinfacht dargestellt und im unteren Teil die unbewussten impliziten Funktionen der Amygdala. Stressreaktion, Hyperaurosal und die Rolle der Trigger werden erklärt sowie Effekte auf die Schmerzverarbeitung (Kapfhammer, 2002; Egloff et al., 2012). Die Patienten können dadurch ihre Körperreaktionen und Verhaltensweisen besser zuordnen und sind entlastet. Das AB ist auch zur Vorbereitung auf eine Traumatherapie geeignet.

AB 21 Schmerzmittel – Was muss ich beachten?

Die wichtigsten Regeln zum Gebrauch von Schmerzmitteln werden hier aufgeführt.

Grundwissen 1: Vom Gefahrensensor zum Gehirn

Auf diesen vier Seiten lesen Sie die wichtigsten Informationen darüber, was Schmerzen sind, was bei Schmerzen im Körper passiert, wie Schmerzen chronisch werden und was man als Schmerzkrankheit bezeichnet.

Was ist Schmerz eigentlich? Schmerzen sind eine universelle Erfahrung eines jeden Lebewesens. Ein Leben ohne Schmerzen ist nicht möglich und auch nicht sinnvoll.

Es ist biologisch sehr sinnvoll, Schmerzen zu haben. Akute Schmerzen sind ein Frühwarnsystem und schützen uns vor (weiterer) Schädigung, indem sie uns zu einem bestimmten Verhalten motivieren. Schmerzen sind also ein Schutzsystem des Körpers. Als Reaktion auf akute Schmerzen ziehen wir die Hand von der heißen Herdplatte, strecken und dehnen die Muskeln oder ruhen uns aus. Dieses Verhalten schützt uns und fördert den natürlichen Heilungsprozess.

> **Wichtig**
>
> Schmerz ist das, was Sie empfinden.

Die Schmerzempfindung ist etwas sehr subjektives und bei jedem Menschen unterschiedlich. Man kann Schmerzen nicht objektiv messen. Ob und wie stark wir Schmerzen wahrnehmen, hängt neben der Stärke des Schmerzreizes auch von der aktuellen Lebenssituation ab, von psychischen Faktoren, von bisherigen Lebenserfahrungen und von kulturellen Faktoren.

Grundwissen 1: Vom Gefahrensensor zum Gehirn

Wie funktioniert die Schmerzempfindung? In der Haut und in anderen Geweben liegen spezifische Sensoren (Nozizeptoren, von lateinisch ›nocere‹ = schaden und ›recipere‹ = aufnehmen), die auf Temperatur oder chemische oder mechanische Reize reagieren. Diese Sensoren melden Gefahren für den Organismus. Die Empfindlichkeit dieser Sensoren kann sich ändern, z. B. werden sie empfindlicher bei einer Entzündung im Gewebe. Die Nozizeptoren werden aktiviert und senden dann ein elektrisches Signal entlang unterschiedlicher Nervenfasern in Richtung Rückenmark. Das Signal kann stärker oder schwächer sein, je nach Reizstärke und Empfindlichkeit der Fühler. Von anderen Stellen des Körpers kommen ebenfalls Signale im Rückenmark an (s. Abb. unten).

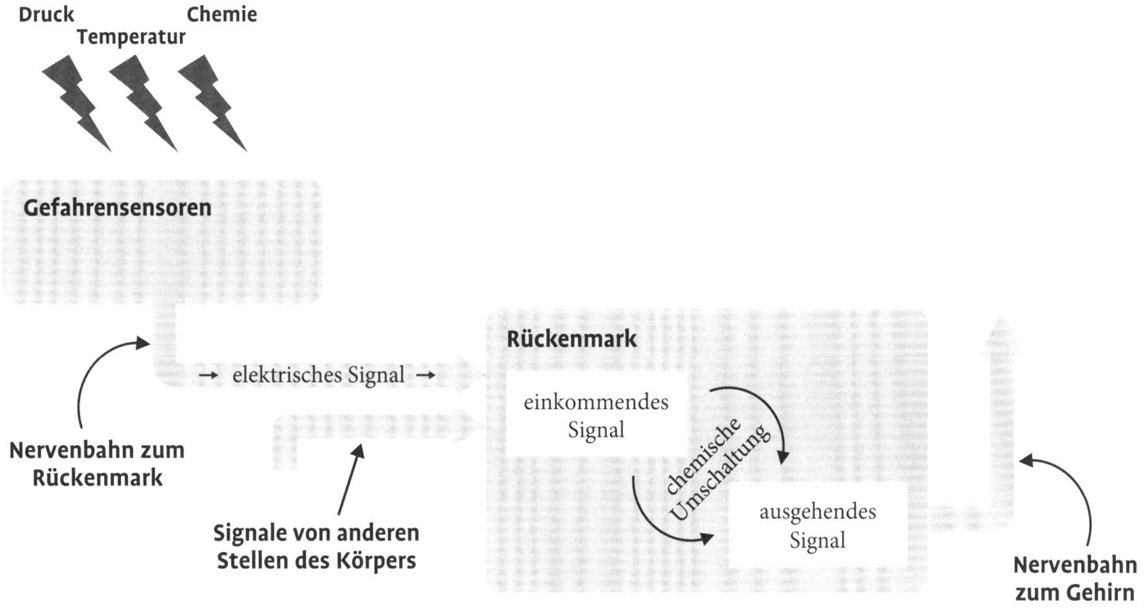

Abbildung Von den Gefahrensensoren bis zum Rückenmark

Dort im Rückenmark werden diese Signale an einer sogenannten Synapse auf eine andere Nervenzelle umgeschaltet und zum Gehirn weitergeleitet. Diese Umschaltung geschieht durch chemische Prozesse. An den Synapsen wird reguliert, ob und wie stark ein Signal zum Gehirn weitergeleitet wird. Manchmal werden Signale nicht weitergeleitet, und manchmal werden Signale verstärkt weitergeleitet. Das hängt davon ab, wie die »Empfindlichkeit« dieser Synapsen ist. Die Synapsen funktionieren auch wie ein Filter. Viele Signale, z. B. bei Dehnung des Darms oder bei Spannung der Muskulatur, werden ausgefiltert und erreichen nicht das Gehirn. Die Synapsenempfindlichkeit ist abhängig von verschiedenen Einflussfaktoren und von dem Ausmaß der körpereigenen Schmerzhemmung. Schmerz ist keine »Einbahnstraße«, bei der lediglich Signale aus dem Körper an das Gehirn übermittelt werden. Bestimmte Bereiche des Zwischenhirns können hemmende Impulse an das Rückenmark senden, wodurch die Schmerzweiterleitung gebremst wird (dunkler Pfeil in der folgenden Abb.).

Grundwissen 1: Vom Gefahrensensor zum Gehirn

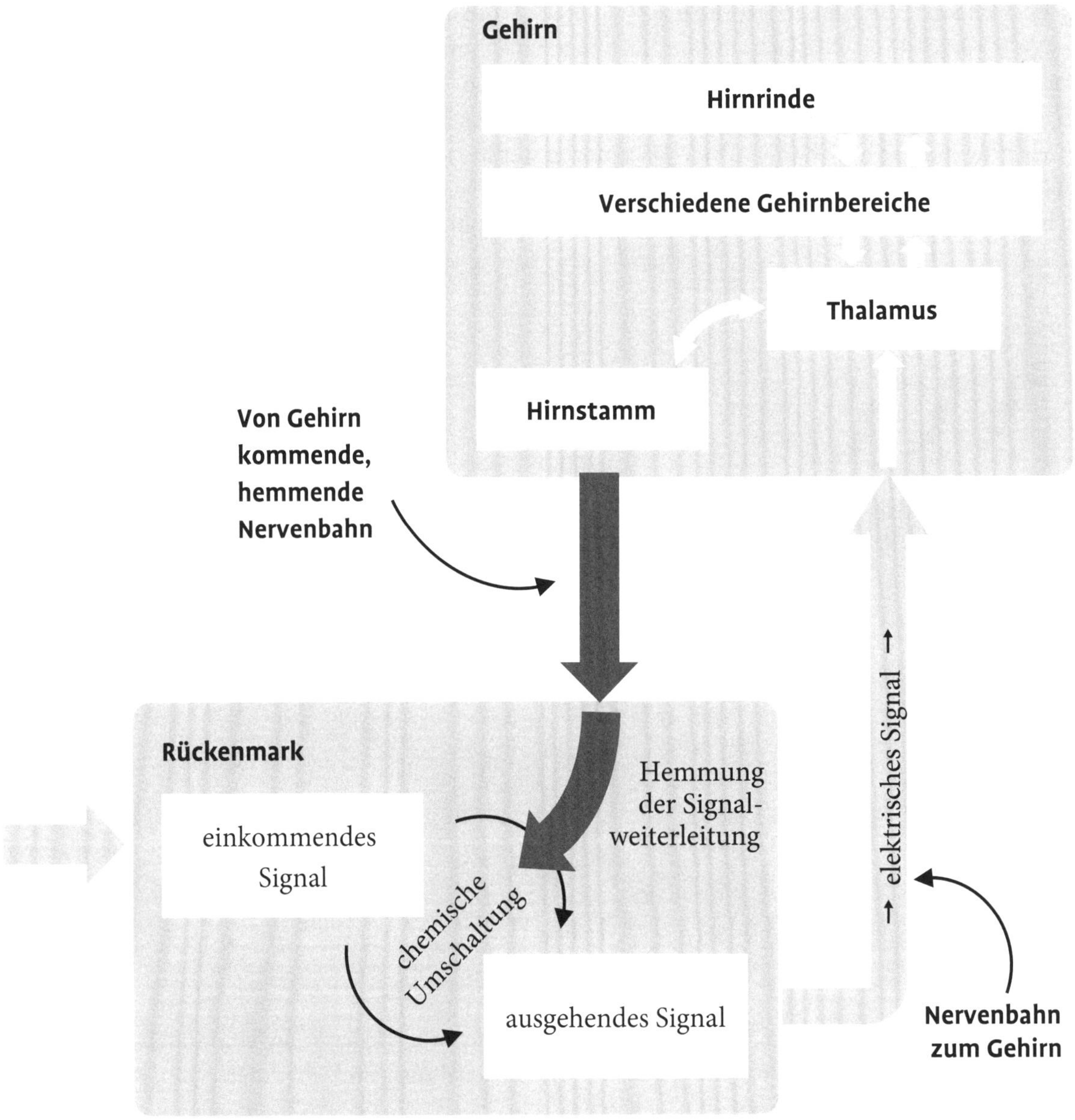

Abbildung Vom Rückenmark zum Gehirn und zurück

Im Gehirn werden diese Signale dann verarbeitet. Daran sind verschiedene Bereiche des Gehirns beteiligt. Der sog. Thalamus wirkt dabei wie ein Spamfilter eines E-Mail-Programms. Aus dem Hirnstamm entspringen Nervenbahnen, die nach unten zum Rückenmark führen und dort die Schmerzweiterleitung hemmen (»Anti-Schmerz-System«).

Die einkommenden Signale werden verglichen mit bereits Bekanntem, bewertet in Hinblick auf die Gefährlichkeit, auf Erinnerungen gecheckt, mit Gedanken und Emotionen versehen und es wird geprüft, was dagegen gemacht werden kann. Das Resultat dieses Verarbeitungsprozesses ist dann ggf. eine Schmerzempfindung, die in der Hirnrinde entsteht. In vielen Fällen macht das Gehirn aus den einkommenden Signalen aber gar keine Schmerzempfindung (z. B. aus den Signalen, die jetzt in dem Moment

Grundwissen 1: Vom Gefahrensensor zum Gehirn

in Ihr Gehirn gelangen, in dem Sie sitzen und diesen Text lesen). In diesen Fällen verhindern körpereigene hemmende Prozesse, dass die Impulse der Nervenzellen als »gefährlich« oder »bedrohlich« eingeordnet werden. In diesen Fällen entsteht keine Schmerzempfindung.

Eine besondere Bedeutung für die erlebte Schmerzstärke haben Gefühle wie Trauer, Ärger oder Angst, die durch Schmerzen ausgelöst werden oder die aus anderen Gründen bestehen. Diese negativen Gefühle sind eng mit den Schmerzen verknüpft, denn Gefühle und Schmerzen werden im Gehirn in den gleichen Bereichen verarbeitet. Es ist sogar möglich, dass negative Gefühle als Schmerzen wahrgenommen werden. Denken Sie an die Begriffe Trennungsschmerz oder Herzschmerz.

Wichtig

Schmerz ist immer echt.

Fragen zum Nachdenken

Wie reagiere ich, wenn ich Schmerzen habe?

....

....

....

Wodurch wird mein Schmerzempfinden beeinflusst?

....

....

....

Wie hängen Gefühle und Schmerzempfindung bei mir zusammen?

....

....

....

Besprechen Sie Ihre Antworten auf diese Fragen in der Therapie!

Grundwissen 2: Was passiert bei chronischen Schmerzen?

Lang andauernde Schmerzen können die Empfindlichkeit des Schmerz leitenden und Schmerz verarbeitenden Systems (Nozizeptoren, Nervenbahnen und Bereiche des Gehirns) erhöhen. Selbst normalerweise leichte Reize wie Berührung oder Wärme können dann einen Schmerz auslösen. Bestimmte überempfindlich gewordene Nervenzellen können aber auch ohne jede Reizung von außen aktiv werden und das Signal »Schmerz« erzeugen. Auch Gedanken, Gefühle oder bestimmte Situationen können durch Aktivierung von Nervenzellen Schmerzen »machen«.

Wenn Schmerzen immer wieder kommen, können der Körper und das Nervensystem regelrecht lernen, Schmerzen zu produzieren. Das überempfindlich gewordene und verselbstständigte Schmerz verarbeitende System nennt man auch *Schmerzgedächtnis*. Man kann diesen Mechanismus vergleichen mit einer Alarmanlage, deren Empfindlichkeit immer höher eingestellt wird. Dann kann das Klappern eines Fensterladens den Alarm (den Schmerz) auslösen. Noch empfindlicher eingestellt würde schon ein leichter Wind zu einem Alarm führen. Das sind Fehlalarme oder »Falschmeldungen«, die Schmerzen erzeugen. Die Schmerzempfindung ist also echt.

Dass Ihr Schmerzsystem überempfindlich geworden ist, bemerken Sie daran:

- Der gesamte Körper fühlt sich überempfindlich an.
- Der Schmerz kommt ohne Vorwarnung, einfach so.
- Schon kleine Anstrengungen oder Aktivitäten führen zu Schmerzen.
- Der Schmerz breitet sich im Körper aus, er wandert.
- Der Schmerz ist stark von Ihrer Stimmung und von Ihren Gedanken abhängig.
- Frühere Schmerzen oder Verletzungen machen sich wieder bemerkbar.
- Sie sind empfindlicher für andere Sinneswahrnehmungen (Lärm, Temperatur, Gerüche …).

Diese Veränderungen bei chronischen Schmerzen bedeuten keineswegs, dass Sie unter einer bedrohlichen Erkrankung leiden oder dass Sie kurz davor sind, verrückt zu werden. Auch die Meinung mancher Betroffener, sie seien Schwächlinge und sollten sich »nicht so anstellen«, ist nicht gerechtfertigt. Die bei chronischen Schmerzen eingetretene Veränderung der Schmerzwahrnehmung und Schmerzverarbeitung ist eine Überempfindlichkeit des eigentlich sinnvollen Schutzsystems Schmerz.

Wieso werden Schmerzen chronisch? Für die Entwicklung chronischer Krankheiten oder chronischer Schmerzen spielen verschiedene Faktoren eine Rolle. Manche körperlichen oder psychischen Erkrankungen, die mit Schmerzen einhergehen, verlaufen von Beginn an chronisch, das bedeutet, sie sind nicht vollständig heilbar. Beispiele dafür sind Rheuma, Arthrose oder chronische Entzündungen. Andere chronische Schmerzen sind Folgen von anderen Erkrankungen, Verletzungen oder Unfällen. Normale, altersgerechte »Verschleißerscheinungen« müssen nicht zu andauernden Schmerzen führen.

Die meisten chronischen Schmerzen sind nicht auf eine spezifische Ursache zurückzuführen. Oft gibt es keine Übereinstimmung zwischen den empfundenen Schmerzen (»alles tut stark weh«) und den Befunden der Untersuchungen (»alles soweit in Ordnung«).

Wichtig

Schmerzen können auch unabhängig von körperlicher Schädigung bestehen.

Grundwissen 2: Was passiert bei chronischen Schmerzen?

Fragen zum Nachdenken

Wie haben sich meine chronischen Schmerzen im Laufe der Zeit entwickelt?

....

....

....

....

....

Woran bemerke ich eine Überempfindlichkeit meines Schmerzsystems?

....

....

....

....

....

Was bedeutet es für mich, dass ich Schmerzen habe, aber keine hinreichende körperliche Krankheit gefunden wurde?

....

....

....

....

....

Grundwissen 3: Schmerzen und die Folgen

Schmerzen haben Folgen – besonders dann, wenn sie lange andauern. Diese Folgen sind körperlicher, psychischer und sozialer Art.

Diese Schmerzfolgen sind wiederum eigenständige Stressquellen, die Schmerzen verstärken können. Die Schmerzfolgen verstärken sich auch untereinander, was in der Abbildung mit den kreisförmigen Pfeilen angedeutet ist. Schmerzen und deren Folgen und Auswirkungen bilden zusammen die Schmerzkrankheit. Diese ist oft ganz unabhängig von der Ursache zu einem eigenen Problem geworden. Die Berücksichtigung der Schmerzfolgen ist deswegen ein wichtiger Teil der Schmerztherapie.

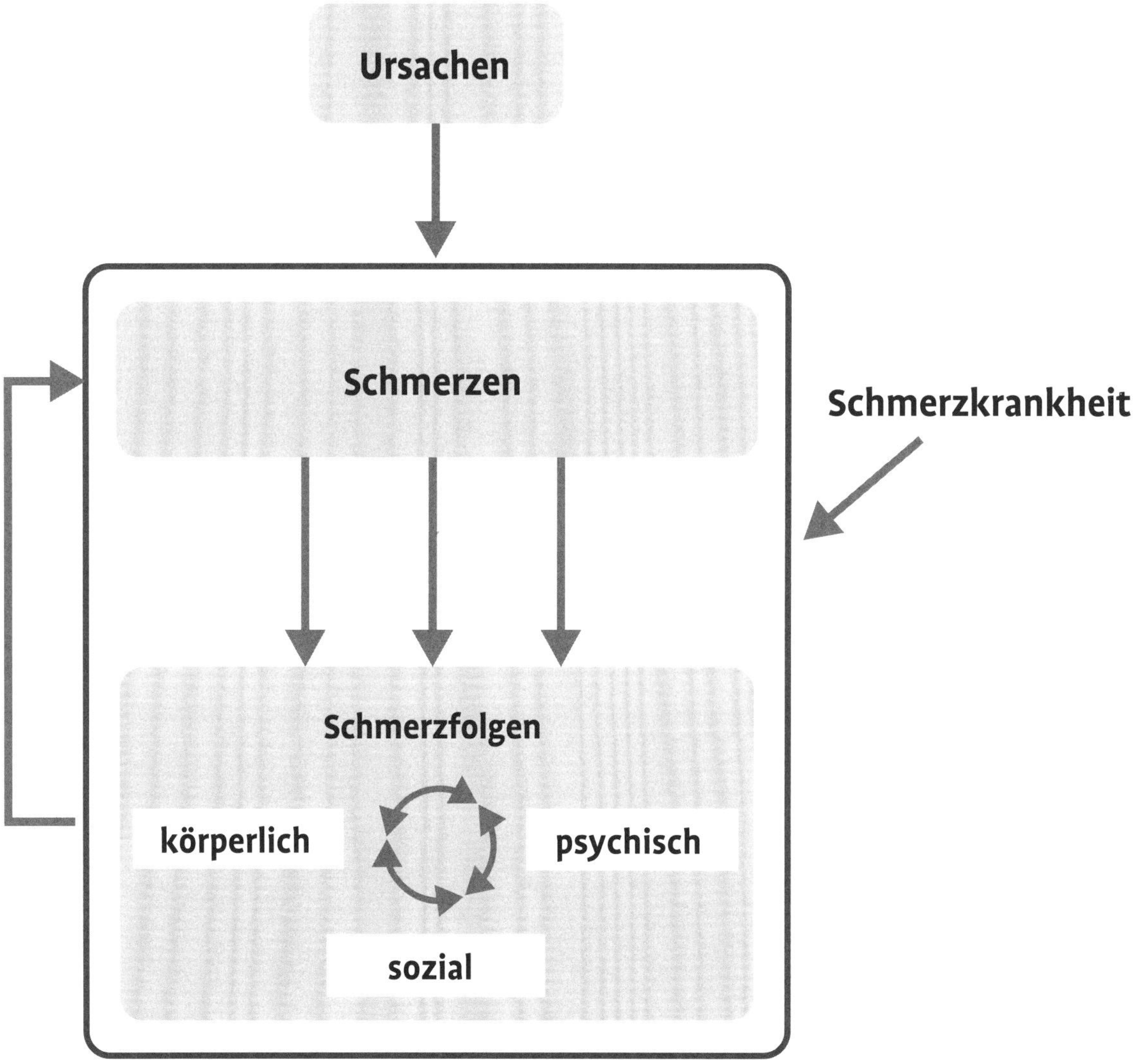

Abbildung Schmerzen und deren Folgen und Auswirkungen

Grundwissen 3: Schmerzen und die Folgen

In dieser Tabelle sind die häufigsten Folgen chronischer Schmerzen aufgeführt.

Markieren Sie, was auf Sie zutrifft, und ergänzen Sie die Tabelle um Ihre persönlichen Schmerzfolgen. Manchmal kann man nicht genau entscheiden, in welche Spalte eine Schmerzfolge gehört. Schreiben Sie es einfach dorthin, wo es am besten passt.

Körperliche Schmerzfolgen	**Psychische Schmerzfolgen**	**Soziale Schmerzfolgen**
☐ gesteigerte Schmerzempfindlichkeit	☐ keine Kontrolle mehr haben	☐ veränderter Lebensstandard
☐ Nebenwirkungen der Medikamente	☐ Konzentrationsstörungen	☐ veränderte Freizeitgestaltung
☐ verringerte Schmerzhemmung	☐ Ärger, Wut, Aggression	☐ finanzielle Schwierigkeiten
☐ reduzierte Leistungsfähigkeit	☐ Hilflosigkeit	☐ sozialer Rückzug
☐ Muskelverspannungen	☐ Hoffnungslosigkeit	☐ Probleme in Partnerschaft
☐ reduzierte Beweglichkeit	☐ Enttäuschung	☐ Probleme in der Familie
☐ Erschöpfung	☐ Traurigkeit, Depression	☐ Probleme am Arbeitsplatz
☐ schlechter Schlaf	☐ Selbstwertprobleme	
☐ Muskelabbau	☐ verändertes Denken	
	☐ Ängste	
☐	☐	☐ ....
☐	☐	☐ ....
☐	☐	☐ ....
☐	☐	☐ ....
☐	☐	☐ ....
☐	☐	☐ ....
☐	☐	☐ ....
☐	☐	☐ ....
☐	☐	☐ ....
☐	☐	☐ ....
☐	☐	☐ ....
☐	☐	☐ ....

AB 16 • P

Grundwissen 4: Welche Rolle spielt mein eigenes Verhalten?

Es ist vollkommen verständlich, keine – oder zumindest weniger – Schmerzen haben zu wollen. Chronische Schmerzen kosten auch Energie, sodass die Leistungsfähigkeit oft reduziert ist. In den meisten Fällen führt das zu Schonung, Rückzug und Vorsicht. Das veränderte Verhalten kann dann so aussehen:

- weniger oder gar nicht mehr arbeiten gehen
- weniger alltägliche Arbeiten (einkaufen, etwas tragen, …)
- weniger Aktivitäten, die Spaß machen
- weniger Kontakt zu anderen Menschen
- Vermeidung, etwas Neues auszuprobieren
- mehr Pausen, mehr hinlegen
- mehr Medikamente nehmen
- öfter zu Ärzten gehen

- ……………………………………………………………………………………………………

- ……………………………………………………………………………………………………

Ein solches Verhalten ist für akuten Schmerz, der ein paar Tage anhält, sehr vernünftig. Allerdings kann man sich daran gewöhnen, wie an jedes neue Verhalten.
Manche Betroffene versuchen auch einfach weiterzumachen und den Schmerz zu übergehen. Oder sie versuchen, mit übermäßiger Aktivität gegen die Schmerzen anzugehen. Das kann sehr radikal passieren, indem die Schmerzen als gar nicht vorhanden betrachtet werden (Motto: »Ein Indianer kennt keinen Schmerz«). Oder die Überaktivität passiert in Phasen der geringeren Schmerzen oder nach einer Medikamenteneinnahme (Motto: »Ich muss nachholen, was ich versäumt habe«).

Wichtig

Ungünstiges Schmerzverhalten ist oft »zu viel des Guten«.

Sowohl übermäßiges Schon- und Vermeidungsverhalten als auch übermäßige Aktivität sind dabei nicht hilfreich und führen oft zu Enttäuschung, Frustration, Steigerung der Hoffnungslosigkeit und langfristig zur Verstärkung der Schmerzen. Fragen Sie sich deshalb offen und ehrlich: Welche meiner Verhaltensweisen sind auf längere Sicht eher hinderlich, welche sind eher förderlich? Machen Sie sich bewusst, dass in der Analyse Ihres Schmerzverhaltens immer auch eine Chance steckt. Besprechen Sie Ihr Schmerzverhalten und Ihre persönlichen Gründe dafür mit Ihrem Therapeuten.

Mein Schmerzverhalten und mögliche Gründe dafür:

- ……………………………………………………………………………………………………
- ……………………………………………………………………………………………………
- ……………………………………………………………………………………………………

Grundwissen 5: Welche Rolle spielt der Arzt, die anderen Therapeuten und das Gesundheitssystem?

Ihr Arzt des Vertrauens spielt sicherlich eine Schlüsselrolle für Ihre Beschwerden. Weiter oben hatten wir bereits bemerkt, dass eine gute, vertrauensvolle Beziehung zum Arzt sehr hilfreich ist. Sie können die Beziehung positiv unterstützen, indem Sie Ihren persönlichen Arzt gut informieren über Ihren Zustand, die verschiedenen Maßnahmen und die Meinungen der anderen Therapeuten.

Noch nicht überall hat sich durchgesetzt, dass chronische Schmerzen nicht nur körperlich, sondern auch hinsichtlich ihrer psychischen und sozialen Einflussfaktoren und Folgen betrachtet werden müssen. Eine zu stark einseitige Sicht der Schmerzen kann bedeuten, wichtige Aspekte zu übersehen. Optimal wäre ein Team aus Ärzten und Therapeuten, die sich austauschen und zusammenarbeiten.

Im Gesundheitssystem bestehen viele Möglichkeiten der Diagnostik und Therapie. Gerade bei der Behandlung chronischer Erkrankungen lauern einige Gefahren, die einer erfolgreichen Schmerztherapie im Wege stehen können: Es passiert »zu viel« oder »zu wenig«, oder es passiert das Falsche oder es passiert das Richtige, aber zum falschen Zeitpunkt. Ob eine Maßnahme tatsächlich notwendig und sinnvoll ist, muss jeweils von Fall zu Fall entschieden werden. Das Einholen einer zweiten Meinung, z. B. zu einer Operation, wird mittlerweile von den Krankenkassen befürwortet.

Oft passiert »zu viel«:

- Überbewertung körperlicher Befunde bei nicht-spezifischen Schmerzen
- Überbewertung von Röntgen-, CT- oder MRT-Bildern
- zu viele diagnostische Maßnahmen
- zu starke Betonung passiver Maßnahmen
- Maßnahmen, die nachweislich keinen Nutzen haben
- nicht gerechtfertigte Bewegungsverbote (»5-Kilo-Schein«)
- längere, nicht gerechtfertigte Krankschreibung
- zu lange und zu häufige Einnahme von Schmerzmitteln ohne guten medizinischen Grund oder ohne relevante Wirkung
- Operationen ohne ausreichende Begründung

Es kann auch sein, dass »zu wenig« passiert:

- fehlende Berücksichtigung tatsächlicher körperlicher Befunde
- fehlende Berücksichtigung psychischer oder sozialer Faktoren
- ungenaue Klärung der Verantwortung von Arzt und Patienten: Wer soll was machen?
- fehlende aktive Maßnahmen
- fehlende Klärung der aktiven Rolle des Patienten
- zu wenig Geduld für die Wirkung von Maßnahmen
- zu wenig Mut für Bewegung und Aktivitäten

Wichtig

Das eigene Engagement in der Behandlung entscheidet über den Erfolg.

Grundwissen 5: Welche Rolle spielt der Arzt, die anderen Therapeuten und das Gesundheitssystem?

Meine Erfahrungen mit Ärzten, Therapeuten und dem Gesundheitswesen:

....

....

....

....

....

....

....

Für die weitere Behandlung meiner Beschwerden bedeutet das:

....

....

....

....

....

....

....

Akute und chronische Schmerzen: Finde den Unterschied

Akute und chronische Schmerzen unterschieden sich grundlegend. Das betrifft sowohl die Merkmale der Schmerzen als auch deren Ursachen, Folgen und Behandlungsprinzipien. Werden diese Unterschiede nicht beachtet, kommt es zu Missverständnissen, Unverständnis, unnötigen oder falschen Behandlungen, ungünstigen Verhaltensweisen, Frust und Enttäuschung aufseiten der Betroffenen und aufseiten der Therapeuten. Schmerzen werden dann aufrechterhalten anstatt gelindert.

In der Tabelle finden Sie die Unterschiede und deren Konsequenzen. Überlegen Sie, welche der Informationen für Sie zutreffen und welche Bedeutung Sie daraus für Ihre persönliche Situation ableiten. Tragen Sie Ihre Ideen in die vierte leere Spalte ein.

(1) Merkmale

Akute Schmerzen	Chronische Schmerzen	Konsequenzen	Bedeutung für mich
… dauern nur kurz, von Minuten bis zu ein paar Wochen.	… halten lange an, oft über drei Monate und länger. Oder sie kehren immer wieder.	Chronische Schmerzen stören das Leben viel mehr, verunsichern und machen hilflos.	
… warnen den Körper vor Gefahr oder Schädigung.	… haben keine oder eine veränderte Warnfunktion mehr. Sie warnen dann eher vor Überlastung als vor Schädigung.	Es ist ungünstig, sich bei chronischen Schmerzen so zu verhalten als würden sie eine Schädigung oder Gefahr für den Körper anzeigen.	
… fühlen sich oft hell, scharf und spitz an. … können meistens klar lokalisiert werden.	… fühlen sich eher dumpf, ziehend, drückend und irgendwie diffus an. … sind eher ungenau lokalisierbar, breiten sich oft aus und »wandern«.	Chronische Schmerzen lassen sich dem Arzt schwerer erklären und mitteilen.	
… sind eine lebenserhaltende Reaktion des Organismus und deshalb sehr sinnvoll. Sie schützen vor weiterer Schädigung.	… sind zu einer eigenständigen Krankheit geworden.	Bei chronischen Schmerzen besteht die Erkrankung in *den Schmerzen und deren Folgen*.	
… werden im Allgemeinen anerkannt, oft bekommt man Mitgefühl und Unterstützung.	… kann man nicht sehen und sie führen nicht immer zu besonders viel Verständnis bei anderen.	Bei chronischen Schmerzen muss man mit Missverständnissen und Unverständnis rechnen.	

Akute und chronische Schmerzen: Finde den Unterschied

(2) Ursachen und Folgen

Akute Schmerzen	Chronische Schmerzen	Konsequenzen	Bedeutung für mich
… haben meistens eine klar erkennbare Ursache: eine Schädigung des Körpers durch z. B. eine Verletzung oder eine Entzündung.	… haben meistens eine (nicht mehr) klar erkennbare Ursache. Die Ursache kann auch vielfältig sein oder sogar unbekannt. Das Gute daran: Meistens ist die Ursache auch gar nicht mehr relevant.	Eine rein körperliche Ursachenforschung führt oft nicht weiter, sondern zu Enttäuschungen.	
… führen dazu, dass körpereigene Schmerzhemmstoffe aktiviert werden.	… führen dazu, dass die Schmerz verarbeitenden Nervenzellen immer empfindlicher werden.	Chronische Schmerzen können sich selbst verstärken und aufrechterhalten.	
… sind meistens eng gekoppelt mit dem Ausmaß der Schädigung: kleine Schädigung – geringe Schmerzen, große Schädigung – starke Schmerzen.	… entsprechen in ihrer Stärke und Dauer nicht (mehr) dem Ausmaß einer feststellbaren Gewebeschädigung.	Die Stärke, Ausbreitung und Dauer chronischer Schmerzen sagt meistens nichts über das Ausmaß der Schädigung des Körpers.	
… sind wenig von psychischen Faktoren beeinflusst.	… werden stark von psychischen und sozialen Faktoren beeinflusst.	Psychische und soziale Faktoren müssen in der Therapie chronischer Schmerzen berücksichtigt werden.	
… machen etwas mit dem Körper.	… machen etwas mit den ganzen Menschen: Erschöpfung, Sorgen, Schlafstörungen usw.	Folgen der Schmerzen müssen in der Therapie berücksichtigt werden.	
… führen oft zu Schonung, wodurch hier Heilung gefördert wird.	… führen oft zu Schonung, wodurch hier Heilung behindert wird.	Schmerzbedingtes Verhalten sollte immer auf seinen Nutzen überprüft werden.	

Akute und chronische Schmerzen: Finde den Unterschied

(3) Behandlung

Akute Schmerzen	Chronische Schmerzen	Konsequenzen	Bedeutung für mich
… klingen oft von alleine nach ein paar Tagen oder Wochen wieder ab. Der Körper kann sich oft selbst heilen.	… sind hartnäckig und werden ohne angemessene Therapie nicht von alleine besser.	Es ist notwendig, chronische Schmerzen fachgerecht zu behandeln.	
… sind meistens durch einfache Maßnahmen zu behandeln.	… brauchen ein komplexes therapeutisches Vorgehen, wobei Mediziner, Psychotherapeuten und Physiotherapeuten zusammenarbeiten.	Erfolgreiche Schmerztherapie ist wie ein Mannschaftssport.	
… können von Experten und durch den gesunden Menschverstand gut behandelt werden.	… bedürfen der aktiven Mitarbeit der Betroffenen.	Sich nur darauf zu verlassen, dass die Experten den Schmerz beseitigen, führt zu Frustration.	
… werden behandelt, indem die schädigende Ursache behandelt wird, z. B. mit Schonung, Medikamenten oder einer Operation.	… werden behandelt, indem Schmerz fördernde oder aufrechterhaltende Faktoren verändert werden und die Folgen der Schmerzen beachtet werden.	Die Behandlung chronischer Schmerzen ist vollkommen anders als die Behandlung akuter Schmerzen.	
Das Ziel der Therapie ist Schmerzfreiheit durch Beseitigung der Ursachen.	Das Ziel der Therapie ist die Verbesserung der Lebensqualität durch Schmerzlinderung, durch die Verbesserung des Umgangs mit den Schmerzen und durch die Bearbeitung zugrunde liegender Ursachen.	Die individuellen Ziele der Therapie müssen gemeinsam geklärt werden.	

Risiko- und Schutzfaktoren: Wieso werden Schmerzen chronisch?

Wenn man sich klarmacht, dass *chronische Schmerzen* am Beginn der Krankheit oft *akute Schmerzen* waren, dann ist interessant, welche Faktoren dazu beitragen, dass Schmerzen bestehen bleiben und dass eine natürliche Heilung nicht stattfinden kann.

Risikofaktoren

Diese *Risikofaktoren* für die Entstehung chronischer Schmerzen sind bekannt:

- frühere, lange andauernde Stress- oder Schmerzerfahrungen
- ungünstige Lebensbedingungen in der Kindheit (z. B. Armut, Verantwortungsübernahme, Vernachlässigung)
- schwerwiegende Belastungen in der Kindheit (Unfälle, Krankheiten, Operationen, Gewalterfahrungen)
- schwere körperliche Arbeit
- Unzufriedenheit oder Probleme am Arbeitsplatz, beruflicher Stress
- Stress, andauernd »unter Strom stehen«
- hohe innere Ansprüche an sich selbst, Perfektionismus
- unangemessene und ungünstige Denkweisen: z. B. Katastrophisieren, Ängste oder Bagatellisierung
- ungünstiges Verhalten: passives Vermeiden
- ungünstiges Verhalten: extremes Durchhalten (»Schmerzen übergehen«, »Schmerzen unterdrücken«)
- Vorteile oder positive Effekte, die durch die Krankheit / Schmerzen entstehen
- Bewegungsmangel
- Rauchen, Übergewicht, Alkoholkonsum, schlechte körperliche Kondition
- fehlende oder unzureichende Behandlung der Schmerzen am Anfang der Erkrankung
- unkontrollierte Einnahme von Medikamenten (zu viel, zu lange)

Oft ist ein einzelner dieser Faktoren kein größeres Problem. Wenn allerdings mehrere Faktoren zusammenkommen, dann können Schmerzen leichter chronisch werden.

Was bedeutet das für mich?

....

....

....

....

....

Risiko- und Schutzfaktoren: Wieso werden Schmerzen chronisch?

Schutzfaktoren

Diese *Schutzfaktoren* können verhindern, dass Schmerzen chronisch werden:

- gute Bedingungen in der Kindheit
- mindestens eine verlässliche Bezugsperson in der Kindheit
- gute, vertrauensvolle Beziehung zum Arzt
- Unterstützung durch die Familie / den Partner
- Unterstützung durch andere (ohne, dass die Krankheit Vorteile erbringt!)
- Erfahrungen mit erfolgreicher Bewältigung
- die Fähigkeit, Hilfe zu suchen und anzunehmen
- die Bereitschaft, eine Erkrankung zu akzeptieren
- die Neigung dazu, Lösungen zu finden
- die Bereitschaft, aktiv an Lösungen mitzuarbeiten

Schutzfaktoren können den Einfluss der oben genannten Risikofaktoren abmildern. Manche Schutzfaktoren können in der Therapie aufgebaut und gestärkt werden.

Was bedeutet das für mich?

....

....

....

....

....

Schmerz und Trauma

Wie können traumatische Erlebnisse zu körperlichen und psychischen Symptomen führen? Der wichtigste Mechanismus hierfür ist eine Störung der Informationsverarbeitung im Gehirn. Unter einer Traumatisierung versteht man ein außergewöhnlich belastendes Lebensereignis verbunden mit ausgeprägter Hilflosigkeit und Kontrollverlust, wie zum Beispiel ein schwerer Unfall oder wiederholte Gewalterfahrungen.

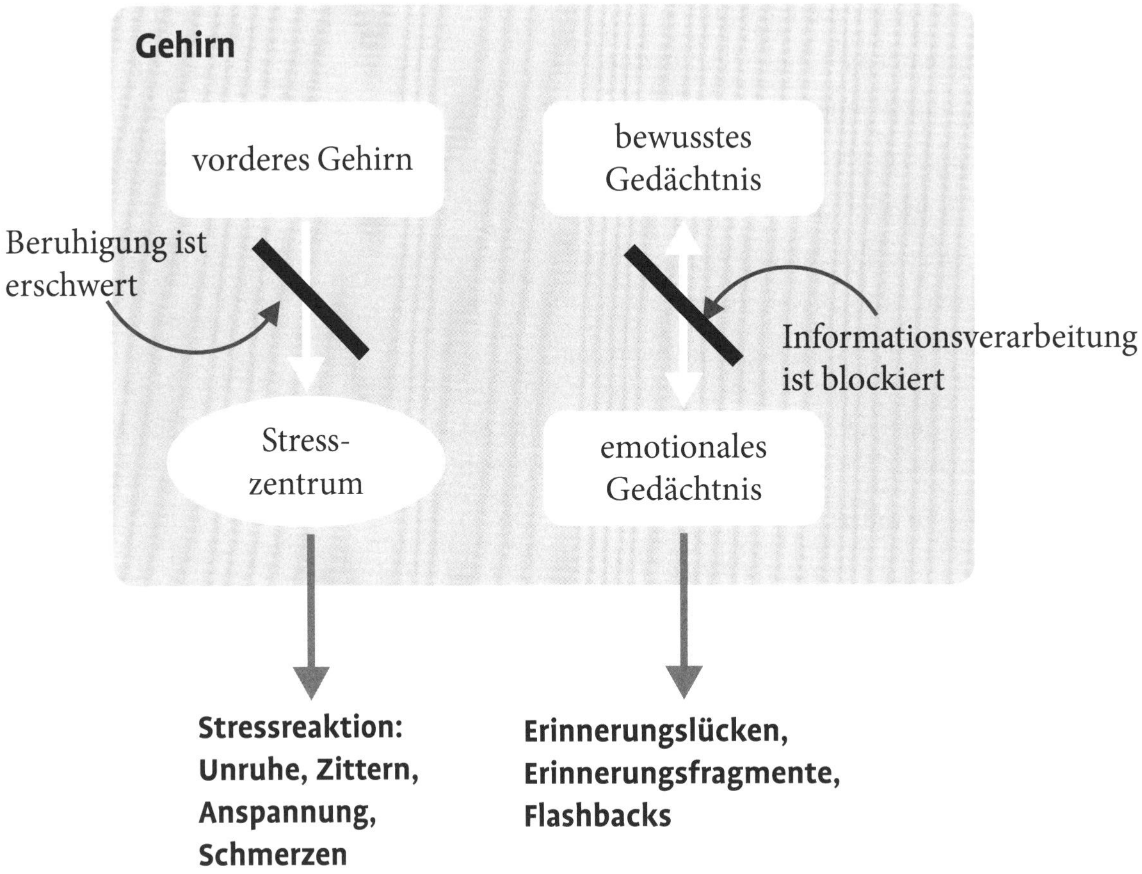

Das Stresszentrum in Gehirn hilft uns, in einer Gefahrensituation schnell zu reagieren, indem eine Stressreaktion ausgelöst wird. Normalerweise wird dieses Stresszentrum andauernd und zuverlässig durch das vordere Gehirn gehemmt und beruhigt (linke Seite des Schaubildes). Nach einer Traumatisierung kann diese Hemmung und beruhigende Funktion verringert oder blockiert sein. Dadurch reagieren Betroffene schneller mit körperlichen Stresssymptomen wie Unruhe, Zittern, Herzrasen, Anspannung und Schmerzen. Es fällt dann schwerer, sich selbst zu beruhigen. Oft reagiert man gereizt, schreckhaft oder manchmal auch aggressiv, oder man fühlt sich wie betäubt.

Normalerweise ist das unbewusste emotionale Gedächtnis mit dem bewussten Gedächtnis verbunden. Dadurch werden die Informationen als zeitlich zusammenhängende und verstehbare Geschichte abgespeichert. Ist diese Verbindung durch eine Traumatisierung blockiert, bleibt die Verarbeitung aus, d. h. Teile der Erinnerungen an einen Unfall oder eine Gewalterfahrung bleiben im emotionalen Gedächtnis stecken (rechte Seite des Schaubildes). In einer späteren Situation, die dem Trauma ähnlich ist, fehlen dem emotionalen Gedächtnis dann wichtige Informationen aus dem bewussten Gedächtnis.

Schmerz und Trauma

Zum Beispiel fehlt beim erneuten Vorbeifahren an einem alten Unfallort die Information »Der Unfall ist vorbei, es besteht keine Gefahr mehr«. Das kann dazu führen, dass bestimmte Erinnerungsdetails plötzlich tagsüber wieder als Bilder, Geräusche, Körpererinnerungen oder wie ein Film wiedererlebt werden, so als ob es jetzt gerade wieder passiert. Auch versucht das Gehirn in nächtlichen Träumen diese Blockade aufzulösen und so kann es zu unangenehmen Albträumen kommen. Diese Überforderung des Gedächtnisses führt auch dazu, dass Betroffene für manche Erinnerungen Lücken aufweisen und andere Dinge wiederum sehr genau und detailliert erinnern. Die dabei bestehenden Erinnerungsfragmente lassen sich schlechter verarbeiten als zusammenhängende Geschichten.

Schmerzhafte Situationen können sich so im Gehirn einprägen und durch bestimmte Auslöser (Trigger) später wieder reaktiviert werden. Trigger sind Schlüsselreize. Ein Beispiel: Jemand hat immer gerne Orangen gegessen. Dann hat er einen Unfall mit einem Orangenlaster erlebt. Er wurde dabei verletzt und hatte Todesangst. Seit diesem Ereignis löst der Anblick von Orangen Unwohlsein aus. Derjenige kann keine Orangen mehr genießen, obwohl der Unfall schon einige Jahre her ist. Oder nach einem erlebten Hausbrand kann schon ein gezündetes Streichholz mit dem typischen Geruch ein solcher Trigger sein, der unbewusst körperliche Reaktionen auslöst. Durch die blockierte Informationsverarbeitung »weiß« unser unbewusstes emotionales Gedächtnis noch nicht, dass das Feuer vorbei ist und reagiert auf Reize von außen, die dem Feuer ähnlich sind, mit einer Rettungsaktion wie Flucht oder Erstarren (untere Hälfte des Schaubildes).

Durch eine Traumatisierung kann es auch zu einer Überempfindlichkeit für Schmerzen und für andere Sinneswahrnehmungen kommen. Es kann auch zu einer übermäßig starken Empfindlichkeit für Erinnerungen von Schmerzen kommen, manche beschreiben es wie eine »eingefrorene Körpererinnerung«.

Wichtig

Alle diese körperlichen und psychischen Symptome sind normale Belastungsreaktionen auf eine unnormale, extrem verletzende Erfahrung.

In der Therapie geht es dann darum, wieder Sicherheit herzustellen, das Erlebte zu verarbeiten, zu lernen, mit sich aufdrängenden Gefühlen umzugehen, sich selbst zu beruhigen und soziale Unterstützung zu finden.

Was bedeutet das für mich?

....

....

....

....

AB 21 • P

Schmerzmittel – Was muss ich beachten?

Schmerzmedikamente (Analgetika) sind die am meisten verkauften Medikamente überhaupt. Gleichzeitig werden sie auch am häufigsten missbräuchlich eingenommen. Eine Einnahme von Schmerzmedikamenten findet manchmal auch aus Unwissenheit, Mangel an Alternativen oder aus Hilflosigkeit statt. Medikamente werden dann eingenommen, ohne dass sie wirklich wirken.

Die wichtigsten Regeln zum Gebrauch von Schmerzmitteln:

- Die Auswahl eines Schmerzmedikamentes ist abhängig von der Krankheit, der Schmerzursache, Begleiterkrankungen, Verträglichkeit sowie früheren Erfahrungen des Patienten mit einem bestimmten Medikament und muss individuell festgelegt werden.
- Sie sollten sich an die von Ihrem Arzt verordnete Dosis halten, sie sollte so niedrig wie möglich sein, aber auch so hoch wie nötig. Tageshöchstdosen müssen beachtet werden.
- Die Einnahme sollte rechtzeitig, aber auch nicht zu früh erfolgen, am besten nach einem festen Zeitschema.
- Es ist nicht nur am Anfang der Schmerztherapie wichtig, die Wirksamkeit der eingesetzten Medikamente zu überprüfen, sondern bei andauerndem Gebrauch auch in regelmäßigen Abständen (z. B. alle 3 Monate). Dann können Reduktionsversuche sinnvoll sein.
- Unwirksame Medikamente sollten abgesetzt werden.
- Das Ziel von Schmerzmitteln ist manchmal an erster Stelle nicht eine Schmerzlinderung, sondern eine Verbesserung der Bewegungsfähigkeit.
- Schmerzmittel sollten nicht vorsorglich (ohne Schmerzen zu haben) eingenommen werden.
- Schmerzmittel sollten nicht gegen andere Symptome wie Unruhe und Angst oder zur Verbesserung des Schlafes eingenommen werden.
- Die regelmäßige Einnahme von Schmerzmitteln ist nur gerechtfertigt bei einer deutlichen und dauerhaften Schmerzreduktion um mindesten 30 %, besser 50 %.
- Bei Änderungen der Medikation können Sie vorübergehend ein Schmerztagebuch führen.
- Die Einnahme dieser Medikamente kann zu Nebenwirkungen führen, die den Alltag beeinträchtigen. Sprechen Sie darüber und wägen Sie mit Ihrem Arzt ab.
- Opioide, Antidepressiva und Antikonvulsiva sollten nicht plötzlich abgesetzt werden, um Entzugssymptomen vorzubeugen.
- Bei chronischen Schmerzen darf sich die Schmerztherapie nicht ausschließlich auf Medikamente beschränken. Es müssen ärztliche, physiotherapeutische und psychologische Verfahren kombiniert werden.

Welche Fragen zu Medikamenten und Nebenwirkungen habe ich an meinen Arzt?

....

....

....

4 Ressourcen und Werkzeuge

Schmerzpatienten fokussieren in erster Linie auf Defizite: Beschwerden und Beeinträchtigungen, das, was nicht geht oder das, was nicht mehr geht. Dabei sehen sie oft nicht ihre Fähigkeiten, mit den krankheitsbedingten Beeinträchtigungen und Einschränkungen zurechtzukommen.

Ressourcenaktivierung gilt in der Psychotherapie als wichtiger allgemeiner Wirkfaktor und wird gerade in der Behandlung von Schmerzpatienten gewinnbringend eingesetzt (Grawe & Grawe-Gerber, 1999). Die Aktivierung von Ressourcen dient der Stärkung von positivem Erleben in der Situation, verbessert die therapeutische Beziehung und erleichtert die Bearbeitung schwieriger Themen (Flückiger & Wüsten, 2008). Bei chronischen Schmerzen lenkt eine Ressourcenaktivierung konsequent die Aufmerksamkeit weg vom Schmerz, verbessert die Stimmung, fördert die Entspannung und kann Schmerzen lindern. Die Nutzung von Ressourcen fördert auch die Selbstwirksamkeit und die Eigenverantwortung der Patienten, was gerade im Umgang mit chronischen Erkrankungen zentral ist.

Bei der Ressourcenaktivierung hat sich therapeutisch folgende Reihenfolge bewährt: Zuerst vorhandene Ressourcen stärken, dann frühere und ungenutzte Ressourcen wieder aktivieren und dann erst neue Ressourcen aufbauen. Folgende therapeutische Ziele können dabei erreicht werden:

- Die positiven Seiten und Fähigkeiten des Patienten werden in der Therapie gewürdigt, um das Selbstwertgefühl und die Selbstwirksamkeit zu stärken.
- Der Patient wird sich seiner Ressourcen bewusster.
- Vorhandene Ressourcen werden zielorientiert genutzt.
- Brachliegende Ressourcen werden wieder aktiviert und gestärkt.
- Neue Ressourcen werden aufgebaut.
- Der Patient nutzt seine Ressourcen konsequenter zur Bewältigung der Schmerzen und Schmerzfolgen.
- Die Eigenaktivität und Selbstverantwortung des Patienten werden gefördert.

Arbeits- und Informationsmaterial

INFO 1 Fragen in der ressourcenorientierten Gesprächsführung
Patienten nehmen selten von sich aus die Perspektive auf die eigenen Ressourcen ein. Diese Fragensammlung für Therapeuten gibt Anregungen für eine aktive ressourcen- bzw. lösungsorientierte Gesprächsführung.

AB 22 Schatzsuche nach Ressourcen
Hier finden die Patienten Beispiele für Ressourcen aus den zwei Bereichen »individuelle innere Ressourcen« und »äußere Ressourcen einschließlich sozialer Ressourcen«. Dass auch persönliche Fähigkeiten und Stärken Ressourcen sein können, wird von Patienten oft nicht aufgegriffen und bedarf dann der Unterstützung durch den Therapeuten.

AB 23 Mein Ressourcenschatz
Hier können die Patienten anschließend ihre persönlichen Ressourcen in den zwei Bereichen innere und äußere Ressourcen eintragen. Die Größe der Felder soll der Wichtigkeit bzw. Relevanz der Ressource entsprechen.

AB 24 Ressourcenbiografie – meine Kraftquellen früher und heute
Hier können Patienten frühere und aktuelle individuelle Ressourcen auflisten. Anders als in der Sammlung auf Arbeitsblatt 22 werden hier offene Fragen gestellt, die sich auch auf frühere, heute möglicherweise ungenutzte Ressourcen beziehen.

AB 25 Schmerzblüte: das Leben trotz Schmerzen wieder aufblühen lassen

Dieses Arbeitsblatt beinhaltet eine Bastelanleitung. Patienten können die Schmerzblüte selbst herstellen oder Therapeuten haben bereits ein fertiges Exemplar (mit noch nicht beschriebenen Blütenblättern) bereit. Die Blüte verdeutlicht reduzierte Lebensqualität durch die schmerzbedingte Aufgabe bisheriger positiver Aktivitäten. Diese Ressourcen wurden dem Schmerz untergeordnet. Diesen Vorgang kann man möglicherweise umkehren, dann kommt es bestenfalls zum »Aufblühen«.

AB 26 Positivtagebuch

Mithilfe eines strukturierten Tagebuchs wird der Blick des Patienten konsequent auf positive Erlebnisse, positive Affekte und Ressourcen gelenkt. Ergänzend werden positive Selbstzuschreibungen abgefragt. Wir empfehlen das abendliche Ausfüllen über einige Wochen. Alternativ kann man es auch rückblickend als Wochenresümee benutzen. Benutzen Sie diese Vorlage kreativ: Ergänzungen und Streichungen sind möglich!

AB 27 Wie nutze ich meine Ressourcen?

Hier geht es darum, die wichtigsten vier aus den zuvor aufgelisteten Ressourcen aktiv einzuüben und mit positiven früheren Imaginationen, Gefühlen und Körperempfindungen zu verankern. Als zusätzliche Idee können die Patienten auch ein Symbol zur jeweiligen Ressource malen. Diese Übung kann später auch gezielt in belastenden Alltagssituationen und bei Schmerzen eingesetzt werden.

AB 28 Meine Schmerzwerkzeuge

Dieses Arbeitsblatt bietet eine Sammlung aktiver Strategien für unterschiedliche schmerzassoziierte Problemsituationen. Die gesammelten individuellen Strategien werden dann dem Umgang mit leichten oder stärkeren Schmerzen zugeordnet.

AB 29 Ressourcen-Koffer zur Ersten Hilfe bei starken Schmerzen

Mit diesem Arbeitsblatt können konkrete Notfallstrategien für Phasen mit stärkeren Schmerzen, Krisen oder bestimmte Notfälle erarbeitet werden. So können Patienten in solchen Situation die Erfahrung machen, selbst etwas aktiv zur Bewältigung beitragen zu können (Wachter & Hendrischke, 2017).

AB 30 Gesunde Bereiche im Körper

In der Schmerztherapie ist es üblich, nur die Schmerzen in einer Körperskizze einzutragen. Gesunde Bereiche im Körper werden dabei in der Regel nicht fokussiert und entsprechend auch nicht wertgeschätzt. In dieser Übung geht es darum, den Körper nicht nur als Last zu sehen sondern auch Bereiche im Körper zu erkennen, die gesund geblieben sind und möglicherweise eine körperliche Ressource darstellen (von Wachter & Hendrischke, 2017).

Auch die Körperübung – Pendeln zwischen Wohlfühlort und Schmerzen aus dem Kapitel 5 *Aufmerksamkeit und Ablenkung* (**AB 41**) eignet sich in diesem Kontext, das Thema zu vertiefen. Eine weitere Möglichkeit ist, die Schmerzlokalisationen in der Schmerzzeichnung (s. Kap. 2, **AB 2**) mit den Körperressourcen zu vergleichen.

AB 31 Tankstelle zu Hause

In dieser Übung beschäftigen sich die Patienten damit, an welchen Orten sie in ihrer Wohnung Kraft auftanken und an welchen Orten sie Energie verlieren (Hubschmid, 1983). Schmerzpatienten nennen hier oft die Badewanne oder ein Platz am Ofen, weil diese Orte mit Wärme verbunden sind. Aber auch ein Sessel mit Blick nach draußen kann von den Schmerzen ablenken. Fragen Sie Ihren Patienten nach seinem Lieblingsplatz. Hieraus können auch Ideen entwickelt werden, wie in Zukunft bestimmte Ressourcenorte in der Wohnung mehr genutzt werden können. Diese Übung kann auch in der Gruppe angeleitet und durchgeführt werden. Bewährt hat sich, ein großes DIN-A3-Blatt und Buntstifte für die Übung zu benutzen.

Fragen in der ressourcenorientierten Gesprächsführung

Ressourcenorientierung setzt aufseiten des Therapeuten eine Haltung voraus, die dem Patienten die entscheidende Kompetenz zur Problemlösung zutraut. Ziel ist es, die Eigenaktivität und Entscheidungsfähigkeit des Patienten zu fördern und den Veränderungsprozess kontinuierlich in die Selbstverantwortung zu überführen. Dies verbessert die Selbstwirksamkeit und verringert die Schmerz verstärkende Hilflosigkeit. Auf Seite des Therapeuten handelt es sich aber dabei durchaus um einen aktiven Prozess: Sich in der Therapie immer wieder nach den Stärken und Fähigkeiten der Patienten zu erkundigen, mit angemessener »Neugier« nachzufragen, zuzuhören und damit den Fokus auf Ressourcen zu lenken. Das bedeutet nicht, reale Probleme zu leugnen oder zu beschönigen.

Wir beziehen wir uns hier auf von deShazer (1989) und Berg (1992) entwickelte Fragetechniken. Die Fragen initiieren innere Suchprozesse nach Lösungsmustern, deshalb lohnt es sich besonders, ausreichend Zeit dafür zu lassen. Wenn Patienten dann mit einer Ressource in Kontakt kommen, wenn sie z. B. über etwas berichten, worauf sie stolz sind, dann lohnt es sich, zusätzlich nach damit verbundenen positiven bildhaften Erinnerungen und nach dem damit verbundenen Körpergefühl zu fragen. Durch ein solches Nachspüren wird die Ressource verstärkt und damit deutlicher empfunden.

Fragen zur Bewältigung	▶ Ich finde, dass Sie es mit den Schmerzen nicht leicht haben. Wie schaffen Sie es, trotzdem die Dinge hinzukriegen, die Sie tun? ▶ Was hat Ihnen bisher im Umgang mit den Schmerzen geholfen? Wie genau war das hilfreich? ▶ Was können Sie trotz der Schmerzen genießen? ▶ Was können Sie grundsätzlich tun, um mit den Schmerzen besser klarzukommen? ▶ Was können Sie heute / jetzt schon tun, um mit den Schmerzen besser klarzukommen? ▶ Welche anderen Personen (Helfer, Begleiter) waren bisher nützlich und hilfreich? ▶ Was an Ihnen würden andere als eine Stärke ansehen?
(indirekt) Komplimente machen	In den Antworten auf diese Fragen macht der Patient sich selbst Komplimente und fokussiert auf Ressourcen: ▶ Wie haben Sie das geschafft? ▶ Wie wussten Sie, dass das gut für Sie ist? ▶ Wie war das hilfreich für Sie? ▶ Wo haben Sie das noch angewendet? ▶ Wie haben Sie das gelernt? ▶ Wie konnten Sie sich überwinden / motivieren / dazu bringen, das zu tun? ▶ Erfragen möglichst vieler Details (»Und was noch?«)

Fragen in der ressourcenorientierten Gesprächsführung

Skalierungsfragen	▶ Schätzen Sie Ihre Schmerzen ein auf einer Skala von 0–10 ein (0 = keine Schmerzen, 10 = stärkste vorstellbare Schmerzen) ▶ Geben Sie bitte an, wohin Sie auf der Skala als nächstes gelangen möchten. ▶ Was wäre anders, wenn die Schmerzen von 5 auf 4 sinken würden? ▶ Was konkret würden Sie anders machen, wenn Sie bei 4 wären (etwas, dass Sie bei 5 noch nicht gemacht haben)? ▶ Aus dem Schmerztagebuch: Als die Schmerzen bei nur 4 waren, was war da anders? ▶ Was wäre der Unterschied, wenn Sie sogar bei 3 wären? Was wäre anders als bei 5? ▶ Woran würden andere es merken, wenn die Schmerzen auf der Skala um 2 Punkte weniger sind, woran würden Sie selbst das merken? ▶ Wie schaffen Sie es / haben Sie es geschafft, nicht von 4 auf 5 zurückzufallen?
Fragen nach Ausnahmen	▶ In welchen Phasen / Zeiten waren die Schmerzen geringer? ▶ Wann sind einmal (unerwartet) keine Schmerzen aufgetreten? ▶ Wann waren die Schmerzen einmal weniger belastend? Was war da anders? ▶ Gab es Phasen, in denen Sie Ihre Schmerzen nicht so wahrgenommen haben? Was war da anders? ▶ Gab es schon einmal Situationen, in denen Sie sich trotz Ihrer Schmerzen (ganz) gut gefühlt haben?
Wunderfrage	Wenn die Schmerzen durch ein Wunder über Nacht plötzlich verschwunden wären … ▶ Welche Veränderungen würden Sie am nächsten Morgen bemerken, die Ihnen anzeigen, dass ein Wunder geschehen ist? ▶ Was wäre dann anders als sonst? ▶ Was würden Sie als Erstes anders machen? Was als Zweites? ▶ Wer würde es als Erstes bemerken und woran? ▶ Wie würde es Ihnen damit gehen, wie würden Sie darauf reagieren? ▶ Was würden die Menschen um Sie herum danach anders machen?

Fragen in der ressourcenorientierten Gesprächsführung

Fragen, die Erreichtes würdigen	▶ Was soll in Ihrem Leben so bleiben, wie es ist? ▶ Was gefällt Ihnen an sich selbst? ▶ Worauf sind Sie stolz, was ist Ihnen gut gelungen? ▶ Was gefällt anderen an Ihnen? ▶ Woran würden Sie festmachen, dass es gut war, die Therapie begonnen zu haben?
Reframing	Manches von dem, was Sie vordergründig als schlecht erleben, enthält oft auch eine andere Seite, die irgendwie gut ist. **Allgemein**: ▶ Was ist die positive Seite des Problems? ▶ Was beinhaltet diese Situation Positives? ▶ Was ist der Vorteil des Problems? ▶ Wie könnte man diese Eigenschaften mit anderen Augen sehen? ▶ Für was ist diese, vermeintlich schlechte Eigenschaft gut? Beispiele: – »empfindlich« kann auch bedeuten: wachsam, – »misstrauisch« kann auch bedeuten: vorsichtig, – »starr« kann auch bedeuten: Durchhaltevermögen **Bezogen auf Verhaltensweisen:** ▶ Wenn dieses Verhalten oder ein Teil davon einen Sinn ergibt, welchen sehen Sie darin? ▶ Wenn dies Verhalten eine nützliche Seite hätte, welche wäre das? **Bezogen auf Situationen oder Umstände:** ▶ Wie kann diese Situation genau richtig sein für mich? ▶ Welchen Sinn ergibt diese Situation oder das, was passiert ist?

Schatzsuche nach Ressourcen

Ressourcen sind Kraftquellen, die zur Entspannung führen und zur Erholung beitragen. Ressourcen sind aber auch Stärken, Fähigkeiten, Interessen oder Mitmenschen, die einem helfen, Probleme zu lösen oder Krisen zu überstehen. Alles was einem Menschen hilft, sich wohl zu fühlen und seine Bedürfnisse zu Befriedigung, sind solche Kraftquellen.

Man kann die Ressourcen eines Menschen in zwei Bereiche einteilen: Das sind innere (persönliche) Ressourcen und äußere Ressourcen.

Bedenken Sie, dass Ressourcen keine »Dinge an sich« sind, sondern erst durch eine persönliche Bewertung zu einer Ressource werden. Ob eine Sache hilfreich (»funktional«) ist und damit zu einer Ressource wird, das hängt immer auch von der Situation ab, in der man sich befindet.

In der folgenden Liste finden Sie Anregungen, was mit Ressourcen gemeint sein kann. Überlegen Sie, welche Ressourcen Sie ansprechen und beobachten Sie in Ihrem Körper, bei welchen Begriffen bei Ihnen ein positives Gefühl entsteht. Markieren Sie diese Begriffe und ergänzen die Liste mit eigenen, persönlichen Ressourcen.

Innere (persönliche) Ressourcen

Hierzu gehören alle Kraft- und Energiequellen, die in einem selbst liegen. Das können körperliche, psychische und soziale Eigenschaften einer Person sein. Es kann also körperliche Kraft genauso sein wie Intelligenz, Gerechtigkeitssinn oder bestimmte Erinnerungen.

Hilfsfragen zu diesem Bereich sind:

- ▶ Was gefällt Ihnen an sich selbst?
- ▶ Was würden andere sagen?
- ▶ Welche Ihrer Stärken wird von anderen am meisten geschätzt?

	Angstfreiheit		Beziehungsfähigkeit
	Anpassungsfähigkeit		Bindungsfähigkeit
	Attraktivität		Charme
	Auffassungsgabe		Dankbarkeit
	Ausdauer (körperlich)		Disziplin
	Ausdauer (psychisch)		Durchhaltekraft
	Ausdrucksvermögen		Durchhaltevermögen
	Ausgeglichenheit		Durchsetzungsfähigkeit
	Aussehen		Ehrlichkeit
	Ausstrahlung		Eigenverantwortlichkeit
	Authentizität		Einfühlungsvermögen
	Begeisterungsfähigkeit		Enthusiasmus
	Belastbarkeit		Entscheidungsfähigkeit
	Bescheidenheit		Entschlusskraft

Schatzsuche nach Ressourcen

	Erinnerungen		Kraft
	Fähigkeit zur Selbstkritik		Kreativität
	Fairness		Kritikfähigkeit
	Fitness		Leidenschaften
	Fleiß		Leistungsbereitschaft
	Flexibilität (nicht körperlich)		Liebe
	Freude		Logik
	Freude an …		Mäßigkeit
	Freude an Bewegung		Mitgefühl
	Freundlichkeit		Musikalität
	Friedfertigkeit		Mut
	Geduld		Neugier
	Gelassenheit		Offenheit
	Genussfähigkeit		Optimismus
	Geradlinigkeit		Ordnungssinn
	Gerechtigkeitssinn		Fantasie
	Geschick (handwerklich)		Realitätssinn
	Geselligkeit		Religiosität
	Gesundheit		Rücksichtnahme
	Glaube		Schlagfertigkeit
	Hilfsbereitschaft		Selbstständigkeit
	Hoffnung		Selbstbewusstsein
	Humor		Selbstdisziplin
	Idealismus		Selbstsicherheit
	Immunsystem		Sensibilität
	Intelligenz		Sinn für Schönes
	Interessen		Sorgfalt
	Klugheit		Soziale Intelligenz
	Konfliktfähigkeit		Soziale Kompetenz
	Kontrollgefühl		Spiritualität
	Konzentrationsfähigkeit		Sportlichkeit

Schatzsuche nach Ressourcen

	Tapferkeit		Willensstärke
	Teamfähigkeit		Wissen
	Temperament		Ziele, für die man eintritt
	Toleranz		Zielstrebigkeit
	Unabhängigkeit		Zuhören können
	Urteilsvermögen		Zuverlässigkeit
	Verantwortungsbereitschaft		Zuversicht
	Vergebungsbereitschaft		
	Verlässlichkeit		
	Verständnis für andere		
	Vertrauen		
	Visionen		
	Vorsicht		
	Weisheit		

Äußere Ressourcen

Hiermit sind sowohl materielle Dinge, Lebensumstände und andere Möglichkeiten zur Teilhabe am Leben gemeint als auch zwischenmenschliche Ressourcen.

Hilfsfragen zu diesem Bereich sind:
- ▶ Was gibt Ihnen Sicherheit?
- ▶ Bei wem oder wobei fühlen Sie sich gut?
- ▶ Wo finden Sie Sinn?
- ▶ Wer oder was hilft Ihnen in Krisen oder Stress?

	Angehörige		Betriebsklima
	Arbeit		Ehrenamt
	Arbeitsplatz		ein gutes Essen
	Arzt		Eltern
	ausreichendes Einkommen		Enkel
	Auto, Motorrad		Entspannungsübungen
	Bekannte		Familie
	Beruf		Firma

Schatzsuche nach Ressourcen

	Freizeitaktivitäten
	Freunde / Freundinnen
	Fotos
	Garten
	gebraucht werden
	Geld
	Geschwister
	Gruppen
	Haus
	Haustiere
	Hilfsmittel
	Hobbys
	Internet
	Kinder
	Kirche
	Kollegen
	Kultur
	Kunst
	Lesen, Literatur
	Musik
	Nachbarn
	Natur
	Partei
	Partnerschaft
	Pflanzen, Blumen
	politisches Amt
	Reisen
	Rolle in der Familie
	Ruhe
	Schmerzmittel
	Schokolade

	Sexualität
	Sicherheit des Arbeitsplatzes
	Stellung im Beruf
	Struktur des Alltags
	Technik
	Therapeut
	Tiere
	Unterstützung durch …
	Urlaub
	Verein
	Verständnis durch andere
	Verwandte
	Vorgesetzte
	Wald
	Wärme
	Weiterbildungsmöglichkeiten
	Wertschätzung durch andere
	Wohnung

Mein Ressourcenschatz

Tragen Sie auf diesem Arbeitsblatt diejenigen Ressourcen ein, die Ihnen zur Bewältigung Ihrer Probleme zur Verfügung stehen. Bedenken Sie dabei auch, was für die Bewältigung der Schmerzen hilfreich ist.
Unterscheiden Sie die beiden Bereiche innere (individuelle, persönliche) Ressourcen und äußere Ressourcen.
Durch die unterschiedliche Größe der Felder können Sie den Ressourcen jeweils unterschiedlich große Bedeutung geben. Sie können daran auch erkennen, welche Ressourcen Sie möglicherweise noch weiterentwickeln können.
Schreiben Sie weitere Ressourcen einfach an den Rand.

Meine inneren Ressourcen

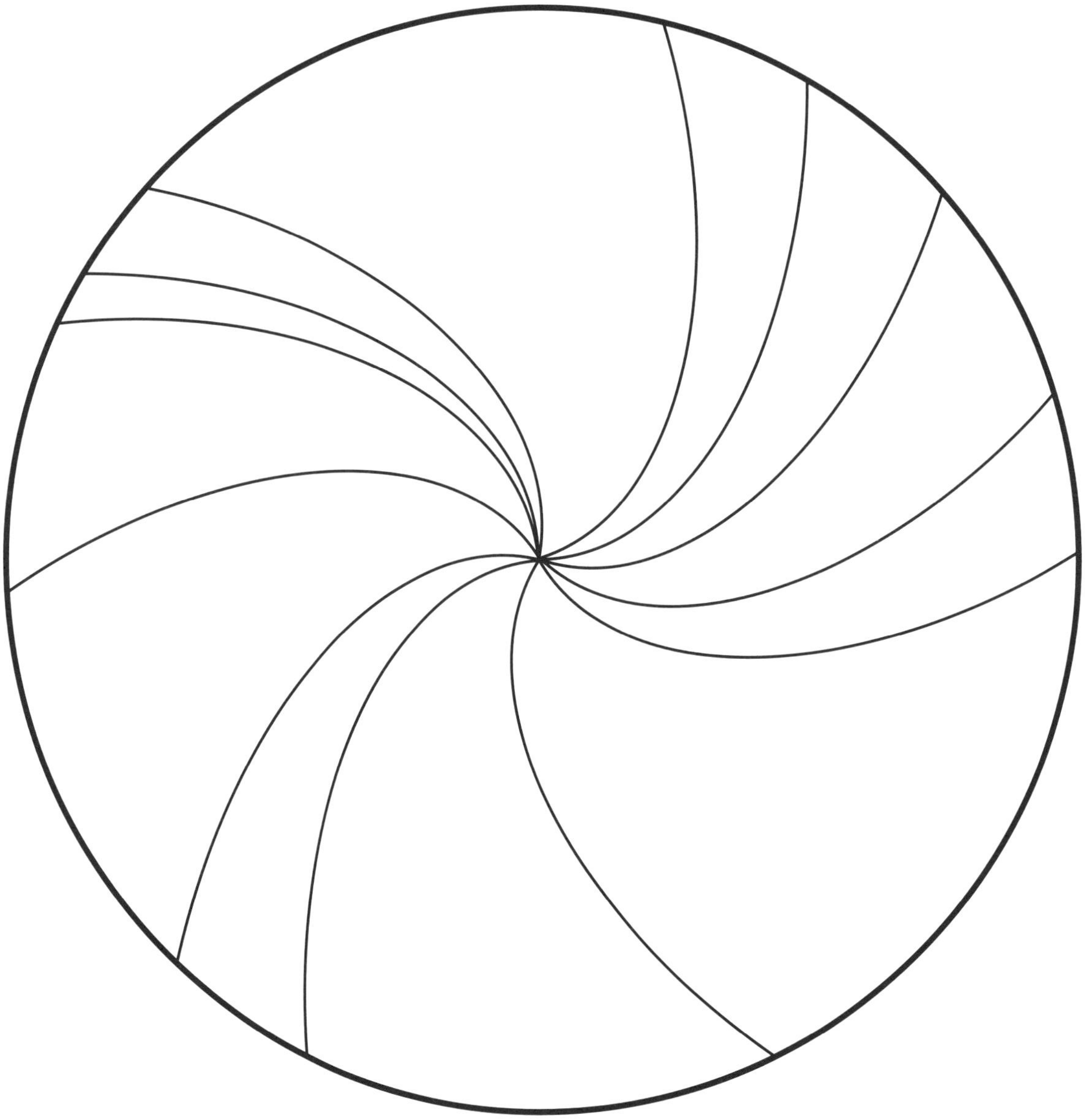

Mein Ressourcenschatz

Meine äußeren Ressourcen

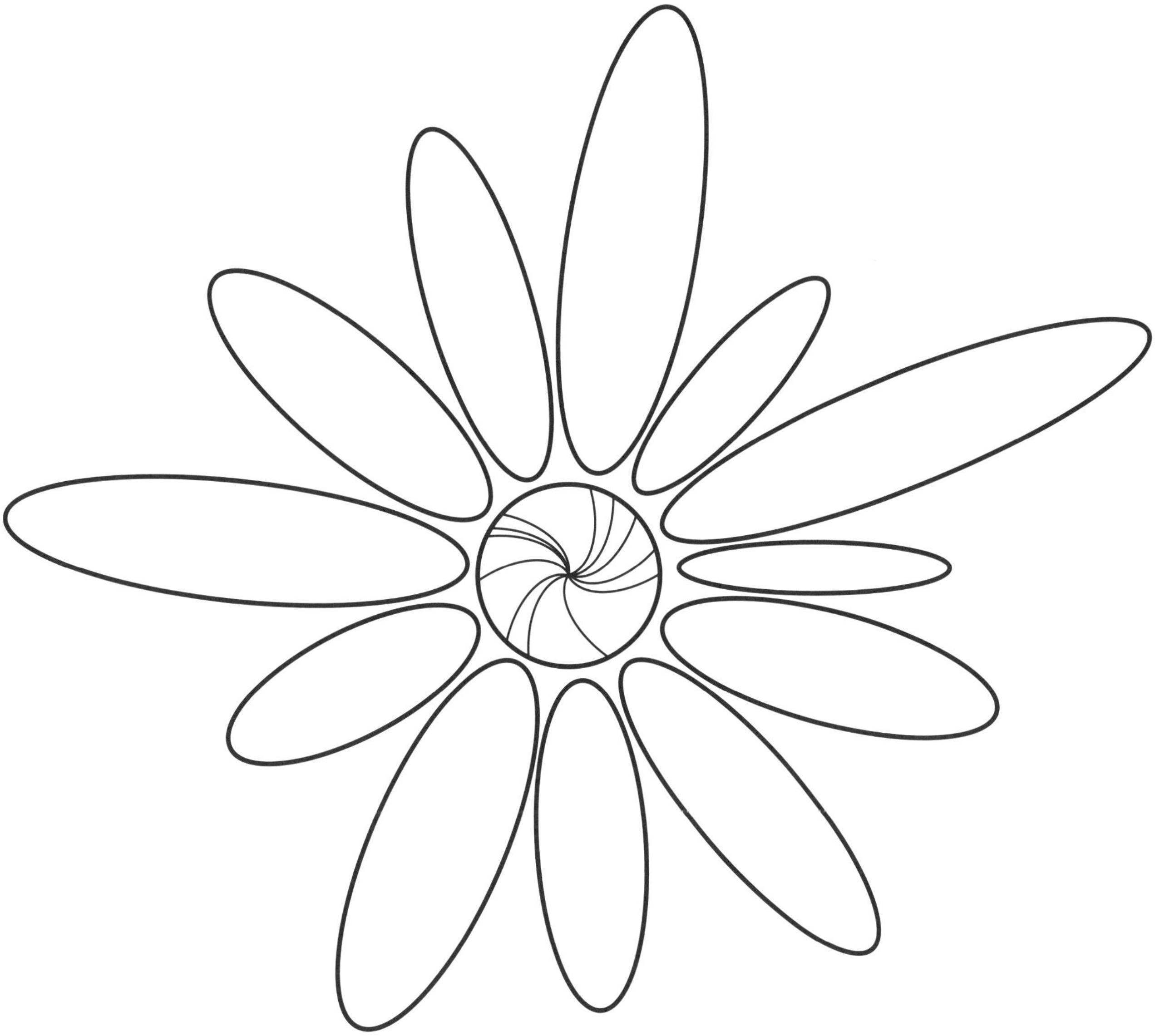

Ressourcenbiografie – meine Kraftquellen früher und heute

Wenn der Schmerz den Alltag bestimmt, ist es nicht einfach, den Blick auf die eigenen Kraftquellen zu lenken. Kraftquellen sind aber wichtig, um sich vom Schmerz abzulenken und mit dem Schmerz besser zurecht zu kommen. Manche Dinge, die mir gut tun, kann ich auch mit Schmerzen weiterhin machen.

Welche innere Stärke trägt Sie schon das ganze Leben?

....

....

....

Welche Kraftquellen haben Sie früher genutzt?

....

....

....

Welche Kraftquellen haben Sie früher hilfreich gegen die Schmerzen eingesetzt, heute aber nicht mehr?

....

....

....

Welche der früheren Kraftquellen könnten Sie heute noch einmal anzapfen?

....

....

....

Was brauchen Sie dafür?

....

....

....

Ressourcenbiografie – meine Kraftquellen früher und heute

Wer könnte Ihnen dabei helfen?

....

....

....

Welches ist heute Ihre wichtigste Ressource?

....

....

....

Welche Kraftquellen nutzen Sie zurzeit, um sich von den Schmerzen abzulenken?

....

....

....

Was können Sie heute trotz der Schmerzen genießen?

....

....

....

Was gibt Ihrem Leben unabhängig von den Schmerzen Sinn?

....

....

....

Schmerzblüte: das Leben trotz Schmerzen wieder aufblühen lassen

Bei andauernden Schmerzen kann die Lebensqualität reduziert sein. Das passiert oft dadurch, dass man irgendwelche angenehmen, positiven Aktivitäten wegen der Schmerzen aufgibt. Die Schmerzen gewinnen dann die Oberhand und die guten Dinge werden den Schmerzen untergeordnet. Die Schmerzblüte verdeutlicht die aktuelle Lebenssituation mit den vorherrschenden Schmerzen.

Dieses Arbeitsblatt ist eigentlich ein Bastelbogen. Verwenden Sie etwas stärkeres Papier und verschiedene Farben für die Blütenblätter. Das Blütenblatt »Schmerzen« ist immer schwarz. Es kann alle anderen bedecken.

- Nach dem Ausschneiden werden bisherigen positive Aktivitäten auf die bunten Blütenblätter geschrieben. Am besten schreibt man von der spitzen zur runden Seite des Blütenblatts. 8 bis 10 Blütenblätter reichen.
- Wenn alle Blütenblätter beschrieben sind, werden sie zusammen mit dem schwarzen Blütenblatt »Schmerzen« obendrauf am spitzen Ende gelocht und mit einer Musterklammer verbunden.

Was kann man mit der fertigen Schmerzblüte machen?

Wenn die Blüte zu einem einzigen Blatt zusammengeschoben wird, liegt der Schmerz oben und verdeckt alle anderen Blütenblätter. Zu sehen, wie viel Ihrer Lebensqualität von den Schmerzen überschattet wird, ist vielleicht nicht besonders angenehm. Einige der im bisherigen Leben hilfreichen, positiven Aktivitäten, Dinge oder Personen sind aber weiterhin da. Ihre Sichtbarkeit ist hinter den Schmerzen möglicherweise geringer geworden oder sie sind ganz versteckt.

Jetzt kann man die Blüte auffächern. Man kann erkennen, wie man »aufblühen« kann, wenn man es schafft, bestimmten Dingen (die vorher schon mal gut waren) Raum zu geben. Oder wenn man sich traut, etwas schon länger verloren Geglaubtes wieder zu versuchen. Man kann auch etwas ganz Neues hinzunehmen. Dazu nutzen Sie bisher unbenutzte oder leere Blütenblätter! Dafür braucht es dann Kreativität – und manchmal auch etwas Mut.

Manche Dinge, die in der Vergangenheit zur Lebensqualität beigetragen haben, sind vielleicht für immer verloren. Das kann eine bestimmte körperliche Fähigkeit sein (z. B. schnell zu laufen, auf eine Leiter zu steigen, eine weite Reise zu machen), der Beruf, ein Hobby oder eine unterstützende Person. Man kann dieses Blütenblatt dann herausnehmen, sich bedanken und innerlich davon Abschied nehmen.

Finden Sie spielerisch heraus, was beim Auffächern der Blüte passiert. Zu welchen alten oder neuen Aktivitäten werden Sie angeregt und was ist momentan noch zu schwierig? Wie würde sich Ihre Lebensqualität dadurch verändern? Mit was möchten Sie anfangen? Was brauchen Sie, damit die bunten Anteile wieder sichtbarer werden?

Tipp

Sie können das schwarze Blütenblatt »Schmerzen« im Laufe der Zeit auch an eine andere Stelle positionieren. Dann sind die Schmerzen nicht mehr obenauf und können (teilweise) abgedeckt werden.

Schmerzblüte: das Leben trotz Schmerzen wieder aufblühen lassen

Bastelanleitung

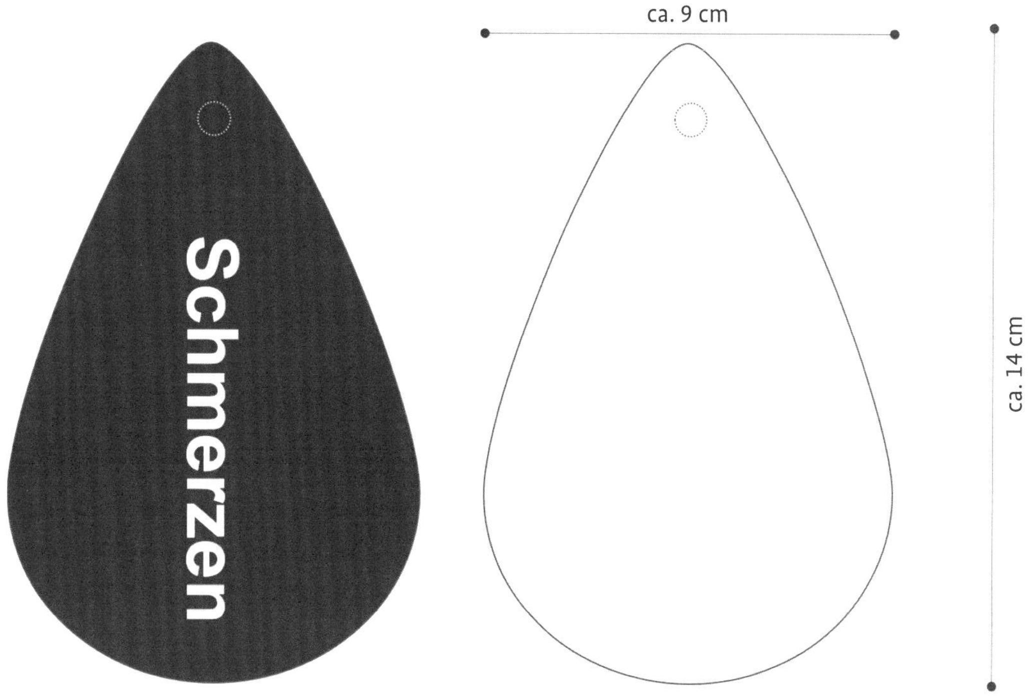

1 ×

mindestens 10 × in verschiedenen Farben

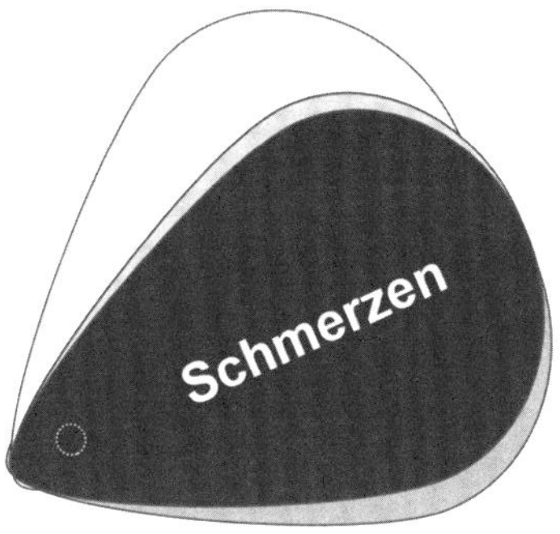

Bild 1: Schmerzen gewinnen die Oberhand. Andere angenehme, positive Aktivitäten werden dem Schmerz untergeordnet.

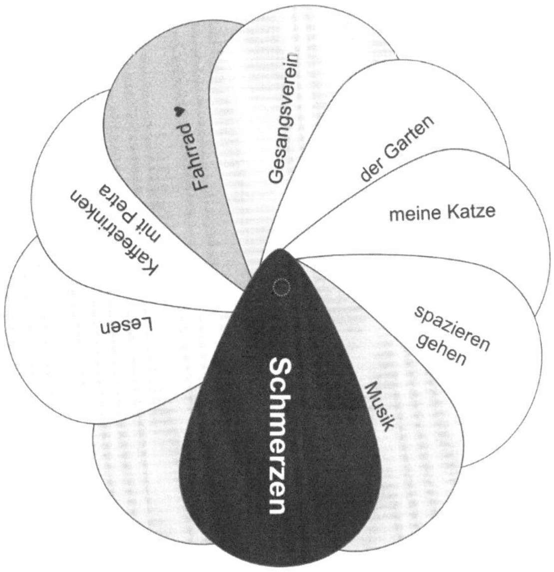

Bild 2: Die Lebensqualität kann steigen, wenn es gelingt, angenehme, positive Aktivitäten (trotz der Schmerzen) wieder zu beginnen.

AB 26 • P

Positivtagebuch

Wochentag / Datum: ..../......................

Mein heutiges Stimmungshighlight: ☺ .... ☺

… und drei weitere Kleinigkeiten, die mir heute Freude gemacht haben:

1. ☺	2. ☺	3. ☺

	Heute lief besonders gut:	
	Darauf bin ich heute stolz:	
	Wobei ich heute gelassener geblieben bin als sonst:	
	Was mich heute meinen Zielen ein Stück näher gebracht hat:	
	Das wünsche ich mir für morgen:	

Heute war ich …	ja	ein bisschen	nein
glücklich	☐	☐	☐
frech	☐	☐	☐
hoffnungsvoll	☐	☐	☐
erholt	☐	☐	☐
mutig	☐	☐	☐
selbstfürsorglich	☐	☐	☐
fit	☐	☐	☐
neugierig	☐	☐	☐
offen	☐	☐	☐

Heute war ich …	ja	ein bisschen	nein
kreativ	☐	☐	☐
guter Dinge	☐	☐	☐
geduldig	☐	☐	☐
locker	☐	☐	☐
spontan	☐	☐	☐
zaghaft	☐	☐	☐
ausgeschlafen	☐	☐	☐
…	☐	☐	☐
…	☐	☐	☐

Meine heutige Gesamtzufriedenheit:

0 % |————————————————————| 100 %

Wie nutze ich meine Ressourcen?

Diese Übung dient dazu, Ihre Ressourcen gezielt zu aktivieren. Suchen Sie dafür aus den zwei Bereichen »innere Ressourcen« und »äußere Ressourcen« je zwei für Sie wichtige Ressourcen aus.

Versuchen Sie sich jetzt möglichst genau an eine Situation zu erinnern, in der Sie diese Ressource in letzter Zeit oder früher bereits stark gespürt haben und diese Ressource für Sie hilfreich oder nützlich war. Stellen Sie sich die Erinnerung an die Ressourcen möglichst genau vor. Wenn Sie jetzt an diese frühere Situation denken, fällt Ihnen vielleicht ein positives Bild dazu ein. Wie sieht dieses Bild aus? Vielleicht verbinden Sie die Erinnerung auch mit einem guten Gefühl. Können Sie dieses Gefühl auch jetzt im Körper spüren? Wie fühlt sich das an? Nehmen Sie dann das gute Körpergefühl achtsam wahr. Finden Sie ein passendes Symbol für die Ressource und zeichnen Sie es in das Feld ein.

Hier ein Beispiel:

Meine innere Ressource: *Mut*

- ▶ frühere Situation: beim Chef um außerplanmäßigen Urlaub gefragt
- ▶ Gefühl: Freude, Stolz, Zufriedenheit
- ▶ Körperreaktion: Angenehme Wärme, Leichtigkeit, sich 1 cm größer vorkommen

Meine äußere Ressource: *mein 4-jähriges Enkelkind*

- ▶ frühere Situation: mit Enkel nachmittags Brettspiel gemacht
- ▶ Gefühl: Freude, verbunden sein, Zeit vergessen
- ▶ Körperreaktion: wohliges Gefühl, weniger Schmerzen

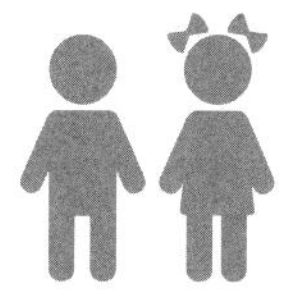

Diese Ressourcenaktivierung kann nun nacheinander für vier Ressourcen wiederholt werden:

(1) Meine erste innere Ressource: ....

frühere Situation: ....

Gefühl: ....

Körperreaktion: ....

(2) Meine zweite innere Ressource:

frühere Situation: ....

Gefühl: ....

Körperreaktion: ....

Wie nutze ich meine Ressourcen?

(3) Meine erste äußere Ressource:

frühere Situation: ....

Gefühl: ....

Körperreaktion: ....

(4) Meine zweite äußere Ressource:

frühere Situation: ....

Gefühl: ....

Körperreaktion: ....

Führen Sie die Übung in einer ruhigen, geschützten Atmosphäre einige Male für sich selbst durch. Dadurch fällt es Ihnen leichter, diese Ressourcen gezielt auch in schwierigen Alltagssituationen aufzurufen und zu nutzen.

Meine Schmerzwerkzeuge

- Was kann ich tun, um den Schmerz zu lindern?
- Wie kann ich auf meine Gedanken und mein schmerzbedingtes Verhalten Einfluss nehmen?

Nicht jede Maßnahme hilft in jeder Situation gegen Schmerzen, aber es gibt viele Dinge, die Schmerzen lindern können. Markieren Sie die Beispiele, die bei Ihnen helfen und ergänzen Sie Ihre persönlichen Werkzeuge.

Wenn ich verspannt bin, welche Bewegungsübungen lockern meine Muskeln?

Dehnungs-, Lockerungsübungen aus Krankengymnastik, Miniübungen (s. **AB 54**)

- ....
- ....
- ....

Wenn ich angespannt bin, was bewirkt Entspannung?

Zehn Minuten hinlegen, Jacobson-Entspannung, Atemübung, Autogenes Training, Meditation, Qi Gong, die 13-Minuten-Entspannung (s. **AB 46**), ans Fenster gehen und tief Luft holen

- ....
- ....
- ....

Wenn sich alle Gedanken um den Schmerz drehen, wie lenke ich mich ab?

Musik hören, der innere Wohlfühlort (s. **AB 47**), Achtsamkeitsübungen, Hobby, Arbeit, Mandalas ausmalen, Fünf-Vier-Drei-Zwei-Eins-Übung (s. **AB 40**), einen Gegenstand in die Hand nehmen und spüren

- ....
- ....
- ....

Meine Schmerzwerkzeuge

Wenn ich mich wegen dem Schmerz zurückziehe oder etwas vermeide, was kann ich trotzdem oder wieder unternehmen?

Spazieren gehen, angepasste Bewegungsaktivitäten, Kino, Theater, Freunde besuchen, ausgehen, mit Freunden telefonieren oder chatten

- ....
- ....
- ....

Wenn ich mich überfordere, wie kann ich gut für mich sorgen?

Einen Tee trinken, PauseForte (s. **AB 49–51**), Aktivitäten in kleinen Schritten, sich zwischendurch loben und nicht erst nach getaner Arbeit

- ....
- ....
- ....

Wenn mir der Schmerz die Freude nimmt, was kann ich trotz Schmerzen genießen?

Musik hören, warmes Bad nehmen, essen

- ....
- ....
- ....

Wenn der Schmerz den Alltag bestimmt, was kann ich tun?

Ruhe bewahren, sich klar machen, dass der Schmerz auch wieder besser wird, Spielräume bewusst machen, in denen Normalität erhalten geblieben ist, die »Ja-aber-Falle« durchgehen (s. **AB 90**)

- ....
- ....
- ....

Meine Schmerzwerkzeuge

Welche Medikamente lindern bei mir den Schmerz?

- ....
- ....
- ....

Was kann ich sonst noch tun?

Wärmflasche, Eisbeutel, Eisabreibung, TENS-Gerät, Pfefferminzöl

- ....
- ....
- ....

Was mache ich in welcher Reihenfolge?

Die Reihenfolge, in der Sie diese Werkzeuge einsetzen, entscheidet auch über den Erfolg. Bei leichten Schmerzen können Sie vielleicht zuerst eine Lockerungsübung und dann eine angenehme Tätigkeit machen. Bei starken Schmerzen müssen Sie vielleicht zuerst ein Schmerzmittel einnehmen, dann etwas abwarten und dann erst eine Bewegungsübung machen.

bei leichtem Schmerz
(1)
(2)
(3)
(4)
(5)

bei starkem Schmerz
(1)
(2)
(3)
(4)
(5)

Ressourcen-Koffer zur Ersten Hilfe bei starken Schmerzen

Um während einer Schmerzverstärkung oder einer Stresssituation, bei Gedankenkreisen oder Anspannungen im Alltag hinreichend gewappnet zu sein, legen Sie sich die Notfallressourcen zurecht, die bisher am besten gewirkt haben. Der Notfallkoffer ist hierbei ein konkretes Werkzeug, das Ihnen Sicherheit gibt. Sie packen schon vor einer Krise Ihren Koffer, damit Sie ihn dann zur Verfügung haben.

Hier sind Beispiele eingetragen, wie Sie für verschiedene »Notfälle« Notfallressourcen einsetzen können:

Situation / »Notfall«	Meine Ressourcen und wie sie in diesem Fall helfen
Wenn ich eine leichte Schmerzattacke habe	Wärme: Ich nehme ein Bad oder ich mache mir ein Kirschkernkissen warm. Freude an Bewegung: Ich mache eine Lockerungsübung.
Wenn ich eine starke Schmerzattacke habe	Schmerzmittel: Damit die Ressource gut wirkt, achte ich auf die richtige wirksame Dosis und den richtigen Einnahmezeitpunkt und erlaube dem Medikament eine gewisse Zeit, bis es wirkt. Ich weiß, dass das Schmerzmittel meine Schmerzen reduziert.
Wenn mich die Schmerzen zu sehr nerven	Musik: Ich lenke mich ab durch Hören einer bestimmten Musik. Kunst: Ich male ein Bild.
Wenn meine Gedanken andauernd Karussell fahren	Natur: Ich mache einen Spaziergang und lenke meine Gedanken auf die Natur. Lesen: Ich lenke mich mit einem Buch ab.
Wenn ich gar nicht schlafen kann	Wissen: Ich stehe auf, wenn ich nicht wieder einschlafen kann, anstatt mich im Bett zu ärgern (Stimuluskontrolle).
Wenn der ganze Körper angespannt ist	Entspannung: Ich mache Progressive Relaxation. Freude an Bewegung: Ich mache Dehnungsübungen.
Wenn die Angst alles beherrscht	Kontrollgefühl: Ich mache die Gedankenstopp-Übung. Zuversicht: Ich mache mir klar, Angst kommt und geht auch wieder. Ich schütte mir kaltes Wasser ins Gesicht.
Wenn ich mich sehr leer fühle	Musik: Ich höre Musik, die mit positiven Erinnerungen verbunden ist. Sport, Bewegung: Ich fahre Rad.
Wenn ich mich ganz alleine fühle	Verständnis durch andere: Ich habe Telefonnummern von Freunden und rufe Peter oder Ulrike an. Rolle in der Familie: Ich besuche meine Tochter und spiele mit meinem Enkel.
Wenn alles zu viel ist	Ruhe: Ich erlaube mir Pausen und nutze PauseForte. Selbstbestimmtheit: Ich begrenze die Alltagsaktivitäten auf das, was wirklich wichtig ist, und reduziere die To-do-Liste. Blick auf meine Let-it-be-Liste.
Wenn ich unter maximaler Anspannung stehe	Wissen: Ich nehme einen tiefen Atemzug am Fenster und setzte einen Gegenreiz, indem ich etwas Scharfes esse.
Wenn ich selbst nicht weiterkomme	Unterstützung durch andere: Ich habe Telefonnummern von meinem Hausarzt und meinem Psychotherapeuten sowie folgende Notfallnummer:

Ressourcen-Koffer zur Ersten Hilfe bei starken Schmerzen

Bitte tragen Sie hier für verschiedene »Notfälle« all Ihre persönlichen Notfallressourcen ein und wie Sie diese konkret anwenden.

Situation / »Notfall«	Meine Ressourcen und wie sie in diesem Fall helfen
Wenn ich eine leichte Schmerzattacke habe	
Wenn ich eine starke Schmerzattacke habe	
Wenn mich die Schmerzen zu sehr nerven	
Wenn meine Gedanken andauernd Karussell fahren	
Wenn ich gar nicht schlafen kann	
Wenn der ganze Körper angespannt ist	
Wenn die Angst alles beherrscht	
Wenn ich mich sehr leer fühle	
Wenn ich mich ganz alleine fühle	
Wenn alles zu viel ist	
Wenn ich unter maximaler Anspannung stehe	
Wenn ich selbst nicht weiterkomme	

Gesunde Bereiche im Körper

Bei chronischen Schmerzen besteht die Gefahr, den Körper nur als Last zu sehen. Schmerzfreie, gesunde Bereiche im Körper werden dabei oft nicht gesehen und können dann auch nicht wertgeschätzt werden. In dieser Übung geht es darum, Bereiche im Körper zu erkennen, die gesund geblieben sind, die sich kraftvoll anfühlen, die für Lebendigkeit stehen oder die gut aussehen. Beobachten Sie dafür Ihren Körper. Gehen Sie den Körper Stück für Stück von oben nach unten oder umgekehrt durch, zum Beispiel wie mit einem kleinen Scanner (Dr. McCoy vom Raumschiff Enterprise hatte so ein Gerät).

Wo fühlen Sie sich im Körper lebendig, gesund, kraftvoll oder wohl? Welche Bereiche gefallen Ihnen besonders? Schraffieren Sie diese Bereiche, z. B. mit einem grünen Stift.

Schraffieren Sie danach in einer anderen Farbe (Vorschlag: Gelb) diejenigen Bereiche des Körpers, die Ihnen »neutral« vorkommen. Das sind Bereiche, die Sie gut akzeptieren können, wie sie sind. Diese Körperstellen kommen Ihnen nicht besonders krank, aber auch nicht besonders gesund vor, sie sind einfach so da. Vielleicht sind auch das Bereiche des Körpers, die Sie bisher nicht richtig beachtet haben.

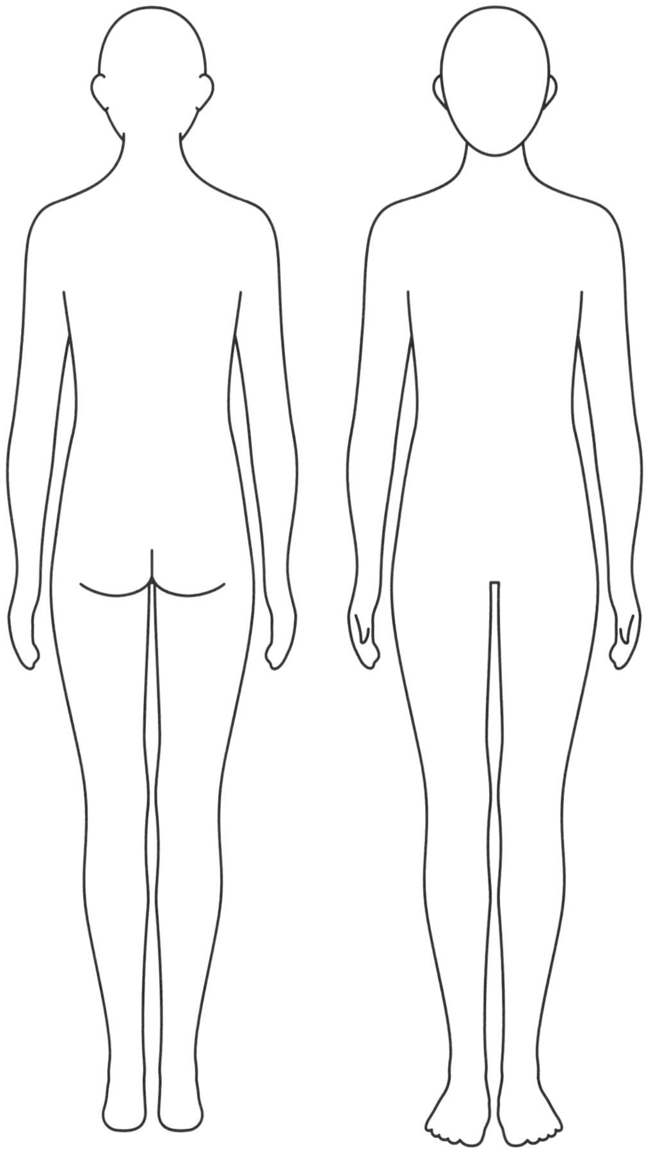

AB 31 • P

Tankstelle zu Hause

Meistens haben wir in unserem Zuhause bestimmte Stellen, wo wir Energie auftanken können. Um sich dies deutlicher zu machen, fertigen Sie eine grobe Skizze Ihrer Wohnung an. Sie können auch einen Balkon, eine Terrasse oder den Garten dazunehmen. Auch den Keller, die Werkstatt oder den Dachboden können Sie mit dazunehmen, wenn er für Sie eine Bedeutung hat.

Überlegen Sie, wo Sie in Ihrer Wohnung Energie auftanken. Das kann ein bestimmter Platz im Wohnzimmer sein, die Badewanne oder der Platz am Ofen bzw. an der warmen Heizung, vielleicht auch der Blick nach draußen. Also auch Dinge, die sich günstig auf den Schmerz auswirken oder von den Schmerzen ablenken. Schraffieren Sie alle solche Bereiche in Ihren Räumen, wo Sie Kraft schöpfen.

Markieren Sie anschließend mit einer anderen Farbe die Bereiche, die Energie kosten, z. B. durch Haushaltstätigkeiten, Arbeit, Konflikte oder Anspannung. Je nach Situation kann derselbe Ort mal für Auftanken und mal für Energieverlust stehen. Sie können diese Übung auch auf Ihren Arbeitsplatz anwenden. Vielleicht können Sie die Bereiche zum Auftanken in Zukunft öfter aufsuchen oder bewusster einsetzen. Vielleicht erhalten Sie durch diese Übung eine Anregung, etwas in Ihrer Wohnung zu verändern.

Beispiel eines Patienten:

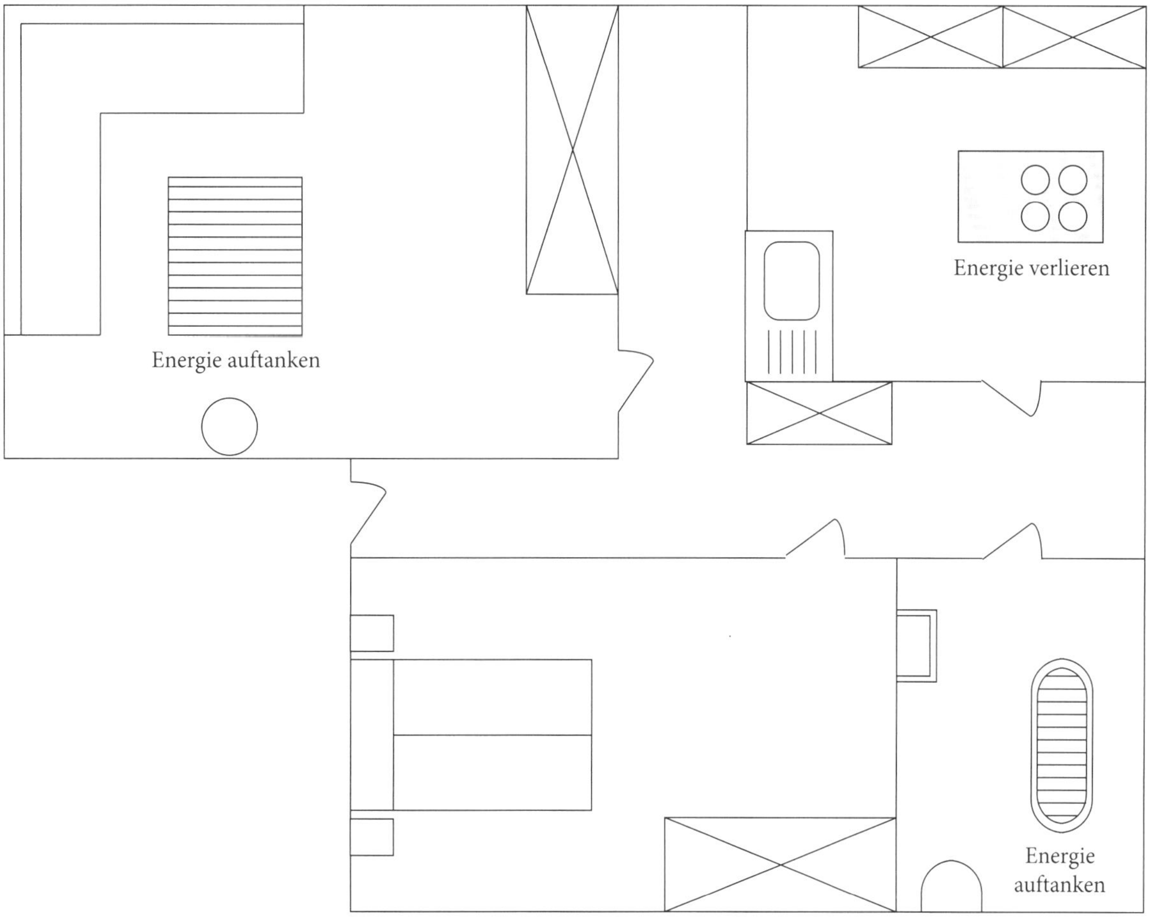

5 Aufmerksamkeit und Ablenkung

Ausgangssituation

William James definierte Aufmerksamkeit als »Besitzergreifung des Geistes, in deutlicher und lebhafter Weise, von einem (...) Objekt oder Gedankengang«. Unsere Aufmerksamkeit ist eine jederzeit begrenzte Ressource und die volle Aufmerksamkeit können wir fast immer nur einer Sache widmen. Wir bestimmen weitgehend frei, wie viel unseres Bewusstseins wir einer Sache – einer Aktivität, einem Gedanken, einer Körperempfindung, einem Gefühl – zuwenden.

Aufmerksamkeitsverzerrungen stehen in einem engen Zusammenhang mit Entstehung und Aufrechterhaltung psychischer Störungen. Dabei spielt die erhöhte Selbstaufmerksamkeit, z. B. auf körperliche Empfindungen, ebenso eine Rolle wie die gestörte Kontrolle über die Aufmerksamkeit. Gestörte Aufmerksamkeitsprozesse führen zu veränderter Informationsverarbeitung, ungünstigen Kognitionen, emotionalen Problemen, dysfunktionalem Verhalten und physiologischen Reaktionen (Hennemann et al., 2019).

Gerade beim Erleben von Schmerzen ist die Kontrolle über die Aufmerksamkeit oft beeinträchtigt. Schmerzen sind ein starker Sinnesreiz, sie sind evolutionsbiologisch potenziell »bedrohlich« und beanspruchen einen hohen Anteil von unserer begrenzten Aufmerksamkeit. Meistens verhält es sich so: Je stärker die Schmerzen sind und je länger sie schon bestehen, desto mehr Aufmerksamkeit beanspruchen sie. Ohne aktives Lenken der Aufmerksamkeit (weg von der Schmerzempfindung), das aktiv geübt werden kann, wird es für unser Bewusstsein schwierig, dem starken Sinnesreiz Schmerz zu entkommen.

Die Lenkung der eigenen Aufmerksamkeit ist ein aktiver und willentlicher Vorgang, der gezielt zur Kontrolle von Schmerzempfindungen eingesetzt wird. Deshalb bevorzugen wir auch den Begriff der *Aufmerksamkeitslenkung* vor dem passiv gemeinten Begriff der Ablenkung. Die Selbstregulations- bzw. Selbstkontrollkompetenz kann durch systematisches Üben weiter ausgebaut werden (Glier, 2016). Therapeutisches Ziel ist die Reduktion der Selbstaufmerksamkeit auf ein angemessenes Maß. Dadurch wird die Selbstwirksamkeit verbessert und die Hilflosigkeit reduziert.

Wichtig

Die Lenkung der eigenen Aufmerksamkeit ist Übungssache – wie das Lenken eines Fahrzeugs.

Zunächst sollte Verständnis entwickelt werden für die Tatsache, dass durch kognitive Prozesse die Schmerzempfindungen und Wahrnehmung begleitender Symptome verändert werden kann. Dazu ist es hilfreich, an persönliche Erfahrungen der Patienten anzuknüpfen. Dazu fragen wir nach der Schmerzempfindung in einer Situation, die die ganze Aufmerksamkeit beansprucht, zum Beispiel einen sehr spannenden Film (oder ein Fußballspiel) schauen, in einem Buch versinken, bei einem Musikkonzert zuschauen und so weiter. Die meisten Schmerzpatienten können Situationen benennen, in denen sie die Schmerzen weniger stark oder gar nicht wahrgenommen haben. Für die Verdeutlichung des Prinzips der *zufälligen Aufmerksamkeitslenkung* genügt es, wenn die beschriebene Situation nur kurz zur Schmerzreduktion geführt hat. Ob die Schmerzen dann »tatsächlich weg sind« oder »in Wirklichkeit noch da«, ist eine nicht leicht zu beantwortende Frage. Hierbei muss der Therapeut nicht mit Ja oder Nein antworten, sondern kann die geringere Beeinträchtigung im Moment der Ablenkung betonen. Außerdem kann die Unterscheidung von Nozizeption und Schmerzempfindung hilfreich sein.

Das bekannte Cocktailpartyphänomen, bei dem die auditive Wahrnehmung auf eine Stimme unter den vielen einer Party gerichtet werden kann, dient ebenfalls zur Verdeutlichung der Aufmerksamkeitslenkung. Hiermit kann auch das Vorgehen der *absichtsvollen und gezielten Aufmerksamkeitslenkung* zur besseren Schmerzkontrolle eingeführt werden.

Betroffene lernen verschiedene Möglichkeiten der Aufmerksamkeitslenkung, die in jeweils unterschiedlichen Situationen angewendet werden können.

Stolperfallen bei der Aufmerksamkeitslenkung

Fehlende Anerkennung der Schmerzursache. »Soll das heißen, der Schmerz ist nur in meinem Kopf?« So oder ähnlich können Patienten reagieren, wenn Therapeuten den Vorschlag der Aufmerksamkeitslenkung machen. In solchen Fällen benennen wir die Schmerzen als real und plädieren für einen Versuch der Einflussnahme auf die Schmerzempfindung, um »die Schmerzen besser aushalten zu können«.

Bisher erfolglose Versuche der Ablenkung. Patienten berichten, dass sie »schon alles versucht haben, um sich vom Schmerz abzulenken. Es klappt aber nicht!« Unter Anerkennung der bisherigen Versuche erfolgt dann eine genaue Exploration der bisherigen Strategien, der jeweiligen Situationen und der Erwartungshaltung.

Überbetonung der eigenen Kontrollmöglichkeiten. Es könnte der falsche Eindruck entstehen, dass Schmerzen durch Aufmerksamkeitslenkung vollständig kontrollierbar seien. Das würde bedeuten, wenn es nicht gelingt, dann macht der Patient etwas falsch. Das oft (auch von uns) verwendete Beispiel eines Fakirs, der Schmerzempfindungen »ausschaltet«, ist aus verschiedenen Gründen nicht vollständig mit der Situation chronisch Schmerzkranker vergleichbar. Fakire fügen sich die Schmerzreize sehr kontrolliert selbst zu und diese Reize bestehen auch von vornherein eine begrenzte Zeit.

Aufmerksamkeitslenkung bei bestimmten Schmerzen. Viele Patienten berichten, dass Aufmerksamkeitstechniken, die häufig intuitiv angewendet werden, bei starken oder stärksten Schmerzen wenig wirksam sind. Auch bei Kopfschmerzen ist die Lenkung der Aufmerksamkeit schwieriger als bei Schmerzen in anderen Bereichen des Körpers. Eine hohe affektive Beteiligung erschwert die Aufmerksamkeitslenkung ebenfalls. Dies gilt es zunächst einmal anzuerkennen. Die Patienten sollten ermutigt werden, trotzdem mit dem Scheinwerfer der Aufmerksamkeit zu experimentieren.

Aufmerksamkeitslenkung kann auch ungünstig sein. Bei Personen mit ausgeprägten Durchhalteappellen führt eine unreflektierte Ablenkung von den Schmerzen zur Aufrechterhaltung des dysfunktionalen Verhaltens.

Außerdem sollte anerkannt werden, dass die Lenkung der Aufmerksamkeit situationsabhängig ist und auch der jeweiligen »Tagesform« unterliegt. Ebenso nehmen wir an, dass sich Personen in der Fähigkeit der Aufmerksamkeitslenkung unterscheiden, und zwar unabhängig vom Übungsniveau.

Arbeitsmaterial

Teil 1: Übungen, die das Prinzip erfahrbar machen

AB 32 Aufmerksamkeitsscheinwerfer
Eine Verdeutlichung der Funktion der Aufmerksamkeit und der Notwendigkeit des Übens geschieht mit dem Scheinwerfermodell. Das Bild illustriert das Prinzip und stellt am Ende offene Fragen an die Patienten.

AB 33 Körperreise
Eine weitere einführende Übung für die absichtsvolle Aufmerksamkeitslenkung kann eine einfache Körperreise sein. Eine Instruktion finden Sie auf diesem Arbeitsblatt. Bei der Instruktion sollte auf ausreichend Zeit für die Wahrnehmungen der einzelnen Körperempfindungen geachtet werden. In der Nachbesprechung betonen wir die Bedeutung der Aufmerksamkeit für die Wahrnehmungen, z. B. deren Verstärkung.

Teil 2: Üben, üben, üben

AB 34 Möglichkeiten der Aufmerksamkeitslenkung
Eine Zusammenstellung von Möglichkeiten der Aufmerksamkeitslenkung bietet dieses Arbeitsblatt. Hierin ist die Unterscheidung von Aufmerksamkeitslenkung nach außen und nach innen getroffen. Die nach innen gerichtete Aufmerksamkeit kann noch einmal unterteilt werden in einen kognitiv-emotionalen Bereich und in den Bereich der Körperempfindungen.

AB 35 Aufmerksamkeitspendel
Eine einfache, aber wirkungsvolle Übung, bei der es um die abwechselnde Aufmerksamkeitslenkung zu zwei verschiedenen Aspekten geht: der akustischen Wahrnehmung und der Atmung. Die von uns vorgeschlagene Zeitdauer für jede Wahrnehmung ist 20 Sekunden. Wenn Sie die Übung in der Therapiesitzung instruieren, können Sie auch mit »10 Sekunden Hören« und »zwei Atemzügen« beginnen.

AB 36 Aufmerksamkeitslenkung beim Gehen
Auch bei einfacher körperlicher Aktivität – hier: einem Spaziergang – ist eine Aufmerksamkeitslenkung möglich. Das kann bei stärkeren Schmerzen den Einstieg in diese Methode erleichtern. In diesem Arbeitsblatt finden Sie einige Anregungen, die Sie individuell ergänzen können, z. B. mit anderen Anregungen aus dem Bereich der Achtsamkeit.

AB 37 Anti-Schmerz-Tagebuch
Das Anti-Schmerz-Tagebuch ist eine andere, schmerzspezifische Form des bekannten positiven Tagesrückblicks. Hierbei liegt der Fokus auf positiven Erlebnissen, Entspannung / Pausen und angstfreier Bewegung. Diese schmerzinkompatiblen Verhaltensweisen sind positiv formuliert und können damit leichter verstärkend wirken. Patienten sollten dieses Blatt jeweils am Abend ausfüllen. In der Nachbesprechung thematisieren Sie die Situationsabhängigkeit und den Zusammenhang von Verhaltensweisen und Gesamtzufriedenheit. Betrachten Sie auch Veränderungen über einen Zeitraum von zwei oder drei Wochen.

AB 38 Ablenkungs-ABC
AB 39 Ablenkungs-Lexikon
Die Idee für diese Arbeitsblätter stammt aus der Schmerztherapie mit Kindern und Jugendlichen (z. B. Dobe & Zernikow, 2021). Sie eignen sich genauso gut für Erwachsene, insbesondere weil man den Schwierigkeitsgrad leicht anpassen kann. Die Instruktionen sind einfach und können auch individuell gestaltet werden. Es muss nicht unbedingt eine gedruckte Liste der Buchstaben des Alphabets verwendet werden. Die Herausforderung »*Bei welchem Buchstaben war ich gerade? Was kommt als nächstes?*« dient ebenfalls der Aufmerksamkeitslenkung. Entscheidend ist, dass die Aufgabe so viel Aufmerksamkeit bindet, um die Schmerzwahrnehmung in den Hintergrund zu rücken. Hierbei kann der Aufmerksamkeitsscheinwerfer noch einmal zur Illustration dienen (s. **AB 32**).

AB 40 Fünf-Vier-Drei-Zwei-Eins-Übung
Diese hilfreiche Übung aus der Achtsamkeitstherapie geht auf Betty Erickson zurück, die eine 3-2-1-Übung zur Induktion eines hypnotischen Zustandes beschrieben hat. Die Übung wird auch in der Traumatherapie eingesetzt, um bei Dissoziationen eine Außenorientierung zu erleichtern. Es handelt sich also nicht um eine Entspannungsübung. Bei Patienten mit chronischen Schmerzen setzen

wir diese Übung ein, um allgemein die Aufmerksamkeitslenkung zu trainieren, aber auch bei Grübelneigung, Katastrophisieren, Angstzuständen oder zur Verbesserung der Impulskontrolle. Die klar strukturierte Instruktion wird von vielen Patienten als hilfreich erlebt, nicht nur von den besonders kontrollbedürftigen.

AB 41 Körperübung – Pendeln zwischen Wohlfühlort und Schmerzen

Diese körperorientierte Aufmerksamkeitsübung beinhaltet Elemente von ressourcenorientierten Übungen. Vor dem Hintergrund, dass Schmerzpatienten ihren Körper oft aversiv und als Last empfinden, dient die Übung zur Bewusstmachung von gesunden Bereichen des eigenen Körpers. Ähnlich dem Bodyscan oder einer Körperreise (**AB 33**) wird die Aufmerksamkeit systematisch durch den Körper gelenkt und dabei auf die Wahrnehmung von Schmerzfreiheit oder Wohlbefinden fokussiert. Am Ende der Übung erfolgt dann das Pendeln zwischen einem guten, schmerzfreien Teil des Körpers und einer schmerzhaften Körperstelle. Dieses Pendeln können Sie in der Instruktion drei- oder viermal wiederholen. Ziel ist die verbesserte, differenziertere und positivere Körperwahrnehmung und ein gesteigertes Kontrollerleben.

AB 42 Schmerzfokussierung

Eine andere Möglichkeit, die Aufmerksamkeitslenkung zu nutzen, besteht im bewussten Hinlenken der Aufmerksamkeit zum Schmerz. Hierbei handelt es sich um eine Stimulus transformierende Intervention. Es ist nicht zu erwarten, dass der Schmerz durch diese Übung vollständig zum Verschwinden gebracht werden kann. Eher würde mit einer solchen Vorstellung ein nicht erfüllbarer Erfolgsdruck aufgebaut. Wir betonen bei dieser Übung den Aspekt, dass man allein mithilfe der Vorstellungskraft Einfluss auf die Schmerzempfindung haben kann.

AB 32 • P

Aufmerksamkeitsscheinwerfer

Unsere Aufmerksamkeit verhält sich wie ein Scheinwerfer: Alle Eindrücke und Erfahrungen, die dieser Scheinwerfer gerade beleuchtet, sind voll und ganz in unserem Bewusstsein. Dabei handelt es sich immer nur um einen Teil der Dinge, die uns umgeben. Andere Sinneseindrücke liegen dann eher im Dunkeln und werden nicht oder nur schwach wahrgenommen.
Wenn der Schmerz viel Aufmerksamkeit bekommt, also »stark beleuchtet« ist, wird er besonders stark wahrgenommen und es gibt es kaum noch Raum für andere, angenehme Dinge.
Möglicherweise ist die Beweglichkeit Ihres Aufmerksamkeitsscheinwerfers momentan eingeschränkt, so wie der Scheinwerfer eines Leuchtturms festgerostet sein kann. Durch Übung kann der Scheinwerfer wieder beweglich gemacht werden.

Scheinwerfer der Aufmerksamkeit

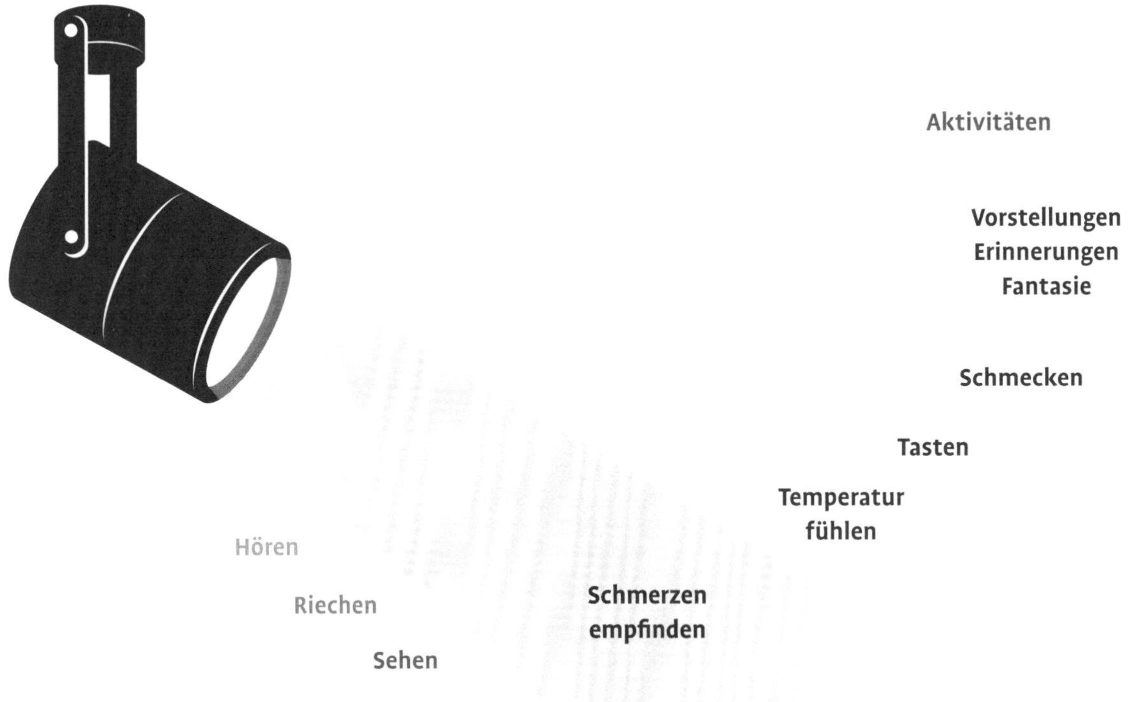

- ▶ Welche Bereiche Ihres Lebens würden Sie gerne mehr beleuchten?
- ▶ Was ist dazu notwendig?
- ▶ Woran merken Sie, dass es funktioniert?

Notieren Sie hier oder direkt am Scheinwerfer:

....

....

....

Körperreise

Die Übung Körperreise verdeutlicht, wie sehr die Wahrnehmung von Körperempfindungen von unserer Aufmerksamkeit abhängt. Gleichzeitig ist es eine gute Möglichkeit, das Lenken der Aufmerksamkeit zu trainieren und führt oft zu einem angenehmen Entspannungszustand.
Bei dieser einfachen Übung, für die keine Vorkenntnisse notwendig sind, wird die Aufmerksamkeit nach und nach auf bestimmte Bereiche des Körpers gelenkt. Dabei werden auch typische Empfindungen direkt angesprochen.
(...) bedeutet 5 Sekunden Pause. Probieren Sie es auch einmal mit 10 Sekunden Pause.

Instruktion

Nehmen Sie eine entspannte und gleichzeitig würdevolle Position im Sitzen oder Liegen ein (...).
Die Hände liegen auf der Lehne oder den Oberschenkeln (...).
Wenn es für Sie angenehm ist, dann schließen Sie die Augen. Oder Sie wählen einen Punkt, an dem sich die Augen ohne Anstrengungen und ohne Fokus ausruhen können (...).
Während dieser Reise durch den Körper kann es sein, dass Sie körperliche Empfindungen wahrnehmen, die Ihnen angenehm oder weniger angenehm sind. Später werden diese Empfindungen wieder in den Hintergrund treten (...).

Richten Sie Ihre Aufmerksamkeit zunächst auf den Atem, ohne ihn zu verändern (...).
Nehmen Sie wahr, wie der Atem angenehm kühl durch die Nase in den Körper fließt (...).
Und dann leicht erwärmt den Körper wieder verlässt (...).
Um diesen Unterschied des kühlen und des warmen Lufthauchs wahrzunehmen (...),
an den Nasenlöchern (...),
in der Mitte der Nase (...),
auf den beiden Nasenflügeln (...).

Beginnen Sie dann mit den Füßen und spüren, wo die Füße den Boden berühren (...),
das leichte Druckgefühl an den Sohlen (...).
Vielleicht bemerken sie auch Wärme oder Kühle an den Füßen (...),
oder ein Kribbeln (...).

Um dann beide Unterschenkel wahrzunehmen, Waden und Schienbeine (...).
Lassen Sie dann Ihre Aufmerksamkeit weiter nach oben wandern, zu beiden Knien und Oberschenkeln (...),
und bemerken die Beugung beider Knie (...)
und den Bereich, in dem die Oberschenkel die Unterlage oder den Stuhl berühren (...).

Wandern Sie dann weiter zum Gesäß und Becken (...).
Während Sie so genau wie möglich wahrnehmen, wo Ihr Körper die Sitzfläche des Stuhls berührt (...),
können Sie vielleicht auch hier ein Gefühl von Wärme oder Kühle spüren (...).
Dann nehmen Sie wahr, wie sich mit jedem Atemzug die Bauchdecke leicht hebt und senkt (...).

Körperreise

Sie fühlen genau, wo der Rücken an der Lehne anliegt (...),
und achten darauf, ob die Muskeln des unteren Rückens locker sind (...).
Lenken dann die Aufmerksamkeit zu beiden Schultern, die locker nach unten hängen können (...).

Als Nächstes richten Sie die Aufmerksamkeit auf den Kopf und das Gesicht (...).
Sie bemerken, wie der Kopf ausbalanciert auf der Wirbelsäule sitzt und kaum gehalten werden muss (...),
und wie die Augen sanft geschlossen sind (...).
Machen sich die Lage der Zunge in Ihrem Mund bewusst (...),
und achten darauf, wie die Zähne von Ober- und Unterkiefer übereinander schweben, ohne sich zu berühren (...).

Am Ende der Körperreise lenken Sie die Aufmerksamkeit noch einmal auf die Atmung (...).
Nehmen wieder wahr, wie der Atem angenehm kühl durch die Nase in den Körper fließt (...).
Und dann leicht erwärmt den Körper wieder verlässt (...).

Sie bereiten sich auf das Ende der Übung vor, indem Sie sich klarmachen, wo sie sind (...),
zwei oder drei tiefere Atemzüge nehmen (...) (...)
und sich nach Belieben strecken oder räkeln (...).
Um am Ende mit der Zeit, die Sie brauchen, mit Ihrer Aufmerksamkeit wieder ganz zurückzukommen.

Fragen zur Reflexion:

- Was haben Sie gespürt?
- Was war anders oder neu?
- Spüren Sie das jetzt auch noch? Genauso stark?
- Hatten Sie das auch schon vorher gespürt?
- Hat sich die Schmerzwahrnehmung geändert?
- Was bedeutet diese Erfahrung für Sie für den weiteren Umgang mit den Schmerzen?

Möglichkeiten der Aufmerksamkeitslenkung

Hier finden Sie eine Reihe von Ideen, wie Sie Ihre Aufmerksamkeit zu angenehmen Dingen und damit weg von den Schmerzen lenken können.

Je angenehmer und positiver diese Aktivität oder Vorstellung für Sie ist, desto besser. Scheuen Sie aber auch nicht, einmal etwas für Sie bisher Unbekanntes zu versuchen.

Man kann unterscheiden zwischen der Aufmerksamkeitslenkung nach außen und nach innen. »Nach außen« bedeutet alles außerhalb unseres Körpers. Das sind meistens Wahrnehmungen unserer Sinnesorgane, aber auch Tätigkeiten, die wir ausführen. »Nach innen« bedeutet angenehme innere Bilder, Vorstellungen, Erinnerungen, Fantasien und Gedanken. Für die Aufmerksamkeitslenkung nach innen brauchen Sie keine Hilfsmittel – außer Ihrem Gehirn.

Lenkung der Aufmerksamkeit nach außen

☐ Zählen von Fliesen oder Steinen auf dem Boden oder an der Wand
☐ Zählen von allen weißen Autos, die vorbeifahren
☐ Zählen von anderen Gegenständen oder Dingen
☐ einen Gegenstand berühren (»erfühlen«)
☐ ein Ding ganz genau anschauen (eine Pflanze, ein Stück Obst, ein Gemälde, ein Möbelstück, die Wolken …) und in Gedanken jede Einzelheit beschreiben
☐ mit geschlossenen Augen auf die Geräusche in der Umgebung hören und diese genau beschreiben
☐ Geräusche unterscheiden: Wer oder was macht die Geräusche? Aus welcher Richtung kommen sie? Wie weit sind die Geräuschquellen entfernt?
☐ Musik hören
☐ ein Hörbuch oder einen Podcast hören
☐ einen Film oder eine Sendung anschauen
☐ Fotos anschauen
☐ ein (Computer-)Spiel spielen
☐ lesen, eine Zeitschrift durchblättern
☐ malen, kritzeln, ein Mandala ausmalen
☐ etwas schreiben: eine Geschichte, ein Gedicht, eine Postkarte, …
☐ basteln, gestalten, kreativ sein, Handarbeiten machen
☐ Kreuzworträtsel oder Sudoku lösen
☐ Puzzle zusammensetzen
☐ Seifenblasen machen (und dabei Atemtechniken anwenden)
☐ Hausarbeiten machen
☐ etwas kochen
☐ einkaufen
☐ spazieren gehen
☐ jemanden anrufen oder treffen und über etwas anderes als Schmerzen sprechen

☐ ……………………………………………………………………………………

☐ ……………………………………………………………………………………

☐ ……………………………………………………………………………………

Möglichkeiten der Aufmerksamkeitslenkung

Lenkung der Aufmerksamkeit nach innen, auf die Gedanken

- ☐ den Text eines Lieds, Gedichts oder Gebets Wort für Wort erinnern
- ☐ einfaches Zählen: in Dreierschritten, Viererschritten usw., vorwärts oder rückwärts
- ☐ eine Rechenaufgabe im Kopf durchführen (z. B. 700–13 = 687, dann 687–13 = 674, dann 674–13 usw.)
- ☐ eine »Let-It-Be-Liste« im Kopf erstellen (s. **AB 48**)
- ☐ im Kopf die angenehmen Aspekte des Tages durchgehen
- ☐ in Gedanken die Wohnung neu dekorieren
- ☐ planen, was Sie mit einem Lottogewinn von einer Million Euro anfangen würden
- ☐ eine Reise im Kopf planen
- ☐ ein Ablenkungs-ABC oder Ablenkungslexikon im Kopf spielen (s. **AB 38**, **39**)
- ☐ eine Fantasiereise machen
- ☐ eine Vorstellungsübung machen

- ☐ ....

- ☐ ....

Lenkung der Aufmerksamkeit nach innen, auf Empfindungen des Körpers

- ☐ die eigene Atmung beachten, ohne sie dabei verändern zu müssen
- ☐ darauf achten, wie sich die Temperatur der Atemluft beim Ein- und Ausatmen ändert
- ☐ eine Atemübung durchführen
- ☐ das Aufmerksamkeitspendel pendeln lassen (s. **AB 35**)
- ☐ den Schmerz so objektiv wie ein Wissenschaftler betrachten (s. **AB 42**)
- ☐ eine Entspannungsübung machen
- ☐ eine Achtsamkeitsübung machen
- ☐ eine Körperreise machen (s. **AB 33**)
- ☐ die Körperübung – Pendeln zwischen Wohlfühlort und Schmerzen – machen (s. **AB 41**)

- ☐ ....

- ☐ ....

Mit was können Sie sich am besten vom Schmerz ablenken? Markieren Sie diejenigen Ideen, die zu Ihnen passen. Ergänzen Sie Ihre individuellen Aktivitäten und Strategien. Beachten Sie, dass die Lenkung der eigenen Aufmerksamkeit eine Übungssache ist, genau wie das Lenken eines Fahrzeugs.
Bedenken Sie auch: Die Lenkung der Aufmerksamkeit gelingt nicht immer gleich gut. Nicht jeder Tag ist wie der andere und es gibt auch tageszeitliche Schwankungen. Wenn Ihnen also eine Übung nicht so gut gelingt, probieren Sie es zu einer anderen Zeit oder an einem anderen Tag noch einmal.

AB 35 • P

Aufmerksamkeitspendel

Dies ist eine einfache Übung, bei der Sie mit der Aufmerksamkeit hin und her pendeln zwischen akustischer Wahrnehmung und der Aufmerksamkeit auf die Atmung.

(1) Nehmen Sie sich etwa 20 Sekunden Zeit, auf alle Geräusche oder Töne zu achten, die Sie wahrnehmen können.
(2) Danach achten Sie 20 Sekunden lang (ungefähr drei oder vier Atemzüge) darauf, was Sie bei der Atmung wahrnehmen. Zum Beispiel, wie die Luft kühl durch die Nase in den Körper strömt … sich Teile des Körpers mit der Atmung bewegen … und die Atemluft leicht erwärmt den Körper wieder verlässt.
(3) Dann pendeln Sie wieder zurück zum Hören.
(4) Und dann wieder zur Atmung.
(5) Wiederholen Sie das Pendeln so oft, dass Ihr Aufmerksamkeitspendel fünf Mal bei »Hören« und fünf Mal bei »Atmen« war.

Empfehlung: Diese Übung, die maximal drei Minuten beansprucht, morgens und abends zu festen Zeiten durchführen!

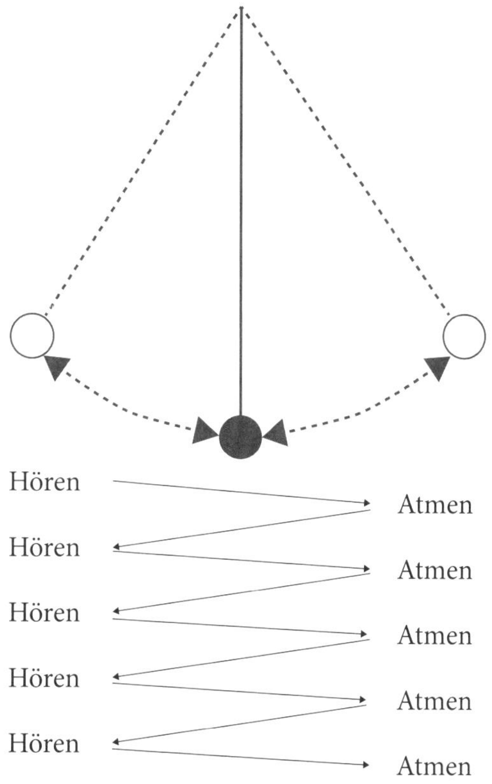

Wie gut gelingt es Ihnen, die Aufmerksamkeit hin und her pendeln zu lassen?
Konnten Sie wahrnehmen, dass Sie Ihre Aufmerksamkeit aktiv steuern können?

AB 36 • P

Aufmerksamkeitslenkung beim Gehen

Spazierengehen wird von den meisten Menschen als entspannend erlebt. Die gleichmäßige Atmung und der kontinuierliche Rechts-Links-Reiz beruhigt über das Gehirn unser vegetatives Nervensystem. Auch Patienten mit Rückenschmerzen, Fibromyalgie-Syndrom, Rheuma oder Spannungskopfschmerzen berichten oft, dass sich durch einen kurzen Spaziergang die Schmerzen verringern.

Wichtig ist dabei ein natürlicher und gleichmäßiger Bewegungsablauf, bei dem auch die Arme mitschwingen. Allerdings kommt es bei Schmerzen manchmal zu Schonhaltungen und Verspannungen. Um trotzdem einen natürlichen Gang und Bewegungsablauf zu erreichen, empfehlen wir beim Spazierengehen Folgendes:

- Das Tempo des Gehens sollte für Sie angenehm sein.
- Sie sollten dabei nicht aus der Puste kommen.
- Vor allem bei akuten Rückenschmerzen mit langsamem Gehen beginnen. Sie können das Tempo später etwas steigern.

Möglichkeiten der Aufmerksamkeitslenkung bei einem Spaziergang:

- aufrecht und würdevoll, wie ein König / eine Königin, gehen
- beim Gehen fortlaufend Ihre Atemzüge zählen
- beim Gehen auf Geräusche in der Umgebung achten: Vogelzwitschern, Geräusche anderer Tiere, Geräusche des Windes, die eigenen Schritte, Fahrzeuge, Rasenmäher, Bagger oder andere Maschinen, Menschen
- beim Gehen auf Gerüche achten: Luft, Pflanzen, Menschen
- beim Gehen auf die Pflanzen und die Natur achten. Dabei können Sie Unterschiede verschiedener Grüntöne oder Blätterformen bemerken: das Wehen der Blätter im Wind
- beim Gehen auf die Kleidung oder Schuhe der anderen Menschen achten
- beim Gehen ganz genau Ihre Umgebung beschreiben, entweder in Gedanken oder halblaut vor sich hin sagen
- beim Gehen ein Gedicht aufsagen oder auswendig lernen
- beim Gehen eine Rechenaufgabe oder ein Rätsel lösen
- beim Gehen zu jedem Buchstaben des Alphabets eine persönliche Ressource überlegen (ähnlich wie im Ablenkungs-ABC, s. **AB 38**)
- Sie können beim Gehen auch einen Bodyscan machen (siehe auch **AB 33** oder **AB 41**): Sie wandern dafür beim Spazieren mit der Aufmerksamkeit durch Ihren Körper. Sie fangen bei den Füßen an und wandern langsam mit der Aufmerksamkeit durch alle Gliedmaßen, Bauch, Brust und Rücken bis zum Kopf.

- ....
- ....

Wie gut gelingt es Ihnen, die Aufmerksamkeit zu lenken, während Sie gehen?
Gibt es Bereiche, in denen das besser funktioniert?
Wie wirkt sich die Lenkung der Aufmerksamkeit auf die Schmerzempfindung aus?

....

....

Anti-Schmerz-Tagebuch

Wochentag / Datum: ..../.......................

Wie war's?	0 trifft gar nicht zu	1	2	3	4	5 trifft teils teils zu	6	7	8	9	10 trifft voll zu
Heute habe ich mich körperlich wohlgefühlt.											
Heute war ich entspannt.											
Heute war ich aktiv.											
Heute fiel mir der Alltag leicht.											
Heute war meine Stimmung gut.											

Heute habe ich mich .... mal bewusst entspannt.
In diesen Situationen ist es mir gut gelungen, auf eine Pause zu achten:

....

....

....

Heute ist es mir .... mal gelungen, mich bewusst aktiv zu bewegen.
In diesen Situationen hat es besonders gut geklappt:

....

....

Obwohl ich Schmerzen hatte (oder Angst vor einer Verstärkung der Schmerzen), habe ich trotzdem …

....

....

Meine heutige Gesamtzufriedenheit:

0 % |————————————————————| 100 %

Ablenkungs-ABC

Wenn es Ihnen gelingt, Ihr Gehirn mit einer Aufgabe zu beschäftigen, kann es weniger Aufmerksamkeit für die Schmerzempfindung bereitstellen. Wir schlagen Ihnen dazu eine einfache Aufmerksamkeitsübung vor:

Diese Übung funktioniert ähnlich wie das bekannte Stadt-Land-Fluss-Spiel. Hier suchen Sie zuerst einen Oberbegriff aus, z. B. »Tiere«, »Automarken«, »Städte« und so weiter.

Dann finden Sie zu jedem Buchstaben des Alphabets der Reihe nach (A, B, C …) jeweils ein passendes Wort (»Tiere: Ameise, Braunbär, Clownfisch, …«).

Verschiedene Oberbegriffe sind natürlich unterschiedlich schwer. Einfach sind »Namen« (Adelheid, Bernhard, Corinna, Dieter, …, Variation: nur Männer- oder Frauennamen oder abwechselnd), etwas schwieriger »Tiere«, »Länder«, »Lebensmittel« oder »Sportarten«. Probieren Sie das einmal mit dem Oberbegriff »Dinge, die mir gut tun!« Wie wäre es, diese Übung auf Englisch (Französisch, …) durchzuführen?

Vorschläge für Oberbegriffe

- Vornamen
- Städte
- Länder
- Flüsse
- Tiere
- Lebensmittel
- Obst und Gemüse
- Getränke(marken)
- Musiker
- Sänger
- Musikgruppen
- Schauspieler
- Schauspielerinnen
- Automarken
- Namen von Automodellen
- Sportarten
- Berufe
- Haushaltsgegenstände
- Aktivitäten draußen
- Aktivitäten drinnen
- Dinge, die wichtiger sind als Schmerzen.

Ablenkungs-ABC

Tiere Oberbegriff	…………………… Oberbegriff	…………………… Oberbegriff
A Ameise	A	A
B Braunbär	B	B
C Clownfisch	C	C
D	D	D
E	E	E
F	F	F
G	G	G
H	H	H
I	I	I
J	J	J
K	K	K
L	L	L
M	M	M
N	N	N
O	O	O
P	P	P
Q	Q	Q
R	R	R
S	S	S
T	T	T
U	U	U
V	V	V
W	W	W
X	X	X
Y	Y	Y
Z	Z	Z

AB 39 • P

Ablenkungs-Lexikon

Eine andere Art, die Aufmerksamkeit des Gehirns zu beanspruchen, wird in dieser Übung vorgeschlagen. Damit kann die Konzentration auf den Schmerz in den Hintergrund treten.

Wählen Sie zunächst einen beliebigen Buchstaben des Alphabets und anschließend einen Oberbegriff oder eine Kategorie. Jetzt besteht die Aufgabe darin, möglichst viele Begriffe zu finden. Beispiel »M« und »Tiere«: Meerschweinchen, Makrele, Moschusochse, … Variationen sind leicht möglich, indem man zwei oder drei Buchstaben zulässt oder den Oberbegriff leichter oder schwerer wählt.

Probieren Sie das einmal mit der Kategorie »Dinge, die mir gut tun!«

Vorschläge für Kategorien / Oberbegriffe:

Vornamen, Städte, Länder, Flüsse, Tiere, Lebensmittel, Getränke(marken), Musiker oder Sänger oder Musikgruppen, Schauspieler, Schauspielerinnen, Automarken, Namen von Automodellen, Sportarten, Berufe, Haushaltsgegenstände, Aktivitäten draußen, Aktivitäten drinnen, Dinge, die wichtiger sind als Schmerzen.

M / Tiere Buchstabe / Kategorie	………../…………………………. Buchstabe / Kategorie	………../…………………………. Buchstabe / Kategorie
Meerschweinchen		
Makrele		
Moschusochse		

Fünf-Vier-Drei-Zwei-Eins-Übung

Dies ist eine Übung aus der Achtsamkeitstherapie und eignet sich gut, um die Aufmerksamkeit vom Schmerz weg zu anderen Sinneskanälen zu lenken.

Der Reihe nach werden zuerst

- fünf Dinge genannt, die ich sehe,
- dann fünf Dinge, die ich höre,
- dann fünf Dinge, die ich körperlich empfinde / spüre.

Im zweiten Durchgang sind es dann jeweils vier Dinge, dann drei und so weiter. Hilfreich ist es, wenn man sich für jede Wahrnehmung fünf Sekunden Zeit lässt und dann zur nächsten Wahrnehmung geht. Es können auch Wahrnehmungen wiederholt werden.

Sie können auch zunächst mit drei Wahrnehmungen beginnen, dann zwei, dann eine. Dann ist es Ihre »Drei-Zwei-Eins-Übung«.

Genannt werden sollen nur konkrete Wahrnehmungen in der Gegenwart, also im »Hier und Jetzt«. Es sollen keine Gedanken oder inneren Vorstellungen genannt werden.

Bei den körperlichen Empfindungen können Sie die Schmerzen neutral benennen (»dieses Ziehen im Nacken«), sollten aber in erster Linie auf andere Empfindungen achten.

Instruktion

Nehmen Sie eine entspannte und gleichzeitig würdevolle Position im Sitzen oder Liegen ein. Suchen Sie für die Augen einen Punkt, an dem sie ausruhen können. Lassen Sie die Augen offen.

Sie können sich jederzeit bewegen oder Ihre Sitzposition anpassen. Wenn Sie die Übung zum besseren Einschlafen einsetzen, lassen Sie die unten beschriebene Rücknahme einfach weg. Sagen Sie sich dann laut oder in Gedanken, was Sie gerade jetzt wahrnehmen.

Fünf-Vier-Drei-Zwei-Eins-Übung

Sie beenden die Übung, indem Sie zwei oder drei tiefere Atemzügen nehmen, sich nach Belieben strecken oder rekeln und dann mit der Zeit, die Sie brauchen, mit Ihrer Aufmerksamkeit wieder ganz zurückzukommen.

Hinweise, damit es besser funktioniert:

- Sie können »störende« Geräusche in die Übung einbauen, indem Sie diese Geräusche einfach benennen (»Ich höre die Kinder im Hausflur«).
- Wenn Sie müde werden und die Augen sich schließen möchten, dann können Sie das zulassen. Auch mit geschlossenen Augen können Sie etwas wahrnehmen. Oder Sie achten nur noch auf das Hören und Spüren.
- Es ist okay, dieselben Wahrnehmungen mehrmals zu benennen (»Ich sehe den Baum« … »Ich sehe immer noch den Baum«).
- Wenn Sie beim Zählen nicht genau mitkommen, ist das kein Problem. Machen Sie einfach weiter.
- Das laute Vorsagen ist beim Üben oft hilfreich, aber nicht immer gut möglich.

1. Durchgang

Ich sehe …	Ich sehe …	Ich sehe …	Ich sehe …	Ich sehe …
Ich höre …	Ich höre …	Ich höre …	Ich höre …	Ich höre …
Ich spüre …	Ich spüre …	Ich spüre …	Ich spüre …	Ich spüre …

2. Durchgang

Ich sehe …	Ich sehe …	Ich sehe …	Ich sehe …
Ich höre …	Ich höre …	Ich höre …	Ich höre …
Ich spüre …	Ich spüre …	Ich spüre …	Ich spüre …

3. Durchgang

Ich sehe …	Ich sehe …	Ich sehe …
Ich höre …	Ich höre …	Ich höre …
Ich spüre …	Ich spüre …	Ich spüre …

4. Durchgang

Ich sehe …	Ich sehe …
Ich höre …	Ich höre…
Ich spüre …	Ich spüre …

5. Durchgang

Ich sehe …
Ich höre …
Ich spüre …

Körperübung – Pendeln zwischen Wohlfühlort und Schmerzen

Chronische Schmerzen können dazu führen, dem eigenen Körper weniger zu vertrauen. Oft wird der Körper dabei als etwas Lästiges angesehen. Die folgende Übung hilft dabei, sich mit dem Körper anzufreunden und dadurch wieder etwas mehr Kontrolle über den Körper zu gewinnen.

In dieser Übung geht es darum, die Aufmerksamkeit auf Bereiche im Körper zu lenken, in denen Sie keine Schmerzen haben und dann im Wechsel auf schmerzhafte Bereiche. Sie wandern mit der Aufmerksamkeit systematisch durch den Körper. Dabei können Bereiche gefunden werden, in denen Schmerzfreiheit besteht oder in denen sich der Körper wohl anfühlt. Ein Hin- und Herpendeln zwischen schmerzfreien Körperstellen und Schmerzen hilft Ihnen, die Körperwahrnehmung aktiv zu lenken. Durch die Übung können Sie vielleicht sogar die Kontrolle über den Schmerz erhöhen und auch gesunde Teile des Körpers wieder besser wahrnehmen.

Sie können die Übung für einige Wochen täglich ein- bis zweimal wiederholen. Sie werden dabei mehr und mehr bemerken, dass das Pendeln zwischen schmerzfreien Körperstellen und Schmerzen immer besser möglich wird und Sie eine verbesserte Kontrolle über die Wahrnehmung Ihres Körpers haben.

Diese Übung kann man im Sitzen oder Liegen durchführen. Sie dauert ca. 10 Minuten.

Tipp

Die Übung kann auch als Audiodatei auf www.schmerzedukation.de angehört oder heruntergeladen werden.

Instruktion

▶ (…) bedeutet fünf Sekunden Pause. Probieren Sie es auch einmal mit 10 Sekunden Pause.

Übung

Während der Übung werde ich mit Ihnen von unten nach oben durch den Körper gehen, und Sie werden darauf achten, in welchen Bereichen Sie keine Schmerzen haben und die sich vielleicht sogar wohl anfühlen (…),
also Bereiche, in denen sich der Körper besonders gut anfühlt. (…)
Nun werde ich mit der Übung beginnen. Nehmen Sie eine entspannte und gleichzeitig bequeme Körperhaltung im Sitzen oder Liegen ein (…),
nehmen Sie Kontakt mit dem Boden auf, achten Sie darauf, wie Sie die Füße auf den Boden aufgestellt haben oder wie Sie auf der Unterlage liegen. (…)
Wenn es für Sie angenehm ist, dann schließen Sie die Augen. Oder Sie wählen einen Punkt, an dem sich die Augen ohne Anstrengungen und ohne Fokus ausruhen können (…).
Richten Sie zunächst die Aufmerksamkeit auf Ihre Atmung, auf das Ein- und Ausatmen, auf den Atemrhythmus (…),
nehmen Sie nur wahr, wie die Atmung funktioniert, ohne sie zu verändern. (…)
Beginnen Sie dann mit den Füßen und spüren, wo die Füße den Boden berühren (…),
das leichte Druckgefühl an den Sohlen (…).
Vielleicht bemerken Sie auch Wärme oder Kühle an den Füßen (…),
oder ein Kribbeln (…)
um dann beide Unterschenkel wahrzunehmen, Waden und Schienbeine (…).

Körperübung – Pendeln zwischen Wohlfühlort und Schmerzen

Lassen Sie dann Ihre Aufmerksamkeit weiter nach oben wandern, zu beiden Knien und Oberschenkeln (…),
und bemerken die Beugung beider Knie (…)
und den Bereich, in dem die Oberschenkel die Unterlage oder den Stuhl berühren (…).
Gibt es in den Beinen einen Bereich, der sich gut anfühlt? (…)
Wandern Sie dann weiter zum Gesäß und Becken (…).
Während Sie wahrnehmen, wo Ihr Körper die Sitzfläche des Stuhls berührt (…),
können Sie vielleicht auch hier ein angenehmes Gefühl von Wärme spüren (…).
Dann nehmen Sie wahr, wie sich mit jedem Atemzug die Bauchdecke leicht hebt und senkt (…).
Wandern Sie mit der Aufmerksamkeit zu Ihrem Rücken. Sie fühlen, wo der Rücken an der Lehne anliegt (…).
Lenken Sie dann die Aufmerksamkeit zu beiden Schultern, weiter auf der Suche nach einem angenehmen Gefühl, einen Bereich, in dem Sie sich im Körper besonders wohlfühlen (…).
Nun richten Sie die Aufmerksamkeit auf den Bereich der Oberarme, (…)
wie fühlen sich die Unterarme an? Haben Sie Kontakt zur Stuhllehne oder zur Unterlage? (…)
Wie fühlen sich die Hände an? Wie fühlen sich die Finger an? Wenn Sie wollen, können Sie die Finger auch etwas bewegen, um sie gut zu spüren. Ist das angenehm? (…)
Als Nächstes richten Sie die Aufmerksamkeit auf den Halsbereich (…), den Kopf und das Gesicht (…)
auf den Mund, (…) die Nase, (…) auf die Ohren, (…) die Augen (…). Gibt es Bereiche, die sich besonders gut anfühlen? (…) Richten Sie die Aufmerksamkeit auf die Stirn. (…)
Jetzt spüren Sie noch mal im ganzen Körper nach, welche Stellen waren die Bereiche, in denen Sie sich am wohlsten fühlen, oder Bereiche, die sich gut angefühlt haben? Haben Sie vielleicht sogar einen Körperwohlfühlort gefunden? (…)
Und nun richten Sie die Aufmerksamkeit auf diesen Ort, an dem Sie sich wohlgefühlt haben, auf Ihren Körperwohlfühlort, so gut es geht, nehmen Sie den Bereich wahr, wie fühlt er sich an? (…)
Woran merken Sie, dass der Bereich sich gut anfühlt? Ist es dort besonders warm, strömend oder kribbelt es angenehm? (…)
Jetzt lenken Sie Ihre Aufmerksamkeit auf einen schmerzhaften Bereich und nehmen die Schmerzen dort wahr. Wie fühlen sich die Schmerzen an? (…)
Verweilen Sie ein paar Sekunden dort. (…)
Gehen Sie nun mit der Aufmerksamkeit wieder zurück zu Ihrem Wohlfühlort. (…)
Nehmen Sie dort wieder das angenehme Gefühl wahr. (…)
Wenn Sie wollen, können Sie dies noch einmal wiederholen. Pendeln Sie noch einmal zum Schmerzort (…),
nehmen Sie den Schmerz wieder wahr (…).
Zum Schluss wandern Sie wieder zurück zum Wohlfühlort (…)
und nehmen dort wieder das angenehme Gefühl im Körper bewusst wahr (…),
vergewissern sich dieses Ortes und kommen mit diesem guten Körpergefühl und mit der Aufmerksamkeit wieder zurück in den Raum. Strecken sich noch einmal, dehnen Sie sich und öffnen Sie wieder die Augen.

Schmerzfokussierung

Bei der Übung wird (1) die Aufmerksamkeit auf spezifische Aspekte der Schmerzempfindung gelenkt, z. B. die Lokalisation und die Grenzen der Schmerzen. Dann wird (2) die Schmerzempfindung in andere Sinnesmodalitäten umgewandelt und schließlich (3) diese Sinnesqualitäten dann in Gedanken verändert, um damit das Schmerzerleben zu reduzieren.

Diese Übung eignet sich für Situationen, in denen Patienten in der Therapiestunde Schmerzen erleben. Lokal begrenzte Schmerzen (z. B. Kopfschmerzen) sind leichter zu verändern als diffuse Schmerzen. Die Übung ist auch im Gruppensetting möglich. Wenn einzelne Patienten dabei ohne Schmerzen sind, kann sich die Übung auf ein vergangenes, gut erinnerbares Schmerzereignis beziehen.

Von Hanne Seemann (2016) stammt der Vorschlag, die Schmerzen nach der Übung auch zu malen. Der hypnotherapeutische Begriff für diese Intervention ist »Konstruktion und Modifikation einer Schmerzgestalt« (Peter, 2015, S. 597).

Instruktion

- *Kursiv* geschriebener Text und die fett geschriebenen Überschriften werden nicht vorgelesen.
- (…) bedeutet fünf Sekunden Pause. Probieren Sie es auch einmal mit 10 Sekunden Pause.

Übung

Wenn Sie eine angenehme Sitz- oder Liegeposition gefunden haben (…),
achten Sie zunächst auf Ihre Atmung, ohne daran etwas zu verändern (…) (…).
Ohne etwas erreichen zu müssen, können Sie den Atem einige Male ein- und ausströmen lassen (…) (…),
und dann bemerken, wie Sie mit jedem Atemzug ein klein wenig mehr entspannen können (…).
Sich erlauben, diese wohltuende Entspannung zu genießen (…) (…).

(1) Aufmerksamkeit auf spezifische Aspekte der Schmerzempfindung lenken

Gehen Sie dann mit Ihrer Aufmerksamkeit zu der Stelle des Körpers, an der Sie Schmerzen empfinden. (…)
Nehmen Sie die Schmerzen so gut Sie können wahr. Dabei können Sie die Schmerzen am Anfang etwas stärker empfinden, ohne dass Sie das beunruhigen muss. (…)
Konzentrieren Sie sich auf die Schmerzen und nehmen Sie alle Einzelheiten genau wahr (…)
wie ein Wissenschaftler, der darüber einen Bericht verfassen will. (…)
Versuchen Sie jetzt, das schmerzende Gebiet genau zu lokalisieren, (…)
und sich dann die Größe des schmerzenden Gebiets deutlich zu machen. (…)
Dazu umfahren Sie mit der Aufmerksamkeit den Rand der schmerzenden Stelle, dort, wo der Schmerz ist, und dort, wo kein Schmerz ist, (…)
wie mit einem vorgestellten Stift die Stelle zu umranden (…),
so dass Sie gut merken können, bis wohin der Schmerz reicht und wo schmerzfreies Gebiet ist, (…) dort wo alles gut ist (…). Wie eine Grenze zwischen zwei Bereichen (…).

Stellen Sie sich die schmerzende Stelle dann vor Ihrem inneren Auge vor. Und beginnen dann, die schmerzende Stelle einzugrenzen (…),
zum Beispiel, indem Sie in Ihrer Vorstellung einen Zaun, eine Mauer, einen Graben oder sonst eine hilfreiche Umgrenzung errichten (…).

Schmerzfokussierung

Sie können diese Grenze genauso hoch sein lassen, dass der Schmerz darin sicher gefangen ist. (…)
Dann versuchen Sie die Schmerzbegrenzung an irgendeiner Stelle ein bisschen auszubuchten. Entweder indem Sie von innen dagegen drücken oder von außen an der Begrenzung ziehen. (…)(…)
Nun gehen Sie mit der Aufmerksamkeit in die umgrenzte Fläche hinein (…) und betrachten den Schmerz ganz genau (…).
Wie sieht der Schmerz innerhalb der Grenze genau aus?

(2) Umwandlung in andere Sinnesmodalitäten

Form:	Hat er eine bestimmte Form, zum Beispiel rund oder eckig, (…) oder ist irgendwie anders ausgedehnt? (…)
Größe:	Ist der Schmerz eher groß oder eher klein? (…)
Helligkeit:	Ist er dunkel oder hell? (…) Bemerken Sie Abstufungen? (…)
Farbe:	Wenn der Schmerz eine Farbe hätte, welche wäre das? (…) Und wie ist der Farbunterschied zum schmerzfreien Gebiet? (…)
Temperatur:	Ist die Fläche warm oder heiß? (…) Oder irgendwie lauwarm? (…) Oder vielleicht eher kühl oder kalt? (…)
Konsistenz:	Und wie ist die Beschaffenheit, die Konsistenz dieser Fläche? (…) Eher fest oder eher weich? (…)
Oberfläche:	Wie ist die Oberfläche beschaffen? Ist sie flach oder uneben (…), oder wellig? (…) Ist sie glatt oder rau? (…) Oder irgendwie anders? (…)
Bewegung:	Ist dort eine Bewegung zu bemerken, etwa ein rhythmisches Pulsieren (…), ein Prickeln (…) oder doch etwas Unregelmäßiges (…) oder ist dort eine Stille? (…)
Geräusch:	Und können Sie auch etwas vom Schmerz hören? (…) Ein Brummen oder Hämmern? (…)

(3) Veränderung der Sinnesqualität (hier: Veränderung der Begrenzung)

Wenn Sie dann mit der Aufmerksamkeit wieder aus der schmerzenden Stelle hinausgehen und von außen da drauf schauen (…), dann können Sie die sichere Umgrenzung wahrnehmen. (…)
Um dann zu versuchen, diese Umgrenzung in Ihrer Vorstellung etwas enger werden zu lassen (…) und die Fläche damit kleiner werden lassen (…)
Dabei ist es egal, ob Sie diese Veränderung der Grenze ganz Ihrem Unbewussten überlassen (…), dem Bewusstsein des Körpers (…), oder ob Sie ein wenig mit Ihrer Vorstellung nachhelfen wollen. (…)
Ohne, dass Sie den Schmerz herauslassen, können Sie die Begrenzung immer enger und enger werden lassen (…),
und die Fläche immer kleiner und kleiner (…),
bis sie so klein geworden ist, dass man sie kaum noch bemerken kann (…) (…) (…).

Schmerzfokussierung

(3.1) Alternative Veränderung der Sinnesqualität (hier: Veränderung der Schmerzfarbe)

Wenn Sie nun von außen die Farbe des Schmerzes genauer betrachten (…) und den Unterschied zum Bereich außerhalb des Schmerzes (…),
dann können Sie sich vorstellen, wie Sie die Schmerzfarbe langsam verändern können (…):
Dazu können Sie in Ihrer Vorstellung jedes beliebige Werkzeug verwenden, z.B einen Schieberegler (…) oder einen Drehknopf (…) oder irgendetwas, mit dem Sie eine andere Farbe dazu mischen. (…) Sie können damit die Schmerzfarbe zum Beispiel von einem grellen Farbton in einen blasseren oder helleren (…) oder auch in einen dunkleren Farbton (…) verändern.
Vielleicht verändern sich die Farben auch, indem Sie mehr ineinander übergehen (…). Und während sich die Grenzen der schmerzenden Stelle mehr und mehr auflösen (…), beobachten Sie die Änderung der Farbe hin zu einem angenehmen und lindernden Farbton (…). Erlauben Sie sich einen Moment, um diese neue und hilfreiche Veränderung der Farbe zu bemerken und zu genießen (…) (…).

(4) Beendigung der Übung

Wenn Sie sich dann entscheiden, die Übung zu beenden, lassen Sie die Augen zunächst noch geschlossen (…)
und beginnen dann langsam, die Hände und Füße etwas zu bewegen. (…)
Bis Sie das Gefühl haben, wieder ganz wach und da zu sein. (…) (…)
Machen Sie jetzt die Augen wieder auf, (…)
und nehmen sich Ihre persönlich notwendige Zeit, mit der Aufmerksamkeit wieder ganz in der Gegenwart anzukommen. (…) (…)

Für die Nachbesprechung empfehlen wir folgende Fragen:

- Wie gut konnten Sie die schmerzende Stelle lokalisieren?
- Welche Begrenzung haben Sie gewählt?
- Konnten Sie den Unterschied zwischen der schmerzenden Stelle und der Umgebung wahrnehmen?
- Konnten Sie die schmerzende Stelle etwas vergrößern (»ausbuchten«)?
- Konnten Sie sich Ihren Schmerz gut (bildlich) vorstellen?
- Welche Vorstellung war dabei am deutlichsten?
- Wie konnten Sie die Begrenzung verändern?
- Wie sehr ist es Ihnen gelungen, den Schmerz immer kleiner werden zu lassen?
- Wie ist Ihnen die Veränderung der Schmerzfarbe gelungen?
- Was bedeutet diese Erfahrung für Sie für den weiteren Umgang mit den Schmerzen?

(u. a. Glier, 2009)

6 Stress und Entspannung

Das Thema Stress eignet sich gut für den Einstieg in die Psychotherapie. Der Begriff »Stress« ist nicht so negativ besetzt wie zum Beispiel Depression oder Angst. Über den Begriff Stress lassen sich gut psychosomatische Wechselwirkungen erklären.

Chronische Schmerzen und andere Körperbeschwerden stellen einen bedeutsamen Stressor im Leben der Betroffenen dar, ganz unabhängig vom angenommenen Pathomechanismus. Wir empfehlen den Zusammenhang von Schmerz und Stress immer zuerst in diese Richtung aufzubauen. Damit validieren wir das Schmerzerleben und geben dem Schmerz zunächst den Rang eines wichtigen Belastungsfaktors. Erst im zweiten Schritt sollte der Pfeil zurück vom Stress zum Schmerz gezogen werden. Damit wird dann deutlich, dass sich Stresserleben unmittelbar auf die Schmerzwahrnehmung und Schmerzempfindung auswirkt.

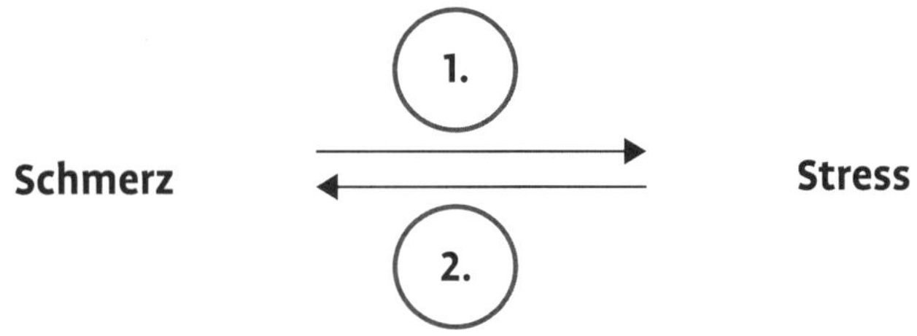

Für die Darstellung eines Teufelskreismodells ist es hilfreich, den zusätzlichen Faktor »muskuläre Anspannung« einzuführen. Es kann auch einfacher von »Anspannung« gesprochen werden, womit die innere Anspannung gleich mitgemeint ist.

Stresserleben spielt therapeutisch vor allem bei Patienten mit somatoformen Schmerzen und funktionellen Schmerzerkrankungen eine wichtige Rolle. Dabei geht es therapeutisch sowohl um den Umgang mit Stress und Belastungen als auch um die Prävention. Solche Schmerzerkrankungen können z. B. sein: Fibromyalgie-Syndrom, Rückenschmerzen, Kopfschmerzen vom Spannungstyp oder Craniomandibuläre Dysfunktion.

Zum Verständnis des individuellen Krankheitsmodells sind neben den aktuellen Stressoren ebenfalls die lebensgeschichtlichen Belastungen wichtig. Lang anhaltende Belastungen können zu einer zu einer stressinduzierten Hyperalgesie führen (Roth & Egle, 2016). Dies ist auch therapeutisch zu berücksichtigen: Für den Patienten kann es hilfreich sein, das eigene Erleben und dysfunktionale Verhalten in einen Zusammenhang mit frühen biografischen Prägungen zu bringen. Zusätzlich aufklären kann die Information, dass frühe Stressbelastungen zu einer erhöhten Vulnerabilität für spätere (Schmerz-)Erkrankungen führen können. Die mittlerweile neurobiologisch gut belegte Erkenntnis, dass Stress und Schmerz in weitgehend gleichen Bereichen des Gehirns verarbeitet werden, erklärt dann auch, warum Stress als Schmerz erlebt wird.

Wir stellen ein Stressmodell vor, in dem innere und äußere Stressoren zusammenwirken und zu aktuellen Stressreaktionen führen, die dann im Verlauf zu Krankheitssymptomen werden können. Typische äußere Stressoren wären hier z. B. Konflikte am Arbeitsplatz, während ein innerer Stressor ein hoher Anspruch an sich selbst sein kann. Gerade Schmerzpatienten im »Durchhaltemodus« (Hasenbring et al., 2001) mit hohen Leistungsansprüchen neigen dazu, Leistungsgrenzen zu überschreiten. Therapeutisch geht es darum, Entspannungsverfahren zu etablieren, Belastungsgrenzen früher zu erkennen und Ansprüche zu relativieren. Auch eine Verbesserung des Pausenmanagements ist für viele Patienten mit Schmerzen ein therapeutisches Ziel.

Arbeits- und Informationsmaterial

INFO 2 Stresswissen
Das Informationsblatt informiert über die Entstehung von Stress, die Unterscheidung von akutem und chronischem Stress und erläutert innere und äußere Stressoren. Ein einfaches Stressmodell erlaubt, die akuten Körperreaktionen von den Folgen länger andauernder Belastungen zu unterscheiden.

INFO 3 Körperreaktionen bei akutem Stress
Das Informationsblatt erklärt die körperlichen Veränderungen bei akutem Stress und die typischen Symptome, die man dabei bemerken kann.

AB 43 Meine Stressauslöser und Stressreaktionen
Hier sollen Patienten das auf **INFO 2** erläuterte Stressmodell individuell ausfüllen. Patienten können damit verstehen, wie äußere und innere Stressoren zusammenwirken und dass die als belastend empfundenen Körperreaktionen oft stressbedingt sind. Es ergeben sich dann Anhaltspunkte, welche inneren oder äußeren Stressoren verändert werden können, um die individuelle Stressreaktion abzumildern.

INFO 4 Stress, Anspannung und Schmerz
Wechselwirkungen zwischen Stress, Anspannung und Schmerz werden aufgezeigt. Ein aus der Angsttherapie abgeleitetes Stressmodell stellt den Ansatzpunkt von Entspannungsverfahren dar und erhöht die Motivation zum Erlernen von Entspannung.

INFO 5 Entspannungsverfahren bei Schmerz
Hier wird dargestellt, wie Entspannungsverfahren bei chronischen Schmerzen wirken und welche Modifizierungen ggf. erforderlich sind. Es werden Tipps gegeben, wie Entspannungsübungen in den Alltag eingebaut werden können, um die selbstständige und regelmäßige Anwendung zu unterstützen (Diezemann, 2011).

AB 44 Spannungsprüfer und Check-Karte
Dieses Arbeitsblatt sensibilisiert für Körperwahrnehmung und hilft, körperliche Anspannung im Alltag leichter zu bemerken. Die hier genannten körperlichen Empfindungen werden oft nicht bewusst wahrgenommen, während sich Kopfschmerzen oder Schwindel vermutlich von alleine bemerkbar machen. Denken Sie an die Ergänzungen mit weiteren individuellen und leicht übersehbaren Zeichen der körperlichen Anspannung. Die Bezeichnungen »Spannungsprüfer« und »CHECK Karte« können auch Patienten mit mechanistischen Modell- und Reparaturvorstellungen ansprechen. Die CHECK-Karte passt in eine übliche Scheckkartenhülle.

AB 45 Am Limit: Frühwarnzeichen
Wenn Patienten Schwierigkeiten haben, eine Belastungsgrenze zu erkennen, können sie durch die Hinweise in diesem Arbeitsblatt dafür sensibilisiert werden. Das frühere Erkennen einer Belastungsgrenze beugt einer Überforderung vor.

AB 46 Übung: 13-Minuten-Entspannung
Hier finden Sie einen Vorschlag für die Instruktion einer Kurzform der Progressiven Relaxation mit neun Muskelgruppen und der Durchführung im Sitzen, Dauer ca. 13 Minuten.

AB 47 Übung: innerer Wohlfühlort
In der Übung aus der Traumatherapie wird ein erinnerter realer Ort oder erfundener Fantasieort imaginiert. Anschließend werden die einzelnen Sinne fokussiert und ggf. verändert, sodass ein Sicherheits-, Kontroll- und Wohlgefühl entsteht. Die Erfahrung eines Gefühls von Geborgenheit und Sicherheit dient der Selbstberuhigung (Reddemann, 2010). Bedenken Sie auch die Möglichkeit, dass Patienten die Übung mit ihrem Smartphone aufnehmen können, um sie zu Hause leichter wiederholen zu können.

AB 48 Let-it-be-Liste

Auf diesem Arbeitsblatt wird ein Gegenentwurf zu üblichen To-do-Listen vorgestellt. Diese Idee wird im Zeitmanagement manchmal auch als Not-to-do-Liste oder Lass-es-sein-Liste bezeichnet. Die hier verwendete Version geht über das reine Nicht-Machen hinaus. Wir betonen mit dem Titel »Let it be« (Geißler & Geißler, 2015) auch den Aspekt der Akzeptanz, was insbesondere für (gegenwärtig) nicht änderbare Umstände hilfreich ist. In dem Arbeitsblatt wird jeweils nach positiven Aspekten des Verzichts oder des Weglassens gefragt. Und schließlich sind die Einträge nicht dogmatisch gemeint, sondern jederzeit änderbar. Dass diejenigen Dinge, die man weglässt, unmittelbar den eigenen Anspruch an Leistung oder Aktivität beeinflussen, kann dann in der Therapie weiter besprochen werden.

AB 49 Pause forte – Anleitung

Patienten mit Schmerzen erwarten vom Arzt oft ein Medikament. »Pause forte« steht für ein solches »Medikament« oder ein Therapeutikum, das Patienten selbst herstellen können. Es soll Patienten spielerisch motivieren, im Alltag und im Beruf konsequenter auf Pausen zu achten.

AB 50 Pause forte – Bastelbogen

Patienten können eine leere Medikamentenschachtel mit dem Label »Pause forte« bekleben oder eine Schachtel mit diesem Bastelbogen herstellen.

AB 51 Pause forte – Beipackzettel

Auf dem Dokument finden die Patienten Hinweise und Anleitung zum Pausenmanagement sowie 99 Anregungen für kurze Pausen im Alltag und im Beruf. Auch Motivationshilfen, Sätze für die innere Erlaubnis zu Pausen sowie potenzielle Nebenwirkungen sind auf dem Beipackzettel aufgelistet. Die Patienten falten den Beipackzettel und stecken ihn in die Schachtel.

AB 52 Have a break – Wie erlaube ich mir eine Pause?

Patienten erarbeiten Affirmationen, um sich eine Pause im Alltag oder bei der Arbeit zu erlauben. Dabei kann die Wichtigkeit von regelmäßigen Pausen zur Schmerzlinderung und zum Erhalt der Leistungsfähigkeit betont werden.

Stresswissen

Stress ist eine lebenswichtige, normale Reaktion des Menschen auf eine Gefahr oder besondere Anforderung. Es handelt sich um eine körperliche, emotionale, gedankliche und verhaltensbezogene Reaktion auf tatsächliche oder empfundene Überforderung oder Bedrohung. Der Körper wird in Alarmbereitschaft versetzt. Dauert dieser Alarmzustand über längere Zeit unvermindert an, spricht man von chronischem Stress (»Daueraktivierung«), gegen den der Körper nicht gerüstet ist.

Akuter Stress. Als Reaktion auf eine Belastung (Stressor) kommt es im Körper zu einer automatischen, natürlichen Stressreaktion. Dabei werden Stresshormone wie Adrenalin und Cortisol (u. a.) ausgeschüttet und das sog. vegetative Nervensystem aktiviert. Die dadurch bedingten typischen körperlichen Veränderungen und Empfindungen sind in einem eigenen Blatt dargestellt (**INFO 3** »Körperreaktionen bei akutem Stress«). Der Körper sorgt auch dafür, dass Empfindungen wie Schmerzen, Verspannungen, aber auch Emotionen während des akuten Stresses stark gedämpft werden. So empfindet der Fußballer bei einer Verletzung im Spiel oft erst einmal keine Schmerzen.

Chronischer Stress. Dauerhafter Stress führt zu einer Erschöpfungsreaktion und verminderter Schmerzschwelle, also mehr Schmerzen. Auch lange zurückliegende schmerzhafte Lebensereignisse wie Operationen, Gewalterfahrungen, Unfälle oder Verluste können uns empfindlicher für Stress und Schmerz machen (»dünnhäutiger«). Dann werden auch leichte Reize wie z. B. eine Berührung als Schmerz wahrgenommen. Dies kann eine chronische Schmerzkrankheit oder einen Ganzkörperschmerz zur Folge haben.

Was löst Stress aus? Bedingungen, die Stressreaktionen auslösen, bezeichnet man als Stressoren. Es gibt sowohl äußere als innere Stressoren (s. Abbildung auf der folgenden Seite). Äußere Stressoren sind Situationen, Umstände oder Ereignisse, denen wir gegenüberstehen. Ob sie als belastend wahrgenommen werden, hängt von der individuellen Bewertung ab. Innere Stressoren tragen oft zum »hausgemachten Stress« bei. Jeder Mensch hat genetisch bedingt eine unterschiedliche Stressschwelle.

Kurz- und langfristige Folgen von Stress. Aus dem Zusammenspiel äußerer und innerer Stressoren entsteht die Stressreaktion. Das ist die oben beschriebene Reaktion, die sich oft in körperlichen Empfindungen bemerkbar macht (Schwitzen, Herzklopfen, Schmerzen …). Normalerweise reguliert sich diese Körperreaktion wieder zurück, wenn der Stressor verschwunden ist. Bleibt der Stressor aber bestehen und der Körper über lange Zeit in Alarmbereitschaft, dann kommt es zu einer Erschöpfung der Widerstandskräfte des Körpers. Das bedeutet: Chronischer Stress führt zu anhaltenden Gesundheitsproblemen.

Stresswissen

Äußere Stressoren

Beispiele:

Wohnsituation (laut, eng, allein)

Konflikte mit Kollegen oder Vorgesetzten

Streitigkeiten in der Familie

Überforderung im Beruf

Mehrfachbelastungen (Kinder, Beruf, Haushalt, Pflege)

Zeitdruck

Finanzen

Innere Stressoren

Beispiele:

Perfektionismus

hoher Leistungsanspruch an sich selbst

alles richtig machen wollen

nicht Nein sagen können

es jedem recht machen wollen

Angst

längere Trauer nach Verlust

unterdrückte Wut nach Kränkungen

Krankheiten

Schmerzen

Einsamkeit

Kurzfristige Körperreaktionen

z.B. Schwitzen, Herzrasen, Schwindel, Durchfall, Schmerzen, kalte Hände

Länger anhaltender Stress

Längerfristige Erschöpfungsreaktionen

z.B. Schlafstörungen, Erschöpfung, Depression, Ängste, Schmerzen, Infekte

INFO 3 • P

Körperreaktionen bei akutem Stress

Geraten wir in Stress, dann reagiert der Körper darauf mit einem natürlichen, biologischen Programm. Der Körper wird schnell darauf vorbereitet, mit einer Bedrohung oder Gefahr umzugehen. Er wird auf Kampf oder Flucht eingestellt. Körperfunktionen, die nicht wichtig dafür sind (oder sogar hinderlich), werden reduziert. In der körperlichen Stressreaktion wird Energie bereitgestellt und es erfolgen Veränderungen im Nervensystem, Herz-Kreislauf-System, Verdauungssystem, Muskulatur und Atmung.

Die meisten dieser Veränderungen passieren durch Ausschüttung von Stresshormonen wie z. B. Noradrenalin, Adrenalin und Cortisol aus den Nervenzellen des Gehirns und aus den Nebennieren. Der *Sympathikus* genannte Teil des Nervensystems spielt dabei die wichtigste Rolle. Diese Sympathikusnerven reichen bis zu allen Organen und vermitteln die Stressreaktion.

Die folgende Tabelle zeigt in der linken Spalte die körperlichen Veränderungen bei akutem Stress und in der rechten Spalte das, was man typischerweise davon bemerkt. Diese Reaktionen und Empfindungen können individuell sehr unterschiedlich sein. Welche Körperreaktionen erleben Sie in Stresssituationen?

Zunächst sind diese Reaktionen nicht gesundheitsschädlich. Zum Problem wird es erst, wenn die körperliche Alarmreaktion längere Zeit besteht und nicht wieder abklingt.

Körperliche Veränderungen bei akutem Stress	**Was man davon bemerken kann**
Veränderung der Aktivierung und Durchblutung des Gehirns	▶ hellwach sein nur für die Stresssituation (»Scheuklappenblick«) ▶ eingeschränktes Denkvermögen ▶ Schwindel
weniger Speichelfluss	▶ trockener Mund
Erweiterung der Bronchien zur verbesserten Sauerstoffaufnahme	▶ schnellere, aber flachere Atmung
Aktivierung des Herzens	▶ Herzklopfen (»das Herz schlägt bis zum Hals«) ▶ schnellerer Herzschlag, Herzrasen
erhöhter Blutdruck	▶ eventuell: roter Kopf
Verengung von Blutgefäßen der Haut und körperfernen Teilen	▶ kalte Hände und kalte Füße ▶ Kribbeln
gehemmte Verdauung	▶ flaues Gefühl in der Magengegend ▶ Harndrang, Durchfall ▶ Blähungen
bessere Durchblutung der Muskeln	▶ Muskeln haben mehr Kraft
erhöhte Muskelspannung	▶ Anspannung, z. B. im Nacken, Schultern, Rücken ▶ zusammengebissene Zähne ▶ Zittern, Knie schlottern ▶ Unruhe ▶ Schmerzen
Temperaturausgleich des Körpers um eine Überhitzung wegen der Energieproduktion zu vermeiden	▶ Schwitzen: Achseln, Hände, Kopf
Blutzuckerspiegel steigt: Körperzellen werden mit Energie versorgt, besonders das Gehirn	▶ nicht zu bemerken
mehr körpereigene schmerzhemmende Stoffe	▶ kurzfristig bessere Toleranz gegenüber Schmerzen

AB 43 • P

Meine Stressauslöser und Stressreaktionen

Hier können Sie Ihr »persönliches Stressmodell« ausfüllen.

Den unteren Kasten »Anzeichen für Erschöpfungsreaktionen« können Sie auch offen lassen, wenn der Stress nicht andauernd war bzw. wenn Sie mit ihm gut zurechtgekommen sind.

Äußere Stressoren bei mir

Innere Stressoren bei mir

Meine typischen kurzfristigen Körperreaktionen

länger anhaltender Stress

Anzeichen für meine längerfristigen Erschöpfungsreaktionen

Stress, Anspannung und Schmerz

Schmerz ist ein wichtiger und mächtiger Stressor. Schmerz versetzt den gesamten Körper in einen Zustand andauernder erhöhter Erregung. Schmerz und Stress verstärken sich dabei gegenseitig: Sowohl körperlicher Stress (z. B. Verletzung) als auch psychischer Stress (z. B. Angst) oder sozialer Stress (z. B. Mobbing) führen zu Anspannung. Wenn der Stressor nicht bewältigt werden kann und die Stressreaktion länger anhält, dann kann diese Daueranspannung Schmerzen im Muskel und Bindegewebe auslösen. Eine längere muskuläre Verspannung kann auch zu Fehlhaltungen oder veränderter Durchblutung und damit verbundenen Schmerzen führen.

Die Anspannung führt auf Dauer außerdem zu Erschöpfung und verstärkt wieder das Stresserleben und die Schmerzen: ein Teufelskreis, in dem die Belastbarkeit des Körper immer weiter abnimmt. Auch die Folgen von lange bestehendem Schmerz (Beeinträchtigung, Rückzug, Hoffnungslosigkeit) können selbst zum Stressor werden.

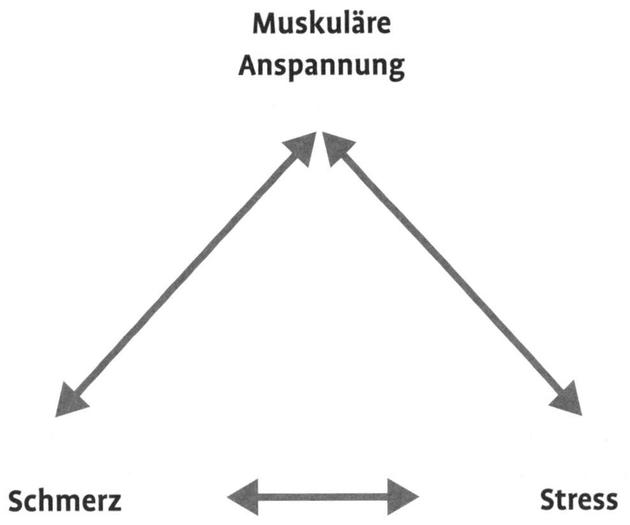

Abbildung Wechselwirkung von Stress, Anspannung und Schmerz

Stress, Anspannung und Schmerz

Unser generelles Anspannungsniveau ist entscheidend dafür, ob wir in Belastungssituationen mit Stresssymptomen reagieren oder nicht. Als Beispiel für ein Stresssymptom ist in der nachfolgenden Abbildung der Schmerz gewählt worden. Die Abbildung zeigt den Zusammenhang des generellen Anspannungsniveaus, aktueller Belastungen und Schmerz.

Ab einem bestimmten Maß an Stress oder Anspannung reagiert der Körper mit Schmerzen. Diese Schmerzschwelle ist mit der gestrichelten Linie dargestellt. Sie ist individuell verschieden.

Die generelle Anspannung kann niedrig sein wie auf der linken Seite der Abbildung oder sie ist hoch, wie rechts.

Zur generellen Anspannung, dem Grundanspannungsniveau, kommen aktuelle Belastungen hinzu. Diese werden hier mit den drei unterschiedlich hohen Säulen 1, 2 und 3 dargestellt. Eine geringe Belastung wie in Säule 1 könnte die »rote Welle« im Straßenverkehr sein. Eine mittlere Belastung wie in Säule 3 könnte der Streit mit einer Kollegin sein. Eine hohe Belastung (Säule 2) besteht zum Beispiel in der schweren Krankheit eines Kindes. Wie ausgeprägt eine Belastung empfunden wird, ist individuell verschieden.

Man sieht in der Abbildung leicht, dass das Ausmaß der Grundanspannung entscheidend dafür ist, ob eine zusätzliche aktuelle Belastung zu einem Überschreiten der Schmerzschwelle führt oder nicht.

Mithilfe von Entspannungsverfahren können Sie dazu beitragen, das generelle Anspannungsniveau zu verringern. Sie sind dann besser gewappnet für den Umgang mit alltäglichen Belastungen.

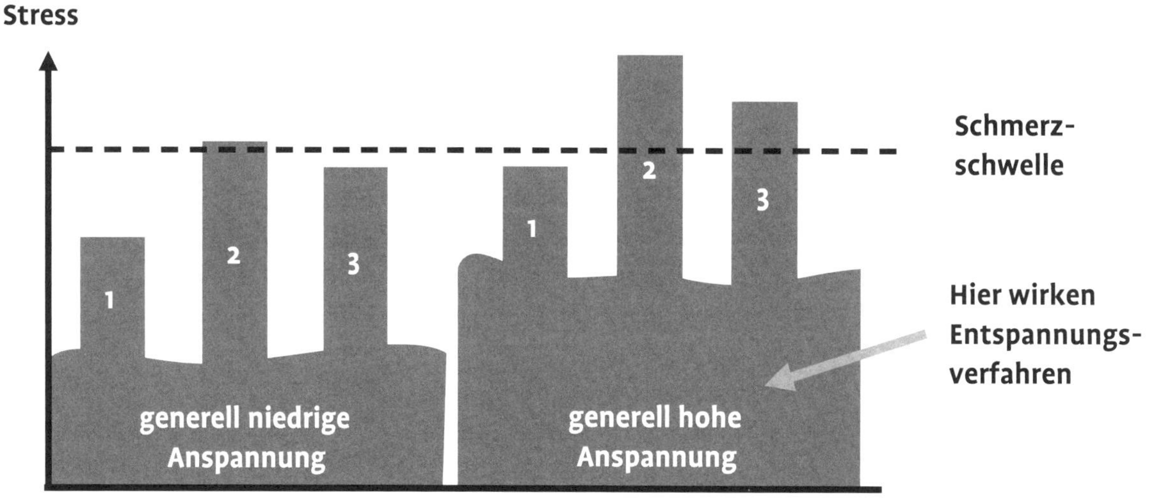

Abbildung Zusammenhang des generellen Anspannungsniveaus, aktueller Belastungen und Schmerz

Was bedeutet das für mich?

▶ ……………………………………………………………………………………

……………………………………………………………………………………

……………………………………………………………………………………

……………………………………………………………………………………

Entspannungsverfahren bei Schmerz

Entspannungsverfahren sind ein fester Bestandteil der Schmerztherapie. Es gibt viele verschiedene Entspannungsverfahren wie z. B. Progressive Muskelrelaxation, Autogenes Training, Qi Gong, Meditation, Achtsamkeitsübungen oder Yoga.

Wie wirken Entspannungsverfahren bei chronischen Schmerzen?

- Reduktion der (muskulären) Anspannung
- Reduktion der körperlichen Stressreaktionen
- Reduktion der körperlichen Angstreaktion
- Verbesserung der Körperwahrnehmung
- Verbesserung der Stress- und Schmerzbewältigung
- Ablenkung von den Schmerzen
- Training der Aufmerksamkeitslenkung
- Aktivierung des »Anti-Schmerzsystems«
- Verbesserung des Schlafes bzw. der Erholungsfähigkeit

Was müssen Sie als Schmerzpatient beachten?

Schmerzerkrankungen erfordern unter Umständen eine Anpassung der Entspannungsverfahren:

- Achten Sie auf eine bequeme Körperhaltung. Nutzen Sie eventuell Kissen. Übungen sind im Liegen, im Sitzen oder sogar im Stehen an die Wand gelehnt oder beim Laufen möglich (ggf. Position wechseln).
- Bleiben Sie nicht zu lange in einer Körperhaltung.
- Kürzere Übungen sind oft besser, dafür öfter durchzuführen.
- Achten Sie bei chronischen Schmerzerkrankungen darauf, dass die Muskeln nur leicht angespannt werden (progressive Relaxation).
- Lassen Sie bei den Übungen ggf. bestimmte Körperregionen aus, bei denen die Übung unangenehm ist.
- Bleiben Sie geduldig, denn am Anfang ist nicht gleich eine Schmerzlinderung zu erwarten.
- Beginnen Sie mit den Übungen, wenn es Ihnen einigermaßen gut geht, beziehungsweise bei geringen Schmerzen. Wenn Sie das Verfahren gut gelernt haben, gelingt Ihnen ein Einsatz auch bei stärkeren Schmerzen.
- Während Migräneattacken werden Entspannungsverfahren nicht empfohlen.

Entspannungsverfahren bei Schmerz

Was hilft dabei, Entspannungsübungen zu machen?

- Sie entscheiden sich für das Verfahren, das Ihnen Spaß macht und zu Ihnen passt, oder dasjenige, mit welchem Sie vorher schon gute Erfahrungen gemacht haben.
- Sie achten darauf, dass die Übungen alltagstauglich sind. In welchen Situationen können Sie Entspannungsübungen im Alltag einbauen? Zu welchen Zeiten?
- In welchen Situationen konnten Sie bisher gut entspannen?
- Halten Sie die Übungen im Tagebuch fest, das kann zusätzlich motivieren.
- Am Anfang können Ihnen Audioaufnahmen helfen, sich auf die Übung zu konzentrieren.
- Üben Sie regelmäßig, um einen Effekt zu spüren. Das ist wichtig.
- Nehmen Sie sich Zeit für die Übungen und achten Sie am Anfang darauf, dass Sie nicht gestört werden.
- ....
- ....

Wo finde ich Kurse?
Kurse für solche Entspannungsverfahren werden von Ihrer Krankenkasse, Volkshochschulen, Sportvereinen, Sportstudios oder von Psychotherapeuten angeboten. Sprechen Sie Ihren Hausarzt an. Die Kosten für einen Kurs werden in der Regel von der Krankenkasse übernommen.

AB 44 • P

Spannungsprüfer und Check-Karte

Stress führt zu körperlicher Anspannung, die dann wiederum zu Schmerzen führt oder bestehende Schmerzen verstärkt. Deshalb ist es hilfreich, wenn Sie frühzeitig erkennen, dass Sie angespannt sind. Checken Sie anhand dieses Bildes, wie sich Anspannung im Körper bemerkbar macht. Sie können mehrfach täglich einen Check auf Anspannung durchführen.

Knoten im Taschentuch: Zur Erinnerung an den regelmäßigen Spannungscheck kleben Sie z. B. einen roten Punkt an eine Stelle, die Sie mehrmals täglich bemerken (Badezimmerspiegel, Geldbeutel, Monitor, Armaturenbrett). Oder nutzen Sie Ihr Smartphone zur Erinnerung.

Ergänzen Sie die Liste durch Ihre persönlichen Anspannungszeichen.
Nutzen Sie die CHECK-Karte in Ihrem Geldbeutel!

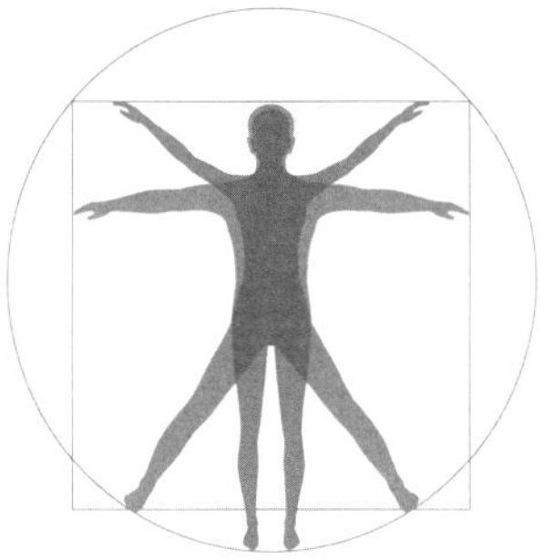

Stirn: Gerunzelt?

Kiefer: Zähne zusammengepresst?

Zunge: Gegen die Zähne gedrückt?

Hals: Kloßgefühl?

Nacken: Verspannt?

Schultern: Hochgezogen?

Atmung: Schnell, flach und im Brustkorb?

Rücken: Verspannt und hart?

Hände: Zu Fäusten geballt? Finger und Hände reiben?

Zehen: Gebeugt und verkrampft?

✂

CHECK-Karte

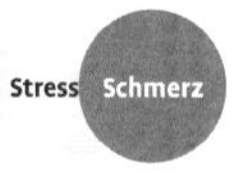

- ☑ **Stirn**
- ☑ **Kiefer**
- ☑ **Zunge**
- ☑ **Hals**
- ☑ **Nacken**

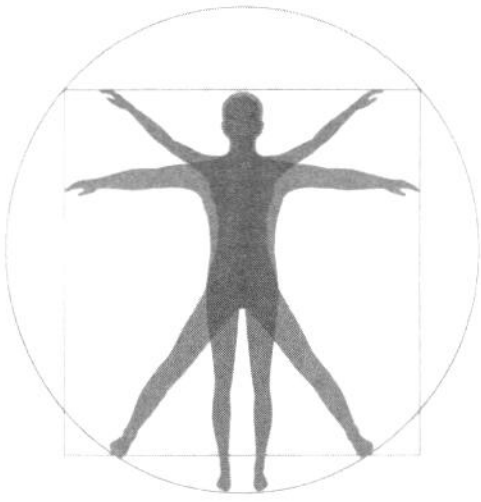

- ☑ **Schultern**
- ☑ **Atmung**
- ☑ **Rücken**
- ☑ **Hände**
- ☑ **Zehen**

SPANNUNGSPRUFER
5678 1234 9101 1213 3-5x täglich

Am Limit: Frühwarnzeichen

Das Arbeitsblatt hilft dabei, Belastungsgrenzen früher zu erkennen und dann auch zu beachten.

- ▶ Woran merke ich, dass meine Grenze erreicht oder überschritten ist?
- ▶ Welche dieser Warnsignale können mir zeigen, dass ich an meine Grenze gerate?

Markieren Sie, was auf Sie zutrifft, und ergänzen Sie Ihre ganz persönlichen Frühwarnzeichen.

Gedanken

☐ Ich kann nicht mehr richtig zuhören.
☐ Meine Gedanken schweifen ab.
☐ Ich erlebe einen Tunnelblick.
☐ Ich bin zu sehr mit mir selbst beschäftigt.
☐ Ich bin ungeduldig. Es dauert mir zu lange.
☐ Ich würde gerne gehen.

☐ ....

☐ ....

Körperliche Symptome

☐ Ich bin nervös und unruhig.
☐ Ich wippe mit dem Fuß oder tippe mit den Fingern.
☐ Ich werde müde, apathisch.
☐ Ich fühle eine geistige Leere, kann mich nicht konzentrieren.
☐ Die Hände beginnen zu schwitzen, werden nass oder kalt.
☐ Ich bekomme einen roten Kopf.
☐ Ich bekomme Kopfschmerzen.
☐ Ich ziehe die Schultern hoch und bekomme Nackenschmerzen.
☐ Der Rücken verspannt sich und wird hart.
☐ In der Brustgegend erlebe ich ein beklemmendes Gefühl.
☐ Der Hals schwillt an, ich habe einen Kloß im Hals.
☐ Ich verspüre Harndrang oder habe Durchfall.
☐ Ich bemerke eine schnellere oder flachere Atmung.

☐ ....

☐ ....

Verhalten

☐ Ich beiße die Zähne zusammen.
☐ Ich ziehe die Schultern hoch.
☐ Ich atme kräftig aus oder ich halte die Luft an.
☐ Ich seufze oft.
☐ Ich werde ganz ruhig oder ziehe mich zurück.
☐ Ich bin gereizt. Ich reagiere aggressiv oder laut.
☐ Ich spreche schneller.
☐ Ich mache mehr Fehler.

☐ ....

Übung: 13-Minuten-Entspannung

Kurzform der Progressiven Relaxation, 9 Muskelgruppen, Dauer ca. 13 Minuten

- (…) = 5 Sekunden Pause.
- *Kursiv geschriebener Text* wird nicht vorgelesen. Beachten Sie etwa 10 Sekunden Anspannungsphase und 30 Sekunden Nachspüren. Gerade bei chronischen Schmerzerkrankungen ist es besser, die Muskeln nur leicht anzuspannen.

Übung

(Einleitung)
Setze Sie sich bequem, aber gleichzeitig würdevoll hin. Lehnen Sie den Rücken gut an und versuchen Sie, den Kopf in eine Position zu bringen, in der er nicht gehalten werden muss.
Der Kopf hat jetzt eine angenehme Lage, er ist ausbalanciert.
Die Arme und Hände liegen bequem auf den Oberschenkeln (Armlehnen).
Die Füße stehen bequem und sicher auf dem Fußboden. (…)
Sie können sich erlauben, von den folgenden Anleitungen nur diejenigen zu nutzen, die Ihnen bei der Entspannung helfen. (…)
Wenn Sie eine angenehme Position gefunden haben, schließen Sie die Augen. (…)
Gehen Sie mit der Aufmerksamkeit durch Ihren Körper und spüren Sie auf, welche Muskeln angespannt sind. Versuchen Sie, diese Muskeln innerlich etwas zu lockern. (…)
Der Atem ist ruhig und tief. Atmen Sie in Ihrem eigenen Rhythmus ein paar Mal ein und aus (…) (…).
Gerade so, wie es für Sie angenehm ist.
Ein – und – aus. (…)
Ein – und – aus. (…)
Achten Sie während der Übungen darauf, gleichmäßig und ruhig weiter zu atmen. (…)
Spannen Sie bei den Übungen die Muskeln nur leicht an, sodass Sie den Unterschied zwischen Anspannung und Entspannung wahrnehmen können. Und spannen Sie die Muskeln erst dann an, wenn ich JETZT sage.

(rechte Hand und Unterarm)
Konzentrieren Sie sich zunächst auf Ihre rechte Hand und den rechten Unterarm.
Spüren Sie, wie die Hand aufliegt, wie sie sich anfühlt. (…)
Ballen Sie Ihre rechte Hand zu einer leichten Faust, JETZT. (…)
Sie achten auf das leichte Gefühl der Anspannung in Hand und Unterarm
und atmen dabei ruhig und gleichmäßig weiter. (…)
Mit dem nächsten Ausatmen lassen Sie die Hand wieder locker und entspannt.
Konzentrieren Sie sich weiter auf die Muskeln: in den Fingern, in der Hand, im Unterarm. (…)
Spüren Sie, wie sich diese Muskeln jetzt nach dem Loslassen der Anspannung anfühlen.
Achten Sie auf den Unterschied zwischen der Anspannung vorhin und der Entspannung jetzt. (…)
Nehmen Sie sich Zeit, damit sich die Muskeln noch ein wenig mehr lösen können. (…)
Vielleicht empfinden Sie auch keinen Unterschied, auch das ist möglich.
Machen Sie dann einfach weiter mit der Übung.

Übung: 13-Minuten-Entspannung

(linke Hand und Unterarm)
Jetzt die linke Seite. Richte Sie Ihre Aufmerksamkeit auf die linke Hand und den linken Unterarm.
Und spüren Sie wieder, wie sich Arm und Hand anfühlen. (…)
Ballen Sie die linke Hand zu einer leichten Faust, JETZT. (…)
Achten Sie auf das Gefühl der Anspannung.
Sie atmen ruhig und gleichmäßig. (…)
Mit dem nächsten Ausatmen lassen Sie die Hand wieder locker und entspannt.
Ganz gelöst, entspannt und locker. (…)
Konzentrieren Sie sich weiter auf die Muskeln: in den Fingern, in der Hand, im Unterarm.
Spüren Sie, wie sich diese Muskeln nach dem Loslassen der Anspannung anfühlen. (…)
Achten Sie wieder auf den Unterschied zwischen der Anspannung vorhin und der Entspannung jetzt. (…)

(beide Oberarme)
Weiter mit beiden Oberarmen. (…).
Beugen Sie beide Arme so, dass sich die Hände auf den Schultern befinden.
Spannen Sie die Muskeln in den Oberarmen an, während die Hände locker bleiben, JETZT. (…)
Beide Oberarme sind leicht angespannt, die Hände und Finger sind locker. (…)
Beim nächsten Ausatmen lassen Sie die Arme locker und legen sie wieder ab. (…)
Ganz gelöst, entspannt und locker. (…)
Spüren Sie den Unterschied zwischen der Anspannung vorhin und dem Loslassen der Muskeln. (…)
Lassen Sie die Muskeln innerlich ganz gelöst und locker. (…)

(beide Schultern)
Richten Sie jetzt Ihre Aufmerksamkeit auf beide Schultern. (…)
Drücken Sie die Schultern leicht nach hinten unten zusammen, JETZT. (…)
Achten Sie auf die Anspannung in den Schultern und im gesamten oberen Rücken. (…)
Mit dem nächsten Ausatmen lassen Sie die Schultern wieder los und entspannen. (…)
Lassen Sie alle Spannung aus den Schultern entweichen. (…)
Mehr und mehr. (…)
Folgen Sie dem Gefühl der Entspannung und vertiefen Sie es mit jedem Ausatmen. (…)

(Stirn)
Es geht weiter mit dem Kopf und dort mit der Stirn. (…)
Ziehen Sie die Augenbrauen leicht nach oben, JETZT. (…)
Achten sie auf das leichte Gefühl der Anspannung in der Stirn. (…)
Lösen Sie nun die Anspannung in der Stirn wieder. (…)
Und lassen die Stirn innerlich ganz glatt werden. (…)
Die Stirn ist jetzt ganz entspannt und locker. (…)
Wenn die Gedanken abschweifen und der Geist ein Eigenleben führt, dann nehmen Sie das wahr. (…) Und dann kehren Sie mit Ihrer Aufmerksamkeit (langsam und freundlich) wieder zu den Muskeln zurück. (…)

Übung: 13-Minuten-Entspannung

(Augenmuskeln)
Als nächstes die Augen. Sie sind immer noch locker geschlossen. (…)
Kneifen Sie nun die Augen leicht zusammen, JETZT. (…)
Spüren Sie die leichte Anspannung um die Augen herum. (…)
Beim nächsten Ausatmen lassen Sie die Muskulatur um die Augen herum wieder weich werden. (…) Spüren Sie, wie die Augenmuskeln weit werden und die Anspannung weniger und weniger. (…)
Die Muskeln um die Augen sind gelöst, entspannt und locker. (…)

(Ober- und Unterkiefer)
Lenken Sie nun Ihre Aufmerksamkeit auf Unter- und Oberkiefer. (…)
Drücken Sie die Zähne leicht aufeinander, wie bei leichtem Zubeißen, JETZT. (…)
Spüren Sie die Anspannung in der Kaumuskulatur. (…)
Beim nächsten Ausatmen lösen Sie die Spannung wieder. (…)
Ganz gelöst, entspannt und locker. (…)
Spüren Sie den Unterschied zwischen der Anspannung vorhin und dem Loslassen der Muskeln jetzt. (…)
Lassen Sie die Muskeln von Ober- und Unterkiefer innerlich ganz gelöst und locker. (…)

(Mund)
Konzentrieren Sie sich nun auf den Mund. (…)
Formen Sie die Lippen wie beim Kussmund, nur noch etwas stärker, JETZT. (…)
Achten Sie auf das Gefühl der leichten Anspannung um den Mund. Während der Atem ruhig und gleichmäßig durch die Nase strömt. (…)
Mit dem nächsten Ausatmen lassen Sie die Muskeln um den Mund wieder weit und weich werden. (…)
Das Gefühl der Entspannung kann sich über das ganze Gesicht ausbreiten. (…)
Das Gesicht ist gelöst, entspannt und locker. (…) (…)

(Beine)
Als letzte Übung die Beine. Nehmen Sie wahr, wie Ihre Beine ruhig und sicher auf dem Boden stehen. (…)
Um alle Beinmuskeln anzuspannen, ziehen Sie die beide Fußspitzen leicht nach oben und drücken dabei die Fersen nach unten, JETZT. (…)
Spüren Sie die Anspannung in beiden Beinen. (…)
Nun lösen Sie die Spannung wieder und achten auf das Gefühl der Entspannung in den Beinen. (…)
Spüren Sie wieder den Unterschied zwischen der Anspannung vorhin und dem Loslassen jetzt. (…)
Lassen Sie die Beinmuskeln innerlich ganz gelöst und locker. (…)

Übung: 13-Minuten-Entspannung

(ganzer Körper)
Der ganze Körper ist jetzt in einem entspannten Zustand. (…) (…)
Alle Muskeln sind locker. (…) (…)
Der Atem ist ruhig und gleichmäßig. (…) (…)

(Rücknahme)
Wenn Sie sich dann entscheiden, die Entspannungsübung zu beenden, lassen Sie die Augen noch geschlossen. (…)
Mit geschlossenen Augen beginnen Sie, die Hände und Füße etwas zu bewegen. (…)
Sie bewegen und strecken Hände und Füße immer mehr und mehr. Sie können sich wie morgens beim Aufstehen strecken und rekeln. Immer mehr, bis Sie das Gefühl haben, wieder ganz wach und da zu sein. (…) (…)
Machen Sie jetzt die Augen wieder auf. (…)
Nehmen Sie sich Ihre persönlich notwendige Zeit, mit der Aufmerksamkeit wieder ganz in der Gegenwart anzukommen. (…) (…)
Sie sind jetzt wieder wach und frisch.

(Ende)

AB 47 • T

Übung: innerer Wohlfühlort

Wir empfehlen, diese Übung am Anfang in einer angenehmen und ruhigen Umgebung zu üben, in Situationen, in denen Patienten weniger Schmerzen haben und sich wohlfühlen. Nach regelmäßigem Üben können Patienten den inneren Wohlfühlort auch bei Schmerzen, Anspannung oder Angst sowie in unangenehmen Situationen anwenden.

Übung

(…) = 5 Sekunden Pause.

Das Ziel der folgenden Übung ist es, ein Gefühl von Geborgenheit und Sicherheit zu erzeugen und sich selbst zu beruhigen. Dabei geht es darum, den scheinbar unkontrollierbaren belastenden Schmerzempfindungen, Grübeleien und inneren Bildern etwas entgegenzusetzen. Das sind kontrollierte, unterstützende und gute Bilder. Da Sie in der Übung alle Sinnesqualitäten in der Fantasie selber verändern können, wird Ihre Wahrnehmung der Kontrolle verstärkt. Wenn Ihnen in der Übung etwas nicht gut tut, lassen Sie den Teil einfach weg.

Setzen Sie sich bequem hin, achten Sie auf einen guten Kontakt mit den Füßen auf den Boden. Sie können die Augen schließen oder auch geöffnet lassen, wie es für Sie am besten ist.

Stellen Sie sich vor Ihrem inneren Auge einen angenehmen, beruhigenden Ort vor, wo Sie sich sicher und geborgen fühlen. Das kann ein Urlaubsort sein, eine Wiese, eine Insel, ein Strand oder auf den Bergen, das kann aber auch ein Fantasieort sein. (…) Hauptsache, es ist ein angenehmer Ort, an dem Sie sich ganz wohl fühlen und nicht durch andere Menschen gestört werden. Am besten sind Sie an dem Ort alleine oder mit einem freundlichen Fabelwesen zusammen (…). Stellen Sie sich den inneren Wohlfühlort so genau wie möglich vor (…) und nun gehe ich mit Ihnen alle Sinne durch und Sie können jedes Mal schauen, wie es für Sie so am besten passt.

Wie ist die Temperatur an diesem Ort? (…) Ist es angenehm, nicht zu kühl nicht zu warm (…)? Sie können die Temperatur in Ihrer Fantasie so verändern, wie es für Sie am besten ist. (…) Und sich dann erlauben, dass diese angenehme Wärme oder Kühle sich im Körper ausbreitet.

Wie ist die Helligkeit an diesem Ort? Wenn Sie wollen, können Sie es etwas dunkler oder etwas heller machen, so wie es für Sie am besten passt. Wenn es schon stimmt, dann lassen Sie es einfach so (…). Jetzt achten Sie auf die Geräusche an diesem Ort (…). Sind es Naturgeräusche? (…) Oder ist es Stille? (…) Sie können das Geräusch in Ihrer Fantasie verändern, auch die Lautstärke können Sie so verändern, wie es für Sie am besten ist (…).

Jetzt überlegen Sie, ob Sie an diesem Ort sitzen, stehen, liegen, tanzen oder laufen (…). Sie können die Bewegung verändern, so wie Sie es am liebsten haben. Sie können die Bewegung oder auch den Kontakt zur Unterlage spüren, auch das können Sie entsprechend verändern (…).

Jetzt nehmen Sie noch mal den inneren Wohlfühlort als Ganzes wahr. (…) (…) Sie können auch noch die Landschaft um den Ort herum verändern (…) oder einen magischen Kreis darum ziehen, sodass Sie sich ganz wohlfühlen und sicher und geschützt sind (…). Vielleicht spüren Sie auch ein angenehmes Gefühl in Ihrem Körper (…) und erlauben sich einen Moment, um dieses angenehme Körpergefühl wahrzunehmen (15 Sekunden Pause). Machen Sie sich klar, dass Sie jederzeit zu diesem Ort zurückkehren können (…). Wenn Sie sich dann entschließen, die Übung zu beenden, (…) spüren Sie wieder den Kontakt zum Boden (…). Öffnen Sie langsam die Augen (…), nun kommen Sie langsam wieder hier in den Raum zurück (…), schauen sich um und orientieren sich wieder, wo Sie sind (…). Wenn Sie möchten, können Sie sich auch noch einmal strecken, um mit der Aufmerksamkeit wieder ganz hier zu sein.

Let-it-be-Liste

Eine Let-it-be-Liste ist ein interessanter Gegenentwurf zu den täglichen To-do-Listen. Das Ziel ist, mehr Abstand zu den drängenden, nervenden und ängstigenden Aspekten des Alltags zu bekommen. Mit dem Sein-Lassen werden diese Dinge nicht geändert, aber sie bestimmen nicht mehr so sehr unser Denken, Fühlen und Handeln.

Wir entscheiden uns aktiv dafür, Dinge »wegzulassen«, sie nicht anders haben zu wollen und sie so sein zu lassen, wie sie sind.

Weil Sie Ihre Liste täglich neu erstellen und jederzeit bearbeiten können, können Sie sicher sein, keine Entscheidung für den Rest Ihres Lebens zu fällen. Die Gültigkeit eines Eintrags auf der Liste können Sie individuell festlegen: »heute«, »diese Woche«, »so lange wie möglich«.

Beispiele können sein:

- Etwas, was sowieso ungünstig ist, »blöde Angewohnheiten« (auf Pausen verzichten, nach 20:00 Uhr rauchen, eine Tafel Schokolade essen, mehr als 5 Tassen Kaffee trinken, richtig schlechte Sendungen im Fernsehen anschauen …)
- Etwas, was keine negativen Konsequenzen hat, wenn man es weglässt (tägliches Staubsaugen, ein Termin ohne Verpflichtung, Küchenhandtücher bügeln, 24/7 erreichbar sein …)
- Etwas, was überhaupt keine Konsequenzen hat, wenn ich es weglasse (stündlich soziale Medien checken, mich ohne Grund entschuldigen, mich über ungelegte Eier aufregen …)

Fragen Sie sich also:

- Auf was kann ich heute verzichten?
- Was kann ich (so) sein lassen (wie es ist)?
- Welche Dinge werden ich heute – absichtlich, gewollt – nicht tun?
- Was kann ich auf meiner heutigen oder morgigen To-do-Liste streichen?

Machen Sie sich klar, welche Vorteile es hat, auf etwas zu verzichten.
Machen Sie sich klar, was daran gut ist, sich gegen etwas zu entscheiden.
Machen Sie sich klar, was Sie gewinnen, wenn Sie etwas sein lassen.

Let-it-be-Liste

Meine Let-it-be-Liste für .... (Datum oder Zeitraum eintragen)

Was ich lasse	Wozu es gut ist, das nicht zu machen
1	
2	
3	
4	
5	
6	
7	
8	
9	
10	

Pause forte – Anleitung

Patienten mit Schmerzen erwarten vom Arzt ein Medikament. Sie sind verblüfft, wenn sie ein »Medikament« auch zur Verbesserung ihres Pausenmanagements und letztendlich zur psychotherapeutischen Schmerzbehandlung eine Pause verschrieben bekommen. Allerdings müssen sie dieses Medikament »Pause forte« selbst herstellen. Es soll motivieren, im Alltag und im Beruf konsequenter auf Pausen zu achten. Für manche Patienten ist es auch einfacher, Pausen oder Erholungszeiten als »Selbstbehandlung« zu sehen, um sie sich selbst erlauben zu können (von Wachter & Hendrischke, 2017).

Wir lassen Patienten eine Faltschachtel mit dem Label »Pause forte« herstellen und zusätzlich erhalten sie den Beipackzettel. Die Patienten schneiden kleine Kärtchen aus, schreiben individuelle Pausenideen drauf und stecken diese in die Faltschachtel. Auch farblich unterschiedliche Kärtchen sind möglich, z. B. grüne für die Arbeit und blaue für zu Hause oder für unterschiedlich lange Pausen verschiedene Farben, z. B. rosa für eine Minute Pause und gelb für 10 Minuten lange Pausen.

Es kann dann vereinbart werden, z. B. 3 x täglich eine Pausenkarte zu ziehen. Dies hat dann auch einen spielerischen Überraschungseffekt. Pausen sollten dabei nach festen Zeitvorgaben unabhängig von der Schmerzstärke eingeplant werden. Bei Rückenschmerzen ist es z. B. wichtig, alle 20–30 Minuten eine kurze Pause zu machen, um die Haltung zu überprüfen. Die Patienten können die Schachteln auch in der Gruppe oder als Hausaufgabe alleine herstellen.

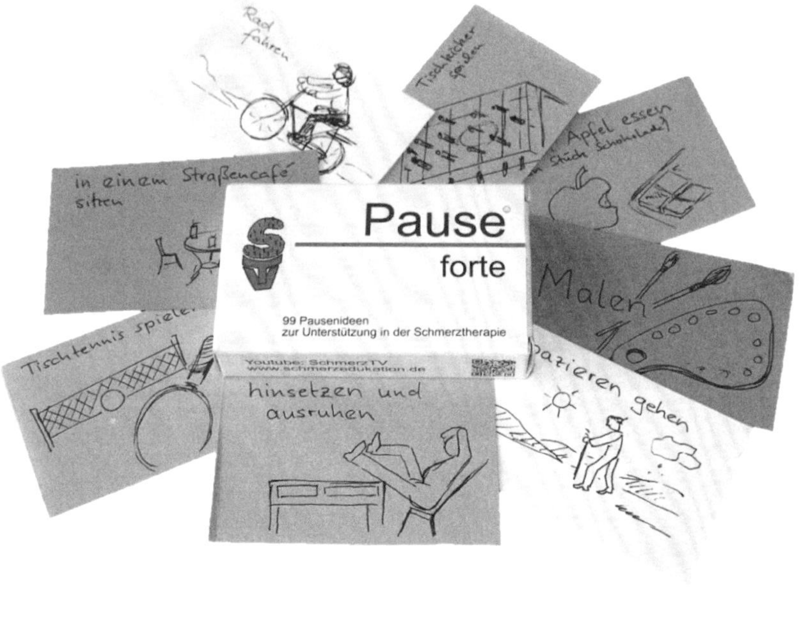

Eine Anleitung, den Beipackzettel, einen Bastelbogen und einen Film für Patienten finden Sie auch auf der Webseite www.schmerzpsychoedukation.de/pause-forte.html (von Wachter, 2015)

Pause forte – Bastelbogen

Schneiden Sie den Bastelbogen aus und kleben ihn auf Pappe oder Sie drucken die farbige Vorlage aus dem Internet auf Pappe aus. Sie können auch eine leere Medikamentenschachtel mit dem Label »Pause forte« bekleben (von Wachter, 2015).

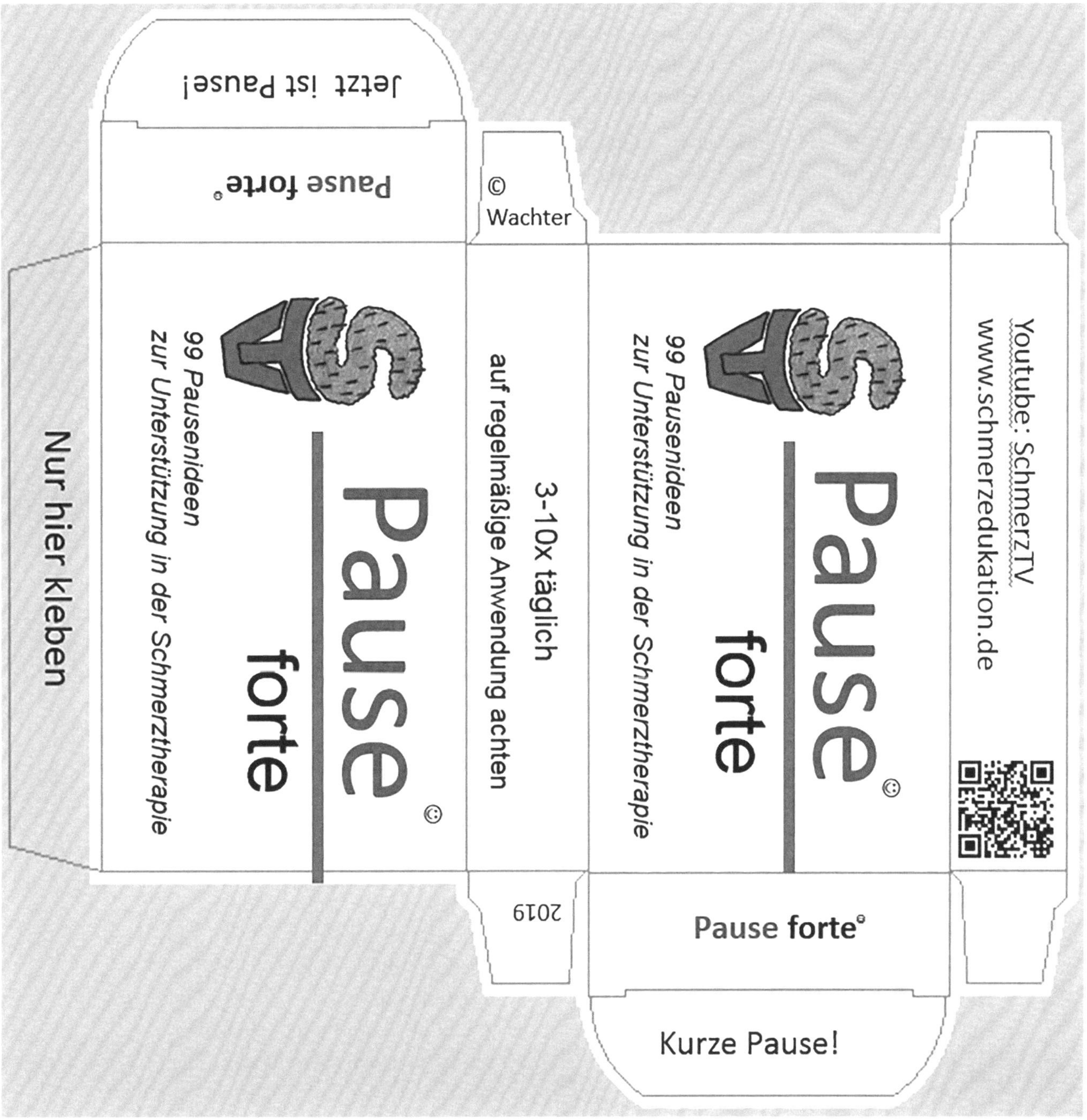

Pause forte – Beipackzettel

Pause forte ☺ – zur Unterstützung in der Schmerztherapie
Lesen Sie die gesamte Packungsbeilage sorgfältig durch, bevor Sie mit der Herstellung und Nutzung dieses Therapeutikums beginnen.

Zubereitung: Wählen Sie aus den unten aufgeführten 99 Pausenanregungen je mindestens zehn für zu Hause und am Arbeitsplatz aus, die Sie ansprechen und praktikabel sind. Erfinden Sie auch eigene! Schreiben Sie Pausenideen auf Kärtchen und stecken Sie diese in die Schachtel. Nutzen Sie unterschiedliche Farben für unterschiedliche Situationen.

Wirkstoff: Energie liefernde, kreative, ablenkende, genussvolle, bewegte, schöpferische, entspannende Pausen. Durch die Pausen wird verhindert, dass sich die Anspannung über den Tag immer weiter steigert.

Dosierung: 3-10x täglich mind. jeweils 2 Minuten oder länger anwenden. Alternativ stündlich ein Pausenkärtchen ziehen. Auf regelmäßige Anwendung achten.

Motivation: Schachtel griffbereit aufbewahren! Ggf. eine zweite Schachtel für die Handtasche. Vielleicht ist es einfacher, Ruhe oder Erholungszeiten als »Selbstbehandlung« zu sehen, um sich Pausen selbst erlauben zu können. Machen Sie sich klar, dass man die eigene Leistungsfähigkeit auf Dauer nur mit Pausen erhalten kann. Dies kann helfen, auf Pausen zu achten.

Anregungen für die Pause zu Hause

- ausruhen / schlafen / dösen
- faulenzen / Nichtstun
- in der Sonne liegen
- ein Fußbad machen
- Urlaub planen
- an frühere Reisen denken
- lachen
- im Tagebuch lesen oder schreiben
- anderen zuhören
- ein Buch oder eine Zeitschrift lesen
- sich an schöne Landschaften erinnern
- eine Imaginationsübung machen, z. B. Wohlfühlort
- meditieren
- einen Bodyscan machen
- eine Atemübung machen
- eine Entspannungsübung machen
- spielen
- etwas essen
- sich um die Pflanzen kümmern oder Blumen arrangieren
- singen
- an Blumen oder Kräutern riechen
- denken, dass man eigentlich ganz in Ordnung ist
- malen
- Handarbeiten machen, nähen
- eine Bewegungsübung machen
- Musik machen
- künstlerisch oder handwerklich tätig sein
- Rezepte anschauen
- ein Gedicht lesen oder schreiben
- schmusen
- gemütlich einen Kaffee oder Tee trinken
- Kindern beim Spielen zuschauen
- daran denken, dass man viel mehr hat als die meisten anderen Menschen
- Tagträumen
- Musik hören, Fernsehen
- fotografieren
- an schöne Erinnerungen denken
- mit Tieren spielen, streicheln
- einen Brief oder eine Nachricht schreiben
- sich selbst loben (»Das habe ich wirklich gut gemacht«, »Darauf bin ich stolz«)
- Ball spielen, jonglieren
- Fotos anschauen

Pause forte – Beipackzettel

- Kerzen anzünden
- ein Stück Schokolade essen
- sich massieren lassen
- Handmassage selbst machen
- an die eigenen guten Qualitäten denken
- in einem Straßencafé sitzen
- einen tiefen Atemzug nehmen
- spazieren gehen
- eine Runde Fahrrad fahren
- tanzen
- eine Gymnastikübung machen
- das Zimmer oder die Wohnung lüften
- die Füße hochlegen

Anregungen für Pausen am Arbeitsplatz

- zum Fenster gehen, lüften, tief Luft holen
- die Augen entspannen: 30 Sekunden in die Ferne schauen
- ein Bild auf dem Schreibtisch oder in der Schublade anschauen, das an schöne Momente erinnert
- eine Achtsamkeitsübung machen
- den Weg zur Toilette achtsam gestalten, auf der Toilette etwas länger sitzen bleiben
- auf der Toilette Progressive Relaxation machen
- mit den Rauchern zur Pause gehen und dabei eine Nichtraucherpause machen
- etwas aufräumen
- aufstehen, um zum Drucker zu gehen
- zwischendurch eine Minute bewusst auf die Atmung achten
- einen tiefen Atemzug nehmen, dreimal wiederholen
- Drei-Minuten-Bewegung: drei einfache Bewegungsübungen jeweils eine Minute lang, z. B. Schulterkreisen, Fingerhakeln, Fußwippe
- zwischendurch die Sitzhaltung verändern
- zwischendurch im Stehen arbeiten
- den Körper bewusst wahrnehmen (Bodyscan)
- wenn es der Chef nicht merkt, die Schuhe ausziehen
- Kaffee kochen oder Tee zubereiten
- einen Apfel oder etwas anderes essen
- die Bewegungsübung »Stuhlspaziergang« machen (auf dem Stuhl mit dem Gesäß vor und zurück wackeln)
- die Augen ausruhen: Durch Reiben angewärmte Handflächen oder Daumenballen sanft auf die geschlossenen Augen legen, dann 30 Sekunden wirken lassen.
- Papiere oder Dokumente nicht in die Hauspost legen, sondern »zu Fuß« vorbeibringen
- »Spaziergänge« zum Kopierer machen
- die Dehnungsübung »Kirschenpflücken« machen
- den inneren Wohlfühlort aktivieren
- einfach hinsetzen und ausruhen
- einen Spaziergang in der Mittagspause machen
- Pflanzen am Arbeitsplatz gießen
- keine E-Mail an Kollegen schicken, sondern hingehen und die Angelegenheit persönlich besprechen
- einen Handschmeichler abwechselnd mit der rechten und der linken Hand benutzen, jeweils eine Minute lang
- mit Kollegen sich gegenseitig ein positives Feedback geben
- wenn möglich: auf einem Gymnastikball sitzen
- sich die Freiheiten am Feierabend bewusst machen, sich auf etwas Schönes am Abend freuen
- auf einem Stück Papier herumkritzeln
- Treppensteigen, vielleicht 2 Stufen auf einmal?
- eine einfache Atemübung machen. »Ganz ruhig«: Langsam durch die Nase atmen, beim Einatmen in Gedanken »ganz« und beim Ausatmen »ruhig« sagen.
- ein Rätsel lösen
- abhängen, chillen
- eine Fantasiereise machen

Pause forte – Beipackzettel

- die Achter-Augenentspannung machen: Schultern lockern, ein paarmal blinzeln, dann achtmal die Form einer liegenden Acht nachfahren (mit offenen oder geschlossenen Augen möglich).
- fünf Minuten um den Block gehen
- drei Minuten Auf-der-Stelle-Gehen
- nach draußen schauen
- aus Papier etwas falten
- wenn möglich einen Musiksong hören

Innere Erlaubnis für Pausen: Wenn ich auf Pausen achte, kann ich weiter für meine Familie da sein. Wenn ich alles langsamer mache, bleibe ich gesund. Wenn ich mehr Pausen mache, bin ich besser drauf. Wenn ich auf Pausen achte, kann ich meine Arbeit auch auf lange Sicht gut und konzentriert erledigen. Meine persönliche innere Erlaubnis hier eintragen:

....

....

....

Nebenwirkungen: Bei zu langen Pausen kann verstärkte Müdigkeit auftreten. In seltenen Fällen kann es zu Irritationen im Umfeld führen.

Bastelanleitung: www.youtube.com/user/schmerzedukation
Bastelbogen auf www.schmerzpsychoedukation.de/pause-forte.html

Packungsgröße: mind. 2x10 Pausenkärtchen

Weitere Informationen: zum Pausenmanagement im Selbsthilfebuch: Wachter von, M. (2025). Chronische Schmerzen. Heidelberg: Springer.

Hersteller: Dr. M. v. Wachter, Aalen | 2019

Ein Film zu Pause forte finden Sie hier:
https://www.youtube.com/watch?v=M1Axt-7J9Pg

Have a break – Wie erlaube ich mir eine Pause?

Viele Menschen tun sich schwer damit, eine Pause zu machen oder auszuruhen. Besonders diejenigen, für die Leistung immer eine wichtige Rolle gespielt hat. Deshalb steht am Anfang einer guten Pausenkultur die Erlaubnis für eine Pause. Wir meinen hier nicht das Arbeitsschutzgesetz, das Pausen vorschreibt, sondern Ihre ganz persönliche innere Erlaubnis.

Am besten verknüpfen Sie dafür die Pause mit etwas, für das die Pause gut ist, oder einer positiven Zukunftsperspektive. Manchen hilft es auch, Ruhe oder Erholungszeiten als »Selbstbehandlung« zu sehen.

Beispiele für eine »innere Erlaubnis« für Pausen (u. a. von Wacher & Hendrischke, 2016):

- Wenn ich Pausen mache, kann ich meine Arbeit konzentriert und effektiver erledigen.
- Nur wenn ich auf Pausen achte, kann ich meine Arbeit auch auf lange Sicht gut erledigen.
- Nur wenn ich auf Pausen achte, kann ich weiter für meine Familie da sein.
- Wenn ich langsamer mache, bleibe ich gesund.
- Mache ich Pausen, dann bin ich hinterher fitter.
- Wenn ich mehr Pausen mache, bin ich besser drauf.
- Auch Rom ist nicht an einem Tag erbaut worden.
- In der Ruhe liegt die Kraft.
- Gut Ding will Weile haben.
- Ich bin klug, wenn ich eine Pause mache, und nicht faul.
- Zur Vorbeugung von Rückenschmerzen ist es wichtig, am PC-Arbeitsplatz alle halbe Stunde die Haltung zu überprüfen und eine kurze Lockerung durchzuführen.
- Pausemachen ist eine kurze sinnvolle Selbstbehandlung meiner Beschwerden.

- Ich mache Pausen bei der Arbeit, weil ....

- Ich mache Pausen zu Hause, weil ....

Tragen Sie ein:

Meine persönliche innere Erlaubnis für Pausen bei der Arbeit:
....
....

Meine persönliche innere Erlaubnis für Pausen zu Hause:
....
....

7 Bewegung

Bewegung ist erwiesenermaßen eine effektive Behandlung von chronischen Schmerzerkrankungen. Bei chronischen degenerativen Veränderungen wie Arthrose und rheumatoider Arthritis hilft regelmäßiges, angepasstes Bewegen, die Schmerzen zu lindern und Gelenkversteifungen vorzubeugen. In der Behandlung von funktionellen Schmerzen wie unspezifischen Rückenschmerzen oder Fibromyalgiesyndrom hat die aktivierende Bewegungstherapie die höchste Evidenz von allen Therapieverfahren. Auch in der Physiotherapie von chronischen Schmerzen werden körperliche Aktivierung und Bewegungsübungen in Verbindung mit Regenerationspausen empfohlen. Behandler verschiedener Disziplinen betonen die Bedeutung von Training und körperlicher Aktivität bei der Behandlung von Schmerzerkrankungen mit Aussagen wie »Training ist Medizin« oder sie weisen anders auf die generellen gesundheitsfördernden Effekte von Bewegung hin: »Sitzen ist das neue Rauchen«. Dennoch tun sich Ärzte und Therapeuten schwer, Training in die übliche Behandlungspraxis einzubeziehen, besonders bei Patienten mit chronischen Schmerzen. Warum ist es so schwierig, Training in einen Behandlungsplan aufzunehmen? Worin bestehen diese Hindernisse und wie kann man damit umgehen (Meeus et al., 2016)? Ein wesentliches Ziel der Schmerzpsychotherapie besteht darin, Patienten dazu zu motivieren, sich trotz Schmerzen zu bewegen und dadurch neben der Schmerzreduktion gleichzeitig die Selbstwirksamkeit zu fördern.

Bewegung und körpereigene Schmerzhemmung

Viele Studien haben gezeigt, dass Bewegung chronische Schmerzen reduziert (Ambrose & Golightly, 2015). Es konnte auch gezeigt werden, dass Bewegung zu einer verbesserten Schmerztoleranz führt (Tarr et al., 2015). Manche dieser Befunde stammen aus Untersuchungen mit gesunden Personen. Eine Übertragung auf Menschen mit chronischen Schmerzerkrankungen ist aus unserer Sicht oft möglich, bedarf aber insbesondere bei Schmerzerkrankungen mit zentraler Sensitivierung einiger Vorsicht. Der zugrunde liegende Mechanismus wird über die Verbesserung der körpereigenen Schmerzhemmung durch Endorphin-, Wachstumsfaktor- und Cannabinoidausschüttung sowie neuronaler (supra)spinaler Hemmung erklärt (Koltyn, 2000). Gegensätzliche Effekte, nämlich eine Schmerzsteigerung, werden bei Patienten, deren Schmerzsyndrom eher als zentral vermittelt erklärt werden kann, z. B. beim Fibromyalgie-Syndrom, beobachtet (Nijs, 2012). Das bedeutet, dass Bewegungsprogramme am Schmerzmechanismus orientiert und individuell konzipiert werden müssen.

Aller Anfang ist schwer

Tatsächlich können Schmerzen zu Beginn einer neuen Aktivität zunächst einmal stärker werden. Dies bedeutet aber keineswegs, dass die Bewegung oder Aktivität schädlich für den Organismus ist. Es ist wesentlich, diesen Aspekt vorher mit den Patienten anzusprechen und dabei das subjektive Krankheitsmodell des Patienten zu berücksichtigen. Durch kontrolliertes und begrenztes Durchführen angstbesetzter Bewegungen und entsprechenden korrigierenden Lernerfahrungen kann Angst vor Bewegung reduziert werden. Außerdem wird damit die Selbstwirksamkeit erhöht.

Gerade zu Beginn von eher anstrengenden und möglicherweise auch Schmerz verstärkenden Übungen ist eine ausreichende Motivation notwendig. Hierbei muss zunächst Psychoedukation stattfinden, um dem Patienten die Notwendigkeit und den Sinn von Bewegung trotz Schmerzen zu vermitteln (siehe auch Kapitel 3 *Wissen und Edukation*). Wichtig ist der Hinweis, dass körperliche Aktivität nicht unbedingt Schmerzfreiheit voraussetzt, sondern dass angemessene Bewegung vielmehr im Verlauf zur

Schmerzreduktion führen kann (Pfingsten et al., 2001). In der Edukation wird erklärt und betont, dass körperliche Aktivität eher eine Methode ist, die Schmerzverarbeitung zu verändern und damit Schmerzen zu lindern, als dass durch Bewegung strukturelle Defizite korrigiert werden könnten.

Eine transparente und für den Patienten verständliche und nachvollziehbare Psychoedukation trägt wesentlich zur Motivation für Bewegung bei. Erst dann kann eine Zielformulierung durchgeführt und ein konkreter Plan entworfen werden. Das eigenständige Üben hilft Patienten, den Beschwerden vorzubeugen und bewirkt, dass sie sich beim Auftreten erneuter Schmerzen selbst helfen können. Dies verlangt gleichzeitig nach einer höheren Eigenverantwortung in der Durchführung. Selbstverpflichtungen fallen leichter, wenn das Ziel des neuen Verhaltens konkret formuliert und damit vorstellbar ist (Beispiel: »Durch täglich 20 Minuten langsam laufen innerhalb vier Wochen 2 kg abnehmen, um meine Gelenke zu schonen«).

Frühere Bewegungsressourcen sollten aufgegriffen werden, bevor neue eingeführt werden müssen. Sowohl in der Psycho- als auch in der Physiotherapie werden Patienten gefragt, welche Bewegungsübungen sie kennen oder welche Sportarten sie früher ausgeübt haben. Die Begriffe »Bewegung« oder »körperliche Aktivität« haben sich mehr bewährt als der Begriff »Sport«, weil damit der Leistungs- und Wettbewerbsaspekt in den Hintergrund rückt. So kann die Einstiegsschwelle niedrig bleiben.

Tipp

Unter dem Motto »Lust verkürzt den Weg« (William Shakespeare) bieten sich folgende Fragen an:

- Wie bewegen Sie sich am liebsten?
- Welche Art der Bewegung macht Ihnen am ehesten Freude und passt zu Ihnen?
- Welche kleine körperliche Aktivität trauen Sie sich auch mit den Schmerzen zu?
- Welche Bewegungsübung können Sie in den Alltag gut integrieren?

Verschiedene Maßnahmen helfen, die Motivation für den Beginn aufzubauen und für das Beibehalten der Übungen aufrechtzuerhalten. Für den Motivationsaufbau ist Anregung zu Spaß und Freude an Bewegung wichtig. Bewegung kann an Genuss gekoppelt werden, wie z. B. Bewegung bei Musik oder langsames Laufen zu einem Café. Patienten sollten auch gefragt werden, wie sie sich für Bewegung und für ihr Durchhaltevermögen (bei »Vermeidern«) belohnen können.

Bekannte Motivationshilfen sind z. B.: sich mit anderen verabreden, ein Stück von der Arbeit entfernt parken und die Reststrecke zu Fuß gehen, die Sporttasche in den Flur stellen oder regelmäßige Termine in den Kalender schreiben bzw. in einen Trainingsplan. Auch Fitness-Apps oder Schrittzähler können zur Motivation eingesetzt werden.

Konkrete Planung von Bewegung

Die Bewegung oder Übung sollte jeweils mindestens fünf Minuten andauern, mit niedriger Ausgangsbelastung beginnen und dann im Verlauf angepasst werden (z. B. fünfmal pro Woche 30 Minuten oder z. B. zweimal zehn Minuten täglich flott spazieren gehen). Die Patienten können hier nach Zwischenzielen oder ersten Schritten gefragt werden. Z. B. »Ich fahre zweimal in der Woche mit dem Rad zur Arbeit«, »Ich gehe einmal in der Woche schwimmen« etc.

Unspezifische Übungen, die nicht an den schmerzhaften Bereichen direkt ansetzen, eignen sich für den Anfang besser. Sie verringern die zentrale Schmerzsensibilisierung bei den meisten Patienten. Eine mögliche übungsbedingte initiale Hyperalgesie kann auftreten, sollte dann aber nur kurz anhalten (Meeus et al., 2016). Im Verlauf des Trainings können dann später spezifischere Übungen auch an schmerzhaften Regionen zum Einsatz kommen.

Von manchen Patienten können zur Motivation auch *Apps auf dem Smartphone* genutzt werden. Schrittzähler, GPS-basierte Sportapps, Apps mit Gymnastikübungen oder Apps mit Büroübungen können dazu anregen, Übungen und Bewegung in den normalen Arbeitsalltag zu integrieren.

Dinge, die es schwierig machen

Typische Schwierigkeiten, die bei der Etablierung eines Bewegungsprogramms auftreten können, sind sowohl motivationale als auch angstbezogene Faktoren. In der Therapie müssen diese Hindernisse und Gegenstrategien thematisiert werden. Das Bild der »Haustiere« *Angsthase* und *Schweinehund* kann dafür herangezogen werden.

> **Wichtig**
>
> *Immer wenn ich laufen will, regnet es.* Was sind für Sie mögliche Hindernisse? Was könnte der Bewegung im Alltag im Wege stehen? Wie können Sie solche Hindernisse umschiffen?

Viele Schmerzpatienten entwickelt im Laufe der Erkrankung ein ausgeprägtes Vermeidungs- und Schonverhalten bis hin zur Kinesiophobie. Sie haben Angst, dass körperliche Anstrengung Schmerzen verschlimmern könnte oder dass es zu einer körperlichen Schädigung kommen könnte. Hierbei ist auch an iatrogene Faktoren zu denken: Haben Patienten von bisherigen Behandlern Nocebo-Informationen erhalten? Wir empfehlen, diese Informationen aktiv zu erfragen (»Was hat der Orthopäde / Neurologe genau gesagt?«, »Wie haben Sie das verstanden?«, »Was bedeutet das für Sie?«). Auch die Angst, eine Übung oder geplante Aktivität nicht zu schaffen oder sich dabei zu blamieren oder den eigenen Ansprüchen nicht gerecht zu werden, steht einer Verhaltensänderung oft im Weg. Hilflosigkeit und verminderte Selbstwirksamkeit sowie dysfunktionale Kognitionen wie Katastrophisieren können Bewegung verhindern (siehe hierzu auch Kapitel 8 *Angst und Vermeidung*).

> **Tipp**
>
> - »Bewegung tut gut«, Vortrag, Martin von Wachter, YouTube: SchmerzTV www.youtube.com/watch?v=9j_axVofEEA
> - »Die Bewegungspackung« des Bundesinstituts für Öffentliche Gesundheit, eine kleine Schachtel mit 25 Übungskarten, die Motivation und Anregung zu Bewegungen bieten. Erhältlich, auch als PDF-Datei, unter www.bioeg.de.
> - »Rezept für Bewegung« der Deutschen Gesellschaft für Sportmedizin und Prävention (DGSP), des Deutschen Olympischen Sportbunds (DOSB) und der Bundesärztekammer https://www.dgsp.de/rezeptfuerbewegung
> - Flyer mit örtlichen Sportangeboten der Vereine, Rückentraining von verschiedenen Anbietern sowie Funktionstraining der Rheuma-Liga

Arbeitsmaterial

AB 53 25 gute Gründe, warum Bewegung bei chronischen Schmerzen hilfreich ist

Hier sind vor allem medizinische Gründe aufgelistet. Es ist sinnvoll, mit kleinen oder sogar minimalen Bewegungseinheiten zu beginnen. Diese Übungen sollen gemeinsam mit dem Patienten individuell zusammengestellt werden, möglichst konkret beschrieben werden und in den Alltag integrierbar sein. Einfache Übungen können aus Sicht gesunder Personen auf den ersten Blick zu einfach wirken und Patienten könnten sich schämen, weil sie »nur zwei Treppen laufen können« oder »total steif« sind. Dieser Schamaspekt wird manchmal von Patienten vermieden und sollte vom Therapeuten ggf. aktiv nachgefragt werden. Es kann helfen, konkrete Zwischenziele zu formulieren, um positive Veränderungserwartung zu erzeugen.

AB 54 Miniübungen – einfache kurze Bewegungsübungen

Ein wichtiges Merkmal einfacher Bewegungsübungen ist die Möglichkeit, solche Aktivitäten unabhängig von anderen (z. B. Therapeuten) und quasi jederzeit durchführen zu können. Auch kleine, erlebnisorientierte Übungen können angeleitet werden und lassen sich unauffallig in den Alltag integrieren. Damit die Übungen auch behalten werden, haben sie einen griffigen Namen und sind mit einem positiven Bild oder einer humorvollen Geschichte verbunden (Derra & Schilling, 2017).

AB 55 Alltagsbewegungen

Das Arbeitsblatt hilft, spielerisch mehr Bewegung in den Alltag einzubauen, indem alltägliche Bewegungen genutzt werden.

AB 56 Meine Bewegungsplanung

Zur Planung von Bewegung kann dann überblicksartig dieses Arbeitsblatt eingesetzt werden.

AB 57 Mein Bewegungsprotokoll

Dieses Arbeitsblatt dient zur konkreten tabellarischen Protokollierung des Bewegungsverhaltens. Zur Veranschaulichung ist eine Version beispielhaft ausgefüllt. Dieses Arbeitsblatt kann auch als Wochenplan zur vorausgehenden Planung von Bewegung und Aktivitäten eingesetzt werden.

AB 58 Hindernisse und Gegenstrategien

Das Arbeitsblatt hilft bei der Entwicklung von Strategien und Handlungsalternativen, die zur Überwindung von *Angsthasen* und *Schweinehunden* dienen. Es sollten jeweils konkrete, für die individuelle Situation hilfreiche Verhaltensanweisungen erarbeitet werden, die es ermöglichen, trotz Hindernissen Bewegungseinheiten durchzuführen. Sogenannte Wenn-Dann-Pläne sind hilfreich, um zu einzelnen Hindernissen ganz spezifische Gegenstrategien zur Verfügung zu haben (Antoniewicz & Brand, 2015; Kroll, 2015).

AB 59 Bewegungsverordnung

Motivationsfördernd kann es sein, Bewegungsübungen oder Aktivitäten auf Rezept zu »verschreiben«, analog zu Medikamenten, Funktionstraining oder medizinischer Trainingstherapie. Damit erhalten die therapeutischen Maßnahmen den Grad einer therapeutischen Verordnung und die Verbindlichkeit wird erhöht. Auch nichtärztliche Therapeuten, die normalerweise keine Rezepte zur Verfügung haben, können leicht diesen zusätzlichen Therapieeffekt nutzen. Die erste Seite des Arbeitsblatts gibt auch ein Beispiel und Hinweise für Therapeuten.

25 gute Gründe, warum Bewegung bei chronischen Schmerzen hilfreich ist

(1) Bewegung lockert Muskelverspannungen
(2) Bewegung kräftigt die Muskulatur
(3) Bewegung kann Knochen und Gelenke erhalten
(4) Bewegung hilft bei der Versorgung der Gelenkknorpel mit Nährstoffen und beim Abtransport von Abbauprodukten
(5) Bewegung steigert die Kondition
(6) Bewegung führt zu einer besseren Körperhaltung
(7) Bewegung verbessert die Beweglichkeit und die Koordination und führt so zu einem besseren Körpergefühl
(8) Bewegung ist hilfreich zur Sturzprophylaxe im Alter
(9) Bewegung entspannt Körper und Geist
(10) Bewegung steigert das Selbstwertgefühl
(11) Bewegung baut Stress ab und beugt Depressionen vor
(12) Bewegung führt zu vermehrter Produktion körpereigener Stoffe, die Schmerzen hemmen
(13) Bewegung führt zu einer besseren Flüssigkeitsaufnahme der Bandscheiben, die dadurch elastisch bleiben
(14) Bewegung verbessert den Stoffwechsel und die Verdauung
(15) Bewegung schützt vor Krankheiten wie Schlaganfall, Herzinfarkt, Osteoporose, Zuckerkrankheit, Darmkrebs, Brustkrebs und Demenz
(16) Bewegung kann helfen, Übergewicht zu reduzieren
(17) Bewegung senkt den Blutdruck
(18) Bewegung stärkt das Immunsystem
(19) Bewegung verbessert den Schlaf
(20) Bewegung fördert die Durchblutung und unterstützt damit Heilungsprozesse
(21) Bewegung kann bei Diabetes helfen, Medikamente zu reduzieren
(22) Bewegung ist einfach, vielfältig und kostet (fast) nichts
(23) Bewegung hat keine wesentlichen Nebenwirkungen
(24) Bewegung macht Spaß
(25) Bewegung kann soziale Kontakte stärken

Für mich persönlich sind in meiner jetzigen Situation die folgenden drei Gründe besonders wichtig:

(1) ....

(2) ....

(3) ....

Hinweis: Bewegung und Sport sind möglicherweise nicht geeignet bei akuten Entzündungen, akuten Verletzungen (Knochenbruch, Verstauchung), eingeklemmten Nerven mit z. B. Lähmungserscheinungen. Fragen Sie im Zweifelsfall Ihren Arzt.

Miniübungen – einfache kurze Bewegungsübungen

Der Bahnhofspendler. Sie stehen am Bahnsteig und schauen abwechselnd nach links und rechts, ob von dort ein Zug kommt. Oder Sie schauen den Zügen nach, die den Bahnhof verlassen. Sie achten auf einen guten Stand, drehen die Füße leicht nach außen und bewegen sich mit den Schultern und Oberkörper leicht nach rechts und dann leicht nach links, dabei schwingen die Arme automatisch mit der Schwerkraft mit (Derra & Schilling, 2017).

Frau Müller – Frau Maier. Stellen Sie sich vor, Sie sitzen in der Kirche, rechts und links von Ihnen ist noch ein Platz frei. Die Messe hat schon fast angefangen. Frau Müller und Frau Maier kommen wie immer zu spät. Sie setzen sich links und rechts neben Sie. Damit das Ganze nicht zu auffällig wird, sagen Sie nur kurz »Tag Frau Maier, Tag Frau Müller«. Dabei drehen Sie den Kopf zur Seite und nicken leicht nach rechts und nach links. Die einfache Kopfbewegung entlastet Halswirbelsäule und Kopfgelenke (Derra & Schilling, 2017).

Waldi-Übung. Sie kommen gerade aus einer Metzgerei und haben eine Tüte mit Würsten auf dem Arm. Der Hund Waldi möchte die Würste haben und bettelt Sie vor Ihren Füßen sitzend an. Sie beugen den Kopf leicht zu ihm herunter und sagen »Nein, Waldi, die bekommst du nicht« und drehen den Kopf dabei mehrmals nach rechts und links zur Seite (Derra & Schilling, 2017). Das ist auch eine gute Übung zum Lernen von Nein-Sagen.

Abklopfübung. Bei der Abklopfübung aus dem Qi Gong beklopfen Sie mit den Händen den ganzen Körper. Fangen Sie mit der rechten Hand an und klopfen Sie die Innenseite des linken Arms runter bis zur linken Hand und an der Außenseite wieder hoch. Auf der anderen Seite, Oberarm, Unterarm bis zur Hand innen klopfen und außen wieder hoch. Dann mit beiden Händen seitlicher Brustkorb, Flanken, Hüften, Oberschenkel, Unterschenkel, Füße und auf der Innenseite der Beine wieder zurück. Die Übung ist ein Wachmacher z. B. nach der Mittagspause.

Schnauben. Beugen Sie Kopf und Oberkörper leicht nach vorne. Stoßen Sie die Luft durch den Mund mit Lippenbremse aus und machen dabei Geräusche wie ein Pferd. Wiederholen Sie dies ca. fünfmal (Henderson, 2010). Das »Schnauben« kann im Sitzen, Stehen oder Laufen ausgeführt werden und eignet sich auch bei muskulären bzw. funktionellen Gesichtsschmerzen.

Stuhlspaziergang (Schinkengang). Bewegen Sie sich im Sitzen mit dem Gesäß und dem rechten und linken Oberschenkel auf dem Stuhl nach vorne und nach hinten. Die Arme können gerne mitschwingen. Solche Übungen können z. B. bei Büroarbeit alle halbe Stunde wiederholt werden, um die Sitzhaltung zu lockern.

Kirschenpflücken. Im Stehen versuchen Sie, durch wechselseitiges Ausstrecken und Dehnen der Arme nach oben Kirschen vom Baum zu pflücken. Leckere Kirschen können vielleicht sogar vom Baum des Nachbarn geklaut werden. Dazu wird der Arm weit über den Kopf hinweg zur gegenüberliegenden Seite gestreckt. Es müssen auch nicht die ganz oben sein, die lassen Sie für die Vögel hängen (Derra & Schilling, 2017).

Venenpumpe und Fußkreisel. Bewegen Sie die Füße hoch und runter (anziehen und strecken) oder machen Sie kreisende Bewegungen. Jeweils einen Fuß nach dem anderen. Diese Übung können Sie im Sitzen oder Stehen und auch am Schreibtisch, im Stau oder vor der roten Ampel machen. Sie fördert die Durchblutung.

Miniübungen – einfache kurze Bewegungsübungen

Rückenrutsche. Stellen Sie sich an einer Wand auf, gehen Sie leicht in die Hocke und lassen zwischen Wand und Rücken einen Tennisball oder einen etwas größeren Ball mit dem Rücken hoch und runter bewegen. Dann können Sie den Ball auf der Höhe der Schulterblätter nach rechts und links bewegen. Die Übung gibt Ihnen ein sicheres Körpergefühl und der feste Ball massiert die Rückenmuskulatur.

Wackelbrett. Rollen Sie ein Handtuch auf, legen Sie ein großes Küchenbrett darauf und versuchen im Stehen auf dem Brett zu balancieren. Die Übung ist gut für die Körperwahrnehmung, trainiert das Gleichgewicht und die kleinen Muskel zwischen den Wirbelkörpern, die den Rücken stabilisieren.

Albatros. Sie achten auf einen guten Stand, drehen die Füße leicht nach außen und richten den Blick nach vorne. Beim Einatmen heben Sie Ihre Arme seitlich ausgestreckt nach oben bis über die Schultern und halten dabei die Handflächen nach unten. Beim Ausatmen senken Sie die Arme langsam wieder ab bis zu den Oberschenkeln. Sie bewegen Ihre Arme ruhig im Atemrhythmus wie die Schwingen eines Albatros.

Alltagsbewegungen

Im Alltag bewegen Sie sich sowieso schon, nutzen Sie diese Gelegenheiten für mehr Bewegung. Das Arbeitsblatt soll Ihnen helfen, spielerisch mehr Bewegung in den Alltag einzubauen.

Wobei kann ich mich mehr bewegen?

- ☐ zu Fuß zum Bäcker / Metzger / Kiosk / zur Apotheke gehen
- ☐ mit dem Fahrrad zur Arbeit fahren
- ☐ einen Umweg gehen
- ☐ eine Haltestelle früher oder später benutzen
- ☐ das Auto bei der Arbeit nicht direkt vor der Tür parken
- ☐ weniger auf einmal einkaufen und dafür öfter gehen
- ☐ konsequent die Treppe statt den Fahrstuhl nehmen
- ☐ täglich zwei kleine Runden spazieren gehen (auch wenn man keinen Hund hat)

- ☐ ....
- ☐ ....
- ☐ ....
- ☐ ....

▶ Welche dieser Alltagsbewegung möchte ich in Zukunft machen?

....

....

....

▶ Wann, wo und wie oft?

....

....

....

Meine Bewegungsplanung

Das Arbeitsblatt soll Ihnen helfen, trotz der Schmerzen schrittweise mehr Bewegung in den Alltag zu integrieren. Angepasste Bewegung wirkt auf lange Sicht oft schmerzlindernd. Hier geht es jetzt um eine möglichst konkrete Planung.

Was genau möchte ich machen? Welche Bewegungsart macht mir Spaß? (z. B. zügiges Gehen, Radfahren, Fitnessstudio, Schwimmen, Tanzen, Gymnastik, Alltagsbewegungen, einfache Bewegungsübungen (»Mini-Übungen«, Qi Gong, …)

....

....

Wann kann ich Bewegung im Alltag einplanen? An welchen Tagen? Zu welcher Zeit? Tragen Sie Termine in Ihren Kalender ein.

....

....

Wo möchte ich mich mehr bewegen? (z. B. bei alltäglichen Wegen, in der Natur, zu Hause, im Verein, bei der Arbeit)

....

....

Oft macht es mehr Spaß, mit Freunden gemeinsam aktiv zu sein.

Wen kann ich fragen? Mit **wem** verabrede ich mich? **Wer** kann mich dabei unterstützen?

....

....

Wie lange? **Wie oft**? Fangen Sie klein an z. B. 3 × 10 Minuten / Woche und steigern Sie dann z. B. auf 3 × 30 Minuten.

mindestens: ☐ Minuten maximal: ☐ Minuten ☐ mal pro Woche

....

....

Mein Bewegungsprotokoll

Mit diesem Bewegungsprotokoll können Sie sich einen Überblick verschaffen, wie oft Sie sich die Woche über zusätzlich bewegt haben. Sie können die Art der Bewegung oder den Namen der Übung festhalten sowie die Anzahl oder die jeweilige Dauer. Am Ende der Woche können Sie die Minuten zusammenzählen. Die Weltgesundheitsorganisation empfiehlt 150 Minuten Bewegung in der Woche. Das bedeutet zum Beispiel an 5 Tagen jeweils 30 Minuten oder jeden Tag ungefähr 2 x 10 Minuten. Aber besser erstmal mit weniger anfangen als gar nicht beginnen.

Das ausgefüllte Bewegungsprotokoll soll Ihnen als Anregung dienen.

Wie viel haben Sie geschafft?

....

....

Was hat gut geklappt?

....

....

Was hat Ihnen geholfen, dranzubleiben?

....

....

Mein Bewegungsprotokoll

Bewegungsprotokoll für die Woche vom ………….….………… bis ………….….…………

never stop moving

Bewegungsart	**Dosis**	Montag	Dienstag	Mittwoch	Donnerstag	Freitag	Samstag	Sonntag
Treppe im Büro gehen	4x täglich (entspr. je 1 Min.)	4x	4x	4x	4x	2x	–	–
Nordic Walking	3x in der Woche jeweils 20 Min.	20 Min.	–	20 Min.	–	30 Min.	–	–
…	…							
Bahnhofspendler	2x täglich (je 1 Min.)	–	3x	2x	2x	3x	–	2x
Spaziergang	15 Min. täglich	15 Min.	–	–	–	15 Min.		
…	…							
Summe (Minuten)	mind. 90 Min. / Wo.	39	7	26	6	40	0	2
								gesamt: 120

Mein Bewegungsprotokoll

Bewegungsprotokoll für die Woche vom .... bis ....

never stop moving

Bewegungs-art	Dosis	Montag	Dienstag	Mittwoch	Donnerstag	Freitag	Samstag	Sonntag

Hindernisse und Gegenstrategien

»Immer wenn ich laufen will, regnet es.«

Sie haben jetzt für sich erkannt, warum es sinnvoll ist, sich mehr zu bewegen. Sie haben auch eine Bewegungsart gefunden, die Ihnen Spaß macht, und haben ein Bewegungsziel oder einen Plan, wann und wo Sie sich wie mehr bewegen wollen.

Nun gibt es aber Situationen, die Ihrer Motivation, sich zu bewegen, möglicherweise im Wege stehen. Zwei wichtige Hinderungsgründe können Ihre »Haustiere« sein: der Angsthase und der Schweinehund. Die Haustiere gehören schon so sehr zur Familie, dass man sie möglicherweise gar nicht mehr richtig bemerkt. Hier ist es zunächst wichtig, ohne Vorbehalte die vorgestellten oder tatsächlichen Hindernisse für einen bewegungsreichen Alltag zu erkennen. Dann geht es darum, Strategien zu entwickeln, um diese Hindernisse zu überwinden und trotzdem Bewegungseinheiten durchzuführen.

- ▶ Was sind für Sie mögliche Hindernisse?
- ▶ Was könnte der Bewegung im Alltag im Wege stehen?
- ▶ Wir können Sie solche Hindernisse umschiffen? Was könnte Sie motivieren?

Markieren Sie Ihre Hindernisse und die Gegenstrategien, die Sie anwenden möchten, in der Tabelle bzw. tragen Sie sie unten ein und schreiben jeweils Ihre Gegenstrategien daneben:

Hindernisse	Gegenstrategien
schlechtes Wetter, es regnet	▶ Ich gehe abends ins Fitnessstudio oder zu Hause auf den Heimtrainer. ▶ Ich fahre mit dem Auto zum Schwimmbad. ▶ Ich ziehe eine Regenjacke an.
Bequemlichkeit: das magnetische Sofa	▶ Ich lege die Sportsachen schon am Morgen ins Auto, damit ich sie nach der Arbeit gleich zur Verfügung habe. ▶ Ich stelle die gepackte Sporttasche in den Flur, dass sie nicht zu übersehen ist.
stärkere Schmerzen vor Beginn des Trainings	▶ Wenn die Schmerzen stärker sind, mache ich nur einen Teil des geplanten Pensums. ▶ Bei starken Schmerzen mache ich erst eine Entspannungsübung und dann eine angepasste Bewegungsübung statt Sport.
fehlende Unterstützung durch Familie oder Arbeitgeber	▶ Ich schließe mich einem Verein an. ▶ Ich bespreche mit meinem Arzt die Möglichkeit von Funktionstraining.
keine Lust	▶ Ich mache mir klar, dass ich auch ohne Lust etwas machen kann (z. B. arbeiten gehen). ▶ Ich stelle mir zur besseren Motivation eine Belohnung in Aussicht, z. B. …
zu geringer Antrieb	▶ Ich verabrede mich mit anderen. ▶ Ich lasse mich vom Partner oder Freund erinnern.

Hindernisse und Gegenstrategien

Hindernisse	**Gegenstrategien**
Angst vor Schmerzzunahme, Versagensängste	▶ Ich taste mich langsam an die Bewegung heran. ▶ Ich fange klein an: zunächst nur zweimal täglich jeweils fünf Minuten.
Angst vor Schädigung oder der Glaube, dass Training schädlich ist	▶ Ich informiere mich beim Arzt, was ich machen darf. ▶ Ich mache mir klar, dass chronische Schmerzen in der Regel kein Signal für eine Schädigung sind.
Zeitmangel	▶ Ich trage feste Termine mit der voraussichtlichen Dauer in den Kalender ein. ▶ Wenn ich einmal nicht kann, markiere ich einen Ersatztermin im Kalender.
der Mitsportler hat abgesagt	▶ Wenn einer absagt, muss er den anderen motivieren, trotzdem zu gehen oder gleich einen neuen Termin angeben.

Bewegungsverordnung

Beispiel und Hinweise für Therapeuten

Diese »Verordnung« hat selbstverständlich keinen offiziellen Anspruch, verwendet aber genau die Verbindlichkeiten, die in sonstigen medizinischen Verordnungen oftmals enthalten sind. Damit kann ein Placebo-Effekt erzielt werden. Wenn Sie dieses Formular verwenden, dann können Sie mit großer Transparenz vorgehen und es gemeinsam mit dem Patienten ausfüllen. So entsteht eine gewisse Selbstverpflichtung bei Patienten.

Es kann hilfreich sein, das Formular auf farbigem, z. B. rosafarbenem Papier auszudrucken. Damit sieht es aus wie ein Rezept oder eine andere medizinische Verordnung.

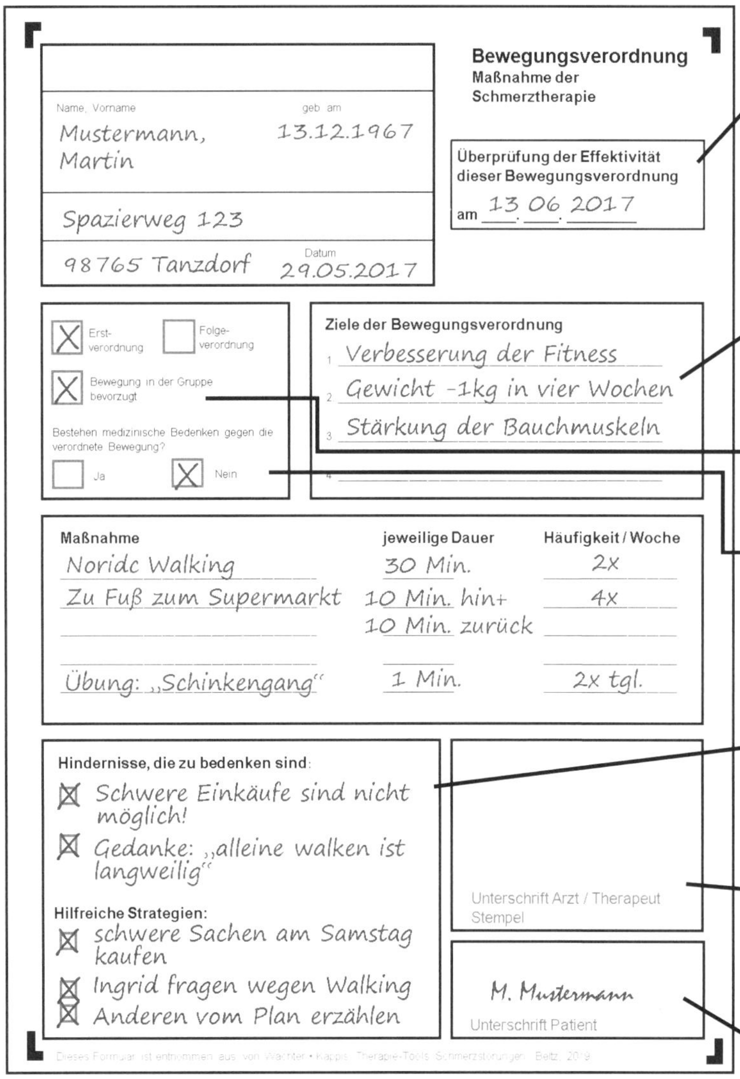

Bewegungsverordnung
Maßnahme der Schmerztherapie

Name, Vorname: Mustermann, Martin — geb. am: 13.12.1967
Spazierweg 123
98765 Tanzdorf — Datum: 29.05.2017

Überprüfung der Effektivität dieser Bewegungsverordnung am 13.06.2017

[X] Erst-verordnung [ ] Folge-verordnung
[X] Bewegung in der Gruppe bevorzugt
Bestehen medizinische Bedenken gegen die verordnete Bewegung? [ ] Ja [X] Nein

Ziele der Bewegungsverordnung
1. Verbesserung der Fitness
2. Gewicht -1kg in vier Wochen
3. Stärkung der Bauchmuskeln
4.

Maßnahme	jeweilige Dauer	Häufigkeit / Woche
Noridc Walking	30 Min.	2x
Zu Fuß zum Supermarkt	10 Min. hin+ 10 Min. zurück	4x
Übung: „Schinkengang“	1 Min.	2x tgl.

Hindernisse, die zu bedenken sind:
[X] Schwere Einkäufe sind nicht möglich!
[X] Gedanke: „alleine walken ist langweilig“

Hilfreiche Strategien:
[X] schwere Sachen am Samstag kaufen
[X] Ingrid fragen wegen Walking
[X] Anderen vom Plan erzählen

Unterschrift Arzt / Therapeut Stempel

M. Mustermann
Unterschrift Patient

Dieses Formular ist entnommen aus: von Wachter • Kappis: Therapie-Tools Schmerzstörungen. Beltz 2019

Im Fall von „verordneter Bewegung“ empfehlen wir, die Effekte nach zwei bis vier Wochen zu prüfen. Hier ein Datum einzutragen erhöht die Verbindlichkeit

Ziele der Maßnahmen sollten realistisch sein und so konkret wie möglich formuliert werden (in unserem Beispiel ist das für Ziel 2 gelungen). Siehe auch AB 1.

Gruppenaktivitäten werden wenn immer möglich bevorzugt, z.B. im Verein.

Ein Kreuz an dieser Stelle kann das Vertrauen der Patienten in die Maßnahme erhöhen.

Hindernisse und hilfreiche Strategien können aus AB 6 übernommen werden.

Ein „offiziell“ wirkendes Formular und ein Stempel können die Therapietreue verbessern.

Anders als bei sonstigen Verordnungen unterschreibt hier auch der Patient. Damit bekommt die Verordnung den Charakter eines Therapievertrages.

Bewegungsverordnung

Name, Vorname geb. am

Datum

Bewegungsverordnung
Maßnahme der Schmerztherapie

Überprüfung der Effektivität dieser Bewegungsverordnung

am ____. ____. ________

☐ Erst-verordnung ☐ Folge-verordnung

☐ Bewegung in der Gruppe bevorzugt

Bestehen medizinische Bedenken gegen die verordnete Bewegung?

☐ Ja ☐ Nein

Ziele der Bewegungsverordnung

1. ______________________
2. ______________________
3. ______________________
4. ______________________

Maßnahme	jeweilige Dauer	Häufigkeit / Woche

Hindernisse, die zu bedenken sind:

☐
☐
☐
☐

Hilfreiche Strategien:

☐
☐
☐
☐

Unterschrift Arzt / Therapeut
Stempel

Unterschrift Patient

8 Angst und Vermeidung

Angst vor Schmerzen oder vor Aktivitäten, Verhaltensweisen und Situationen, die Schmerzen verursachen könnten, ist sowohl evolutionär sinnvoll als auch neurobiologisch verständlich. Das daraus folgende Vermeidungsverhalten ist lerntheoretisch als negative Verstärkung zu verstehen. Diese für akute Schmerzen zunächst sinnvolle Reaktion kann bei chronischen Schmerzen zu einem Teufelskreis aus Angst, Vermeidung, Beeinträchtigung und stärkerem Schmerzempfinden führen.

In diesem Kapitel werden insbesondere chronische Rückenschmerzen behandelt. Die Arbeitsblätter sind ebenso einsetzbar bei anderen Schmerzerkrankungen mit der Folge schmerzassoziierter Ängste oder ausgeprägtem Vermeidungsverhalten.

Betroffene sollten diese Teufelskreise verstehen und erkennen, dass durch die Zunahme der Aktivität / Bewegung sich die Schmerzsymptome verbessern. Ziele sind die Wiederaufnahme alltäglicher Aktivitäten, anfangs möglicherweise trotz weiterhin bestehender Schmerzen.

Nach einer Episode akuter unspezifischer Rückenschmerzen werden viele Patienten innerhalb von ein bis zwei Monaten wieder vollständig beschwerdefrei. Bei einem Teil der Patienten halten die Schmerzen aber länger an. Auch bei anderen chronischen Schmerzerkrankungen gibt es das Phänomen, dass sich Patienten länger oder mehr schonen als aufgrund der Schädigung notwendig wäre.

Fear-Avoidance-Modell. Das Fear-Avoidance-Modell bietet dafür eine mögliche Erklärung. Vor allem bei chronisch funktionellen Rückenschmerzen bestehen oft Ängste vor Bewegung in der Erwartung von Schmerzen oder von Schädigung. Dabei ist die Überzeugung, dass eine Bewegung oder Aktivität schädlich ist, oft ausgesprochen stark. Die Befürchtung ist dabei entweder das Schmerzerleben selbst, eine vorübergehende oder andauernde Funktionsstörung oder ein tatsächlicher Schaden am Bewegungsapparat. Die Überzeugungen können z. B. so geäußert werden: »Mein Rücken hält das nicht aus«, »Wenn ich mich drehe, dann springt die Bandscheibe raus«, »Wenn ich mich falsch bewege, schade ich meinem Rücken«.

Wichtig

Nozebo. Ärztliche und therapeutische Maßnahmen können schaden. Dazu gehören neben nicht angemessener verängstigender Diagnostik, Überinterpretation von Normalbefunden auch suggestive therapeutische Hinweise (Häuser et al., 2012). Für Aktivität und Bewegung sind dabei insbesondere bedeutsam:

- Nicht gerechtfertigte Bewegungsverbote wie z. B.: »Es gibt richtige und falsche Bewegungen, passen Sie auf, dass Sie es nicht so machen …« »Tragen Sie keinen Lasten über 5 kg.« »Bücken sie sich (beim Heben) nicht nach vorne.«
- Angstmachende Hinweise, die zu übermäßiger Vorsicht führen. Bei der Krankengymnastik z. B.: »Sagen Sie mir direkt Bescheid, wenn Sie etwas im Knie bemerken oder wenn etwas weh tut.« Beim Arzt z. B.: »Wenn Sie noch länger gewartet hätten, würden Sie heute im Rollstuhl sitzen.« »Sie sind ein Risikopatient.« »Sie sollten nicht mehr schwer heben, es könnte sein, dass Sie dann gelähmt werden.«

Daraus entsteht typischerweise ein angstmotiviertes Vermeidungsverhalten. Dieses Schon- und Vermeidungsverhalten wird negativ verstärkt (Angst verschwindet, Schmerz tritt nicht auf), es generalisiert und führt zu immer mehr Inaktivität. Die Reduktion körperlicher Aktivitäten führt zur (körperlichen) Dekonditionierung, dem sogenannten Disuse-Syndrom. Der Verstärkerverlust führt zu einer depressiven Stimmungslage. Beides führt zu reduzierter Funktionsfähigkeit und wirkt Schmerz verstärkend. Patienten haben dann keine Gelegenheit mehr, die Erfahrung zu machen, dass angepasste Bewegung die Schmerzen lindern kann (Vlaeyen & Linton, 2000; Vlaeyen et al., 2016, Traxler et al., 2022).

Eine zu starke Fokussierung auf die Schmerzbewältigung birgt hier die Gefahr, dass der Einfluss angstmotivierter Vermeidung übersehen wird. Wie bei anderen Angststörungen auch erfolgt die Behandlung hier durch systematische Konfrontation. Bei unspezifischen Rückenschmerzen zeigen sich in Studien gute Erfolge (z. B. Glombiewski, 2018). Wichtig ist, dass Patienten die Erfahrung machen, dass die vermiedenen Bewegungen nicht zum befürchteten Schaden führen. Konfrontationstherapie findet in der Praxis aber wenig Anwendung, was möglicherweise an der Unsicherheit der Behandler liegt, ob Expositionen gefahrenlos durchgeführt werden können.

Erwartungen

Ähnlich wie positive Erwartungen Placebo-Effekte haben können, haben negative Erwartungen oft Einfluss auf die Aufrechterhaltung von Störungen. Ein ausbleibender oder mangelhafter Erfolg einer Konfrontationsbehandlung kann mit der Persistenz von Behandlungserwartungen des Patienten zusammenhängen. Patienten können unterschiedlich auf neue, erwartungsverletzende Erfahrungen reagieren. Im günstigsten Fall wird daraus »gelernt« und die Erwartungen entsprechend modifiziert. Oder die tatsächlich gemachten Erfahrungen werden entwertet (»einmal ist keinmal«), uminterpretiert (»Ausnahme von der Regel«) oder deren Glaubwürdigkeit in Frage gestellt (»irrelevant für meine Befürchtung«). Solche Bewertungen können dann im Sinne einer kognitiven Immunisierung die spezifische negative Erwartung sogar noch verstärken. Entsprechende Kognitionen wären: »Dieses Mal hat es meinem Rücken nicht geschadet, aber beim nächsten Mal habe ich umso weniger Glück«, »Was Sie sagen, kann auf andere zutreffen, aber nicht auf mich«. Deshalb ist es hilfreich, solche Patientenwartungen bereits früh in der Therapie zu erfragen und im Verlauf zu berücksichtigen. Bei Konfrontationsübungen sollten dann Erfahrungen von Erwartungsverletzungen maximiert und Immunisierungsstrategien reduziert werden (Rief & Glombiewski, 2016).

Avoidance-Endurance-Modell. Eine Erweiterung des Fear-Avoidance-Modells ist das Avoidance-Endurance-Modell der Schmerzverarbeitung (Hasenbring & Verbunt, 2010). Es berücksichtigt zusätzlich zum angstmotivierten Vermeidungsverhalten zwei chronifizierende Durchhaltertypen: fröhliche Durchhalter und depressive Durchhalter. Die fröhlichen Durchhalter sind gekennzeichnet durch gezielte Ablenkung vom Schmerz und dem Aufrechterhalten positiver Affekte (»Wenn ich Schmerzen habe, gehe ich mit Humor drüber weg«). Die depressiven Durchhalter unterdrücken schmerzbezogene Kognitionen (»Wichtig ist, dass ich jetzt durchhalte«) mit der Folge depressiver-gereizter Stimmung. Beide zeigen ein Durchhalteverhalten, um gerade begonnene Aktivitäten zu Ende zu bringen. Dabei werden die Belastungsgrenzen nicht beachtet und es kommt zur Überforderung. Inhalte in der Therapie sind ein Wechsel zwischen normaler Belastung und Entspannung, Pausenmanagement, Etablierung angepasster Aktivität und Reflexion von Leistungsansprüchen.

Zur Behandlung liegen den vorgestellten Arbeitsblättern folgende zwei therapeutische Strategien zugrunde:

Graded (in vivo) exposure. Die Behandlung mit graduierter Konfrontation basiert auf dem Fear-Avoidance-Modell. Hierbei werden die Patienten wie in Angsttherapien schrittweise mit angstbesetzten Situationen konfrontiert. Die Situationen oder Aktivitäten werden vorher hinsichtlich ihrer subjektiven Bedrohlichkeit eingeordnet. Bei Patienten mit chronischen Schmerzen sind das Bewegungen und Aktivitäten, von denen die Patienten Schmerzen oder Schädigung erwarten. Voraussetzung ist, dass keine Gewebeschädigung besteht, die eine Kontraindikation darstellt, wie z. B. ein akuter Bandscheibenvorfall oder eine schwere Osteoporose.

Die notwendigen Behandlungsschritte der Konfrontation sind:

(1) Entängstigen durch Schmerzedukation
(2) Hierarchisieren
(3) Konfrontieren
(4) Evaluieren
(5) selbstständiges Weiterüben

Tipp

Für die Hierarchisierung der Alltagstätigkeiten, die Angst auslösen oder Befürchtungen verursachen, eignet sich auch die von der Arbeitsgruppe um Johan Vlaeyen entwickelte Fotoserie von Alltagsaktivitäten (Photograph Series of Daily Activities – PHODA). Eine CD mit diesen Bildern finden Sie im Buch Pain-Related Fear: Exposure-Based Treatment for Chronic Pain (Vlaeyen et al., 2012). Alternative: Sie machen selbst solche Fotos.

Graded activity. Eine andere Möglichkeit des Abbaus von Vermeidungsverhalten sind sog. Graded-Activity-Behandlungsansätze. Bei diesem »Kleine-Schritte-Prinzip« spielt die Angst keine wesentliche Rolle. Der stufenweise Aufbau von Aktivitäten wird üblicherweise eingesetzt, sowohl um Vermeidungsverhalten abzubauen als auch eine Überaktivität umzustrukturieren. Hierbei wird »gesundes Verhalten« verstärkt. Patienten wählen beim stufenweisen Aktivitätsaufbau ein Verhalten, was sie gerne machen, z. B. einen Spaziergang. Therapieziel ist die Verbesserung der Funktionalität. Nach dem Pacing-Prinzip werden Aktivitäten zeitkontingentiert durchgeführt, ohne Orientierung am Schmerz. Diese Aktivitäten werden nach Quoten gesteigert und verstärkt und Patienten zur Selbstverstärkung angeleitet (Glombiewski, 2018).

Die beiden therapeutischen Strategien Graded exposure und Graded activity lassen sich dem zugrunde liegenden Verhalten der Patienten spezifisch zuordnen (Meeus et al., 2016). Zu beachten ist hierbei, dass verschiedene Verhaltensweisen auch situations- und aktivitätsabhängig variieren können:

Verhalten	**Durchhalteverhalten**	**Vermeidungsverhalten**	**Angstbedingtes Vermeidungsverhalten**
Verfahren	Graded activity, »Kleine-Schritte-Prinzip«		Graded exposure
Ziel	▶ Schutz vor wiederholter Überbelastung ▶ Reduktion von Überaktivität	▶ Angemessene Alltagsaktivitäten ▶ Schmerzlinderung durch Bewegung	▶ Vermeidungsverhalten reduzieren ▶ Überzeugungen verändern
Strategie	▶ Etablierung angepasster Aktivität ▶ Pausenmangement	▶ Aktivitätsaufbau in kleinen Schritten	▶ Konfrontation zur Überwindung der Angst
Beispiel	▶ Bügeln – mit Pausen	▶ Mit Spazieren anfangen	▶ Kiste heben üben

Arbeits- und Informationsmaterial

AB 60 Fear Avoidance Beliefs Questionnaire FABQ

Die deutsche Version des »Fear Avoidance Beliefs Questionnaire« kann verwendet werden, um Angst-Vermeidungseinstellungen frühzeitig zu identifizieren (Pfingsten et al., 1997, 2004). Dieser lizenzfreie Fragebogen ermöglicht eine Erfassung dreier wichtiger Bereiche: Aktivität, Arbeit und Prognose. Auf diesem Arbeitsblatt finden Sie auch Hinweise zur Auswertung und Interpretation. Die Items eignen sich auch für das freie Patientengespräch.

AB 61 Befürchtungen und Überzeugungen (FABQ)

Dieses Arbeitsblatt zeigt den FABQ und eignet sich zum Ausfüllen für Patienten.

INFO 6 Schmerz-Angst-Vermeidungs-Teufelskreis

Das Fear-Avoidance-Modell bzw. Angst-Vermeidungs-Modell wird hier in Form eines Teufelskreises dargestellt und erklärt (Vlaeyen & Linton, 2000). Bzgl. der bedrohlichen Infos lohnt es sich, genauer nachzufragen: »Was hat Ihnen der Arzt mitgeteilt, welche Informationen haben Sie von Angehörigen erhalten oder was haben Sie darüber im Internet gefunden?«

AB 62 Schmerz-Angst-Vermeidungs-Teufelskreis – ein Beispiel

Dieses ausgefüllte Arbeitsblatt veranschaulicht ein Alltagsbeispiel für Patienten.

AB 63 Schmerz-Angst-Vermeidungs-Teufelskreis

Dieses Arbeitsblatt bieten die Möglichkeit, das vorher erläuterte Fear-Avoidance-Modell mit individuellen Überzeugungen, Ängsten, Verhaltensweisen und Beeinträchtigungen auszufüllen.

AB 64 Angsthierarchie

Mit dem Patienten wird zunächst eine Angsthierarchisierung vorgenommen. Dazu dient die Stärke der Angst vor Schädigung. Es geht dabei um alltägliche Aktivitäten wie z. B. Treppensteigen, Spülmaschine ausräumen, Kiste Wasser heben, Garten umgraben. Für die Auswahl einer Konfrontationsübung empfiehlt sich eine Aktivität mit mittlerer Ausprägung der Angst.

INFO 7 Konfrontation bei Schmerzangst – Anleitung

Bei schmerzassoziierten Ängsten müssen Sie das Prinzip der Konfrontation mit Angst und Schmerz auslösenden Alltagssituationen vorher erklären. Die Übungen müssen möglichst konkret formuliert werden, zum Beispiel »Treppensteigen über 20 Stufen mit einer Flasche Wasser in der Hand«. Die Übung wird vom Therapeuten vorgemacht, dann vom Patienten wiederholt und als Hausaufgabe aufgegeben. Der Patient beobachtet und skaliert dabei den Angstverlauf (Vlaeyen et al., 2016).

AB 65 Konfrontation bei Schmerzangst

Hier trägt der Patient die Aktivität, die geübt werden soll, konkret ein, sowie die Befürchtung und deren Skalierung. Für jede neue Exposition wird ein neues Arbeitsblatt benötigt (Vlaeyen et al., 2016).

INFO 8 Aktivitäten nach Quoten und nicht nach Schmerzen – Anleitung

Hier wird ein Graded-activity-Vorgehen nach dem Pacing-Prinzip vorgestellt. Es werden einige Beispiele für Alltagsaktivitäten geben. Die Aktivitäten werden in kleinere gut durchführbare Schritte unterteilt und zeitkontingentiert durchgeführt. Anschließend wird die Aktivität nach einem festen Quotenplan und unabhängig von den Schmerzen und der Tagesform der Patienten gesteigert (Nicholas et al., 2014).

AB 66 Mein Aktivitätenplan nach Quoten

Hier kann der Patient seine Alltagsaktivitäten, die er gerne wieder machen will, eintragen und die entsprechenden Quoten festlegen. Der Therapeut achtet darauf, dass eine sichere und realistische Steigerungsrate vom Patienten festgelegt wurde, sodass er ein Erfolgserlebnis während der Übung hat.

Fear Avoidance Beliefs Questionnaire FABQ

Dieser von Waddell et al. (1993) vorgestellte Fragebogen liegt in verschiedenen deutschen Übersetzungen vor. Die hier vorgestellte Form stammt von Pfingsten et al. (1997). Sie können das Wort »Rückenschmerzen« auch durch das Wort »Schmerzen« ersetzen.

Die Zustimmung zu den als Selbstaussagen formulierten 16 Items erfolgt auf einer 7-stufigen Likertskala von 0 = »stimmt gar nicht« bis 6 = »stimmt ganz genau«.

Die Items werden zu drei Skalen summiert.
Skala 1 Aktivität: Zusammenhang mit körperlicher Aktivität (Addition der 5 Itemwerte 1–5)
Skala 2 Arbeit: Verursachung durch Arbeit (Addition der 5 Itemwerte 6–11, ohne Item 8)
Skala 3 Prognose: Prognostik der Arbeitswiederaufnahme (Addition der 5 Itemwerte 12–16)

Das Item 8 wird in der Auswertung nicht berücksichtigt. Dieses Item liefert eine Information über eine mögliche »Anspruchshaltung«.

Die Berücksichtigung von Skala 2 und 3 setzt voraus, dass die Patienten einer Berufstätigkeit nachgehen. Für Patienten ohne bestehendes Arbeitsverhältnis ist nur Skala 1 des Fragebogens (Aktivität) anwendbar. Normwerte liegen nicht vor.

Michael Pfingsten schlägt folgende **kritische Werte** vor:
- Skala 1 Aktivität: > 18
- Skala 2 Arbeit: > 14
- Skala 3 Prognose: > 12

Die Items des FABQ können auch außerhalb der Fragebogenanwendung als Anregung für das Patientengespräch dienen. Auf dem Arbeitsblatt 61 finden Sie eine Version des FABQ. Der Fragebogen wird dort genannt: »Befürchtungen und Überzeugungen (FABQ)«.

Befürchtungen und Überzeugungen (FABQ)

Hier sind einige Gedanken über Schmerzen, wie sie von anderen Patienten geäußert wurden. Bitte kreuzen Sie für jede Feststellung eine Zahl zwischen 0 und 6 an, je nachdem, inwieweit körperliche Aktivitäten wie Bücken, Heben, Gehen oder Fahren Auswirkungen auf ihre (Rücken-)Schmerzen haben oder haben könnten.

Einige Gedanken beziehen sich auch auf den Einfluss, den Ihre tägliche Arbeit auf Ihre (Rücken-) Schmerzen hat oder haben könnte.

Nutzen Sie die Skala, um Ihre Zustimmung zu den Aussagen zu kennzeichnen. 0 bedeutet »Stimmt gar nicht«, 3 »unsicher« und 6 »Stimmt genau«; mit den Zahlen dazwischen können Sie eine Abstufung Ihrer Zustimmung angeben.

1	Meine Rückenschmerzen wurden durch körperliche Aktivitäten verursacht.	0	1	2	3	4	5	6
2	Körperliche Aktivitäten verstärken meine Schmerzen.	0	1	2	3	4	5	6
3	Körperliche Aktivitäten könnten meinem Rücken schaden.	0	1	2	3	4	5	6
4	Ich sollte körperliche Aktivitäten, die meinem Rücken schaden, unterlassen.	0	1	2	3	4	5	6
5	Ich kann körperliche Aktivitäten, die meinem Rücken schaden, nicht ausüben.	0	1	2	3	4	5	6
6	Meine Schmerzen wurden durch meine Arbeit oder durch eine Verletzung bei der Arbeit verursacht.	0	1	2	3	4	5	6
7	Durch meine Arbeit wurden meine Schmerzen verstärkt.	0	1	2	3	4	5	6
8	Ich hätte eigentlich einen Anspruch auf Entschädigung für meine Schmerzen.	0	1	2	3	4	5	6
9	Meine Arbeit ist zu schwer für mich.	0	1	2	3	4	5	6

Befürchtungen und Überzeugungen (FABQ)

10	Meine Arbeit verschlimmert meine Schmerzen oder wird sie verschlimmern.	0	1	2	3	4	5	6
11	Meine Arbeit könnte meinen Rücken schädigen.	0	1	2	3	4	5	6
12	Mit meinen augenblicklichen Schmerzen sollte ich meine gegenwärtige Arbeit eigentlich nicht ausüben.	0	1	2	3	4	5	6
13	Ich kann mit meinen augenblicklichen Schmerzen meine gegenwärtige Arbeit nicht ausführen.	0	1	2	3	4	5	6
14	Bis meine Schmerzen nicht behandelt sind, kann ich meine gegenwärtige Arbeit nicht ausführen.	0	1	2	3	4	5	6
15	Ich glaube nicht, dass ich in den nächsten 3 Monaten an meine normale Arbeit zurückkehren kann.	0	1	2	3	4	5	6
16	Ich glaube nicht, dass ich meine jetzige Arbeitstätigkeit überhaupt wieder aufnehmen kann.	0	1	2	3	4	5	6

Schmerz-Angst-Vermeidungs-Teufelskreis

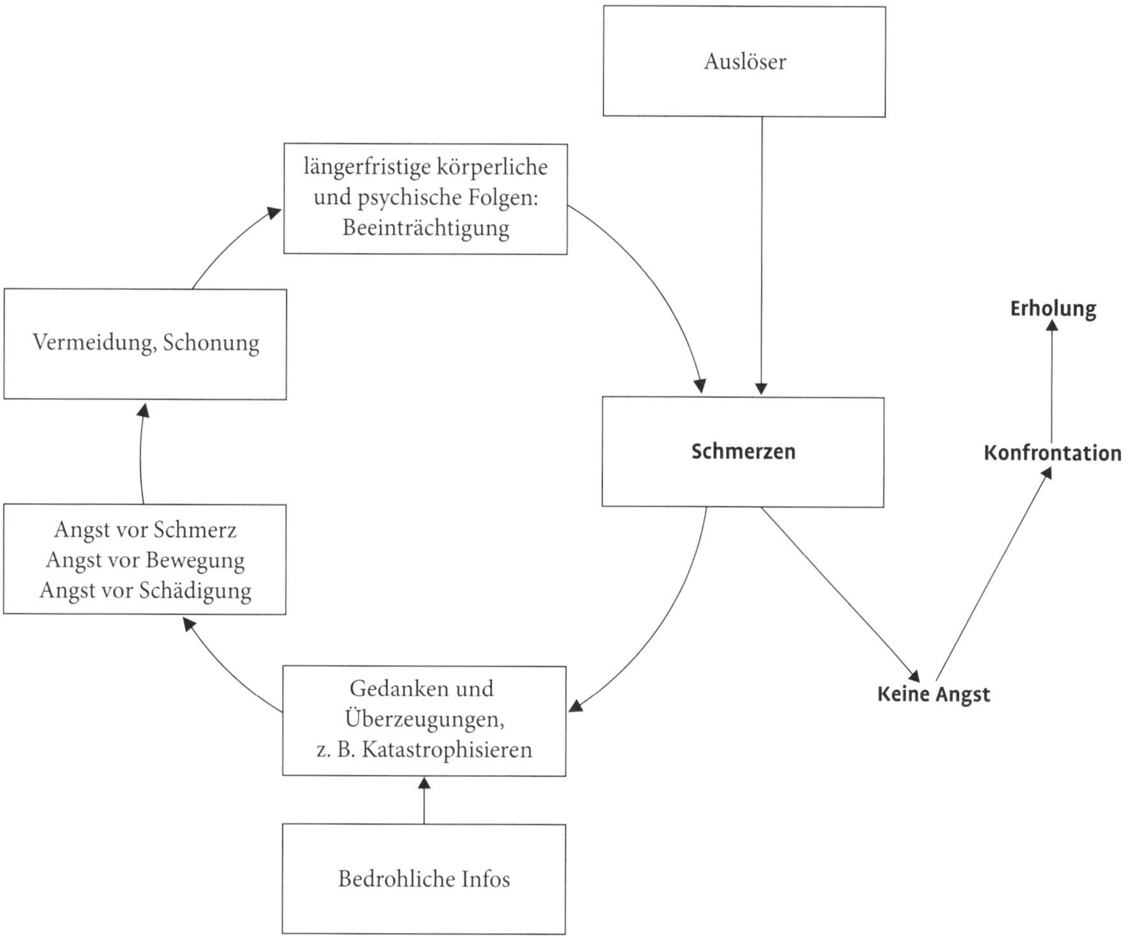

Abbildung Angst-Vermeidungs-Modell (Vlaeyen & Linton, 2000)

Manche Menschen haben eine Veranlagung zu unspezifischen Rückenschmerzen, die Rückenschmerzen kommen und gehen, wie z. B. eine Migräne. Die Patienten ruhen sich ein bis zwei Tage aus und gehen dann langsam und in Maßen ihren gewohnten Tätigkeiten wieder nach. D. h. sie konfrontieren sich nach kurzer Schonzeit wieder mit ihren alltäglichen Aktivitäten. Durch die Zunahme der Aktivität verbessern sich die Schmerzen. In der Regel erholen sie sich nach kurzer Zeit wieder (s. rechte Seite in Abb. »Angst-Vermeidungs-Modell«).

Wichtig

Bei einem Teil der Patienten halten die Schmerzen aber dauerhaft an. Warum ist das so? Oft spielen dabei Überzeugungen und Ängste eine entscheidende Rolle.

Schmerz-Angst-Vermeidungs-Teufelskreis

Die Ängste können durch die Neigung zum Katastrophisieren (»Schwarzsehen«) entstehen oder gestärkt werden. Typische katastrophisierende Gedanken sind: »Mein Rücken hält das nicht aus«, »Wenn ich mich drehe, springt die Bandscheibe raus«, »Der Schmerz bedeutet, dass im Rücken etwas kaputtgegangen ist«, »Wenn das so weitergeht, lande ich im Rollstuhl«, »Ich kann sowieso nichts machen«.

Solche Gedanken können durch bedrohlich wirkende, ungünstige Botschaften von Behandlern, Angehörigen oder aus der Internetsuche entstehen oder verstärkt werden. Auch persönliche Erfahrungen in der Familie oder im Umfeld spielen eine Rolle. Die Schmerzen werden zunehmend als gefährlich bewertet und daraus resultiert die feste Überzeugung, dass Bewegung zu Schädigungen führt.

Es kommt dann zu Ängsten vor stärkeren Schmerzen, Ängsten vor bestimmten Bewegungen und Ängsten vor Schädigung. Die Aufmerksamkeit wird jetzt noch mehr auf den Körper und den Schmerz gelenkt. Um eine Schmerzzunahme zu vermeiden, schont sich der Betroffene verständlicherweise. Bewegungen, körperliche Belastung und soziale Aktivitäten werden vermieden. Durch das Vermeidungsverhalten gibt es keine Gelegenheit mehr, die Erfahrung zu machen, dass angepasste Bewegung die Schmerzen lindern kann.

Die Vermeidung von Bewegung und anderer Aktivitäten führt langfristig zu einer immer stärkeren körperlichen Dekonditionierung (fehlende Fitness), zu schmerzhaften Fehlhaltungen und untrainierten, schwachen Muskeln des Bewegungsapparates. Neben den körperlichen Folgen kommt es auch zu psychischer Beeinträchtigung (s. linke Seite in Abb. »Angst-Vermeidungs-Modell«).

Schmerz-Angst-Vermeidungs-Teufelskreis – ein Beispiel

Hier finden Sie ein Beispiel für eine typische Alltagssituation.

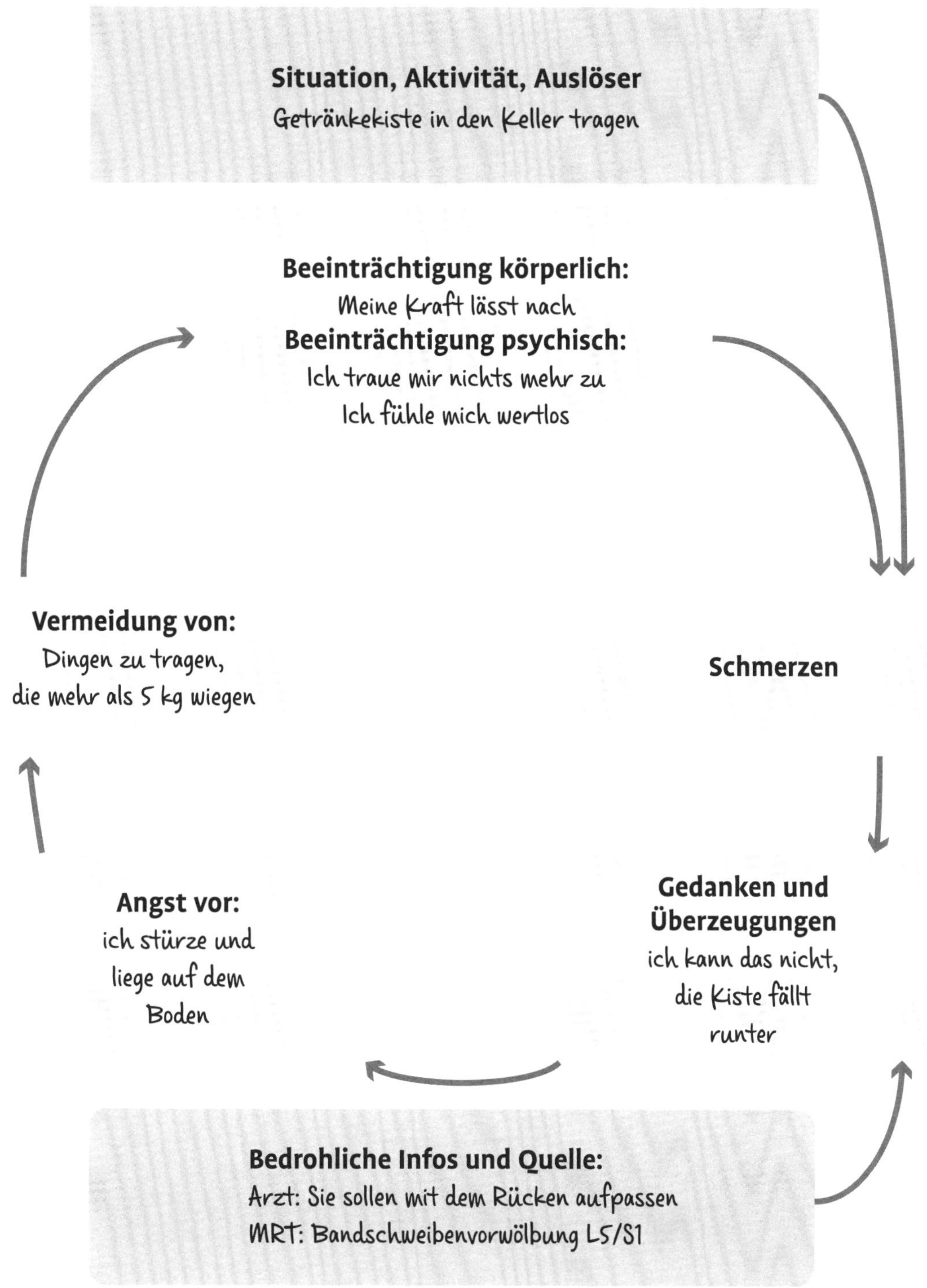

AB 63 • P

Schmerz-Angst-Vermeidungs-Teufelskreis

Welche Erfahrungen haben Sie in typischen Schmerzsituationen gemacht? Ergänzen Sie das Schaubild mit Ihren Erfahrungen, Gedanken, Ängsten und Verhalten. Sie können auch für unterschiedliche Situationen neue Arbeitsblätter verwenden.

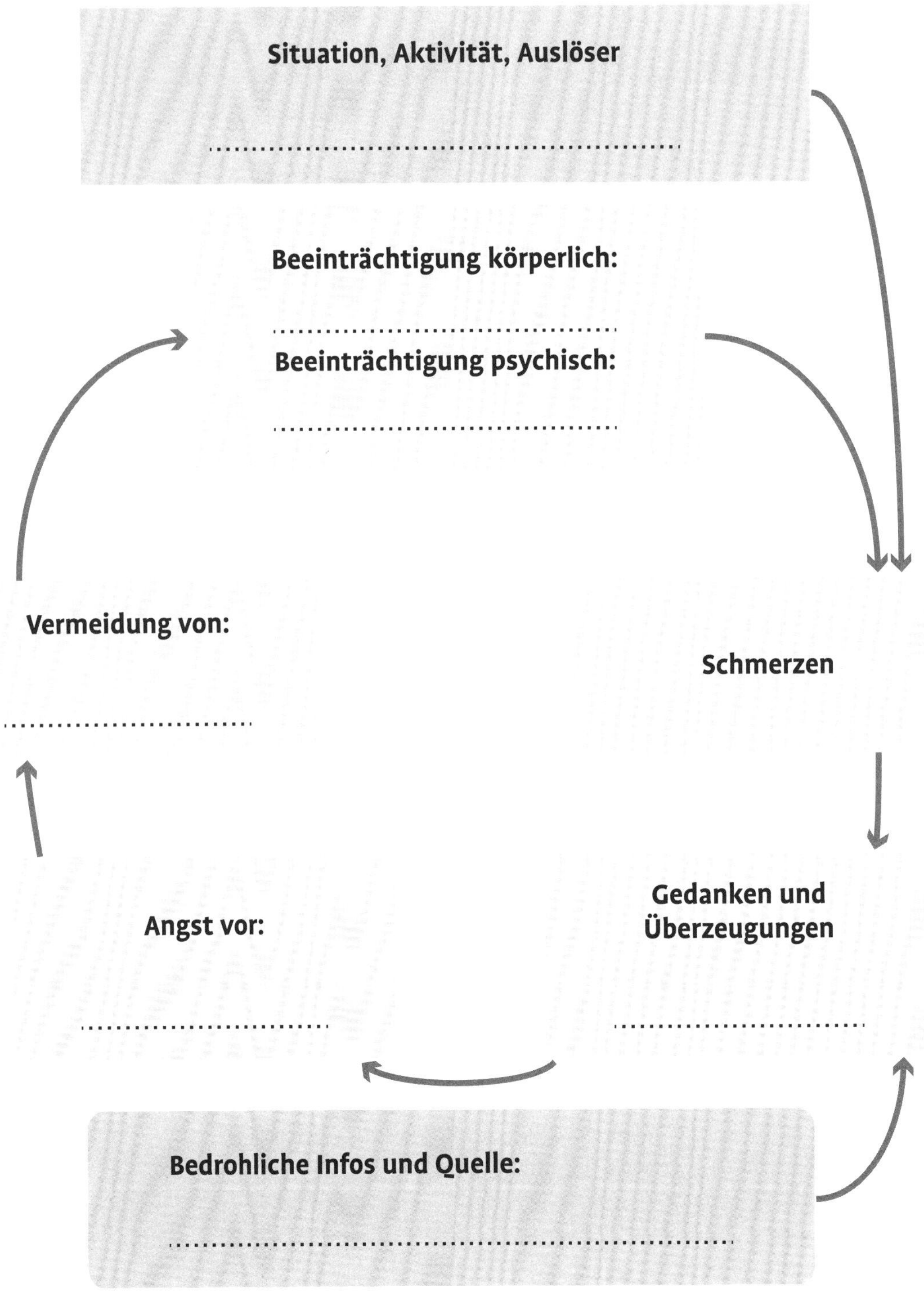

AB 64 • P

Angsthierarchie

Menschen mit chronischen Schmerzen befürchten oft, dass bestimmte Bewegungen oder Aktivitäten Schmerzen auslösen oder verstärken. Oder es wird befürchtet, dass die Bewegung einen Schaden oder eine Verletzung verursacht.

Erstellen Sie eine Liste von Alltagssituationen und Aktivitäten, die Sie aufgrund der Schmerzen vermeiden bzw. von Situationen, vor denen Sie Angst haben oder die Sie für schädlich halten. Das können auch Bewegungen sein, bei denen Sie befürchten, dass die Schmerzen zunehmen, z. B. sich bücken.

Setzen Sie die Bewegung oder Aktivität, die Ihnen am meisten Angst macht, ganz oben hin, z. B. »Das Kind aus dem Auto heben«. Die Bewegungen oder Situationen, vor denen Sie weniger Angst haben, in die Mitte, z. B. »Tanzen«. Ganz unten können Sie die Situationen auflisten, die Sie angstfrei im Alltag bereits durchführen können, z. B. »Spazieren«. Sie können die Liste auch jederzeit ergänzen.

Maximale Angst: »Diese Bewegung ist ganz sicher schädlich für meinen Rücken.«	**Alltägliche Bewegungen, Aktivitäten oder Situationen**
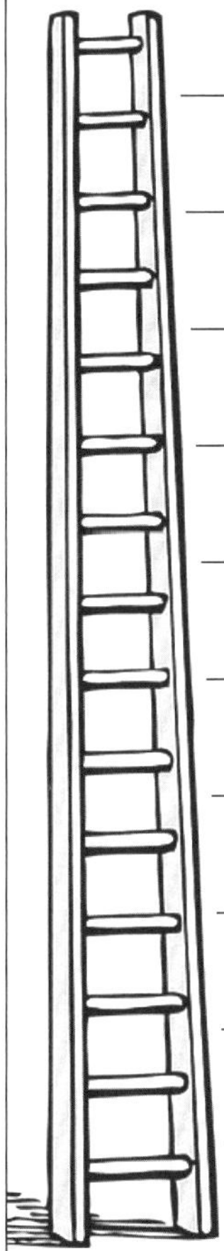 100	
90	
80	
70	
60	
50	
40	
30	
20	
10	
0	
Keine Angst: »Diese Bewegung ist nicht schädlich für meinen Rücken.«	

Konfrontation bei Schmerzangst – Anleitung

In der Therapie geht es nun darum, Bewegungen und Aktivitäten, die Sie noch vermeiden und vor denen Sie Angst haben, trotz Beschwerden durchzuführen. Hierbei kann man die neue und wichtige Erfahrung machen, dass es doch besser geht als man gedacht hat oder dass die befürchtete Schmerzzunahme oder die erwartete Schädigung ausbleibt.

Schrittweises Vorgehen

(1) **Auswahl:** Der Patient sucht gemeinsam mit dem Therapeuten eine Aktivität aus der Angsthierarchie (s. AB 64) aus. Dabei soll die Angst nicht zu niedrig und nicht zu hoch sein (zwischen 40 und 70). Die Konfrontation muss realistisch durchführbar sein.

(2) **Konkret**: Der Patient beschreibt die Situation, die geübt werden soll, möglichst konkret. Wie oft, wie stark, wie lange, wie viel Gewicht heben, wie weit der Rücken gebeugt wird usw. Der Therapeut erfragt die Höhe der Angst bei der Vorstellung der Aktivität auf einer Skala von 0 bis 100.

(3) **Katastrophisierende Gedanken**: Die konkrete Erwartung sollte der Patient am besten in »Wenn … dann …« Sätzen formulieren. Hierbei geht es um die erwartete Schädigung, die Angst vor Schmerzen oder um Funktionsstörungen. Die Erwartungen der Patienten müssen sehr konkret erfragt werden: Was befürchten Sie, was passiert, wenn Sie diese Bewegung ausführen? Ab welchem Gewicht entsteht die Angst, einen Bandscheibenvorfall zu bekommen? Es sollte möglichst nicht nur die Erwartung von einer Schmerzzunahme formuliert werden, sondern die Erwartung von den damit verbunden Folgen. Z. B.: »Wenn ich mich hinlege, komme ich alleine nicht mehr hoch.« »Ich kann die Schmerzen nicht aushalten.« »Das Tragen wird meinem Rücken schaden.« Bei unkonkreten Angaben fragt der Therapeut nach: Was bedeutet es genau, wenn Sie sagen «dem Rücken schaden« oder »Schmerzen nicht aushalten«?

(4) **Überzeugung**: Der Therapeut erfragt, wie stark der Patient von diesem Gedanken überzeugt ist. Dafür wird wieder eine Skala von 0 bis 100 vorgeschlagen.

(5) **Aktivität vormachen**: Der Therapeut führt die Aktivität in einem möglichst natürlichen Bewegungsablauf vor. Ggf. bespricht er mit dem Patienten potenzielle Schutzstrategien wie z. B. Schonhaltungen während der Durchführung oder die Bewegung sehr schnell oder sehr langsam machen.

(6) **Aktivität:** Der Patient führt die abgesprochene Aktivität durch. Ggf. unterstützt der Therapeut motivational.

(7) **Evaluation**: Der Therapeut fragt nach den Erfahrungen mit der Konfrontation. Es wird festgestellt, dass die Befürchtung nicht eingetreten ist. Der Patient schätzt erneut die Stärke der Angst und die Stärke der Überzeugung der Befürchtung ein. Es wird die Abnahme der beiden Skalen besprochen und verdeutlicht. Der Therapeut spricht wiederholt an, dass entgegen der Erwartung z. B. der Rücken nicht geschädigt wurde (ggf. weist der Therapeut auf beobachtete Schutzstrategien oder Vermeidungsverhalten hin).

(8) **Anpassung und Wiederholung**: Wenn die Exposition den Patienten nicht überzeugt, kann die Übung in der Sitzung wiederholt werden. Wenn die Übung erfolgreich war, lobt der Therapeut den Patienten und gibt die mehrfache Wiederholung der Übung als Hausaufgaben mit.

Anschließend kann die nächste Situation auf der Angsthierarchie ausgewählt werden und dafür ein neues Arbeitsblatt genutzt werden. Schrittweise können Sie sich so langsam über die nächsten Wochen und Monate auf der Leiter der Angsthierarchie nach oben arbeiten.

Konfrontation bei Schmerzangst

Für jede neue Aktivität nehmen Sie bitte ein solches Arbeitsblatt. Viel Erfolg!

(1) **Ausgewählte Aktivität** oder Bewegung aus der Angsthierarchie:

....

....

(2) **Konkrete Einzelheiten der Aktivität:**

....

....

....

Höhe der Angst vor der Aktivität:

0 ---- 10 ---- 20 ---- 30 ---- 40 ---- 50 ---- 60 ---- 70 ---- 80 ---- 90 ---- 100

keine Angst max. Angst

(3) **Katastrophisierender Gedanke / Befürchtung:**

....

....

....

(4) **Wie überzeugt bin ich von diesem Gedanken:**

Überzeugung von diesem Gedanken vor der Aktivität:

0 ---- 10 ---- 20 ---- 30 ---- 40 ---- 50 ---- 60 ---- 70 ---- 80 ---- 90 ---- 100

nicht überzeugt völlig überzeugt

(5) Therapeut macht die Aktivität vor.

(6) **Aktivität:** Bitte führen Sie die Aktivität so wie unter Punkt 2 beschrieben aus.

Konfrontation bei Schmerzangst

(7) **Evaluation**:
Ist die Befürchtung eingetreten?

....

....

Höhe der Angst nach der Aktivität:

0 ---- 10 ---- 20 ---- 30 ---- 40 ---- 50 ---- 60 ---- 70 ---- 80 ---- 90 ---- 100

keine Angst max. Angst

Überzeugung vom katrastrophisierenden Gedanken / Befürchtung aus (3) nach der Aktivität:

0 ---- 10 ---- 20 ---- 30 ---- 40 ---- 50 ---- 60 ---- 70 ---- 80 ---- 90 ---- 100

nicht überzeugt völlig überzeugt

Was haben Sie erlebt, beobachtet? Haben die Angst und die Überzeugung abgenommen?

....

....

(8) **Anpassung und Wiederholung**: War die Übung erfolgreich, dann bitte weiter zuhause üben.

Aktivitäten nach Quoten und nicht nach Schmerzen – Anleitung

Bei chronischen Schmerzen ist es unter Umständen schwierig, das richtige Maß an Belastung zu finden. Oft wird bei weniger Schmerzen alles nachgeholt, was liegen geblieben ist mit der Folge einer Überbelastung und anschließender Erschöpfung. Oder es wird bei starken Schmerzen gar nichts mehr unternommen, was auch nicht zum Ziel führt.

Die folgende Strategie hilft dabei, Ihre Funktionsfähigkeit nach und nach zu verbessern, ohne dass es zu Überforderung oder Unterforderung kommt.

Alltägliche Aktivitäten werden in kleinere, gut durchführbare Schritte unterteilt, ohne dass der Schmerz dabei extrem wird. Das Trainingsprogramm wird also immer knapp unterhalb der aktuellen Leistungsgrenze durchgeführt. Dann wird die Aktivität langsam und unabhängig von den Schmerzen gesteigert. Ziel ist dabei zunächst eine gleichmäßige Aktivität unabhängig von den Schmerzen, aber nach festen Quoten. Dadurch erfolgt eine Verbesserung der Leistungsfähigkeit und der Funktionsfähigkeit.

(1) Suchen Sie Aktivitäten aus, die Sie gerne wieder mehr betreiben wollen.
(2) Legen Sie einen Anfangswert fest, den Sie auch an schlechten Tagen oder mit Schmerz geschafft haben oder ohne wesentliche zusätzliche Schmerzen am nächsten Tag. Wie lang können Sie z. B. spazieren gehen, ohne dass Ihre Schmerzen schlimmer werden? Testen Sie Ihre aktuelle Leistungsfähigkeit mindestens dreimal, besser fünfmal und bilden Sie einen Mittelwert. Diesen Wert reduzieren Sie nochmals um 20 %, damit es am Anfang auch sicher klappt. Das ist Ihr Anfangswert.
(3) Machen Sie einen Plan für die nächsten Wochen. Sie steigern langsam alle zwei Tage (oder längere feste Abstände) Ihre Aktivität um eine festgelegte Quote, z.B: zwei Minuten länger, 100 Meter weiter, 500 g mehr usw. … Oft muss man probieren, bis man die richtige Quote findet.
(4) Halten Sie sich streng an den Plan und die festgelegte Aktivität. Die Aktivität wird durchgeführt, ob Schmerzen bestehen oder nicht, denn Sie wollen lernen, unabhängig von Schmerzen zu sein. Wenn es Ihnen nach der festgelegten Übung gut geht und Sie das Gefühl haben, Sie könnten noch mehr tun, hören Sie trotzdem auf. Nutzen Sie ggf. einen Timer. Wenn Sie schon vor Ende der Übung Schmerzen haben, machen Sie trotzdem weiter. Sie können dann ggf. Ihren Plan für den nächsten Tag anpassen. Bedenken Sie: Schmerzen zu empfinden ist nicht gleichbedeutend mit Schädigung.
(5) Bleiben Sie geduldig und besprechen Sie diesen Plan ggf. auch in der Physiotherapie.

Hier finden Sie einige Beispiele:

Aktivität	Anfangswert	1. und 2. Tag	3. und 4. Tag	5. bis 7. Tag	2. Woche	3. Woche
Sitzen	5 min	5 min	6 min	7 min	10 min	12 min
Stehen	10 min	10 min	11 min	12 min	13 min	15 min
Heben	1 kg	1 kg	1,1 kg	1,2 kg	1,3 kg	1,4 kg
Gehen	15 min	15 min	17 min	18 min	20 min	25 min
Treppen steigen	1 Stockwerk	1 Stockwerk	1 und ¼	1 und ½	2	2,5
Autofahren	20 min	20 min	22 min	24 min	26 min	28 min
Gartenarbeit	10 min	10 min	11 min	12 min	15 min	20 min

AB 66 • P

Mein Aktivitätenplan nach Quoten

(1) Suchen Sie ein bis drei Aktivitäten aus, die Sie gerne wieder mehr betreiben wollen, z. B.: Sitzen, Stehen, etwas heben, Spazierengehen, Treppensteigen, Autofahren, Gartenarbeit, mit den Kindern oder Enkeln spielen, Bügeln, Spülmaschine ausräumen etc.
(2) Legen Sie einen Anfangswert fest.
(3) Tragen Sie Ihre geplanten Aktivitäten für die nächsten Tage ein. Steigern Sie langsam alle zwei Tage um eine festgelegte Quote.
(4) Führen Sie die Aktivität nach Plan durch.

Aktivität	Anfangswert	1. und 2. Tag	3. und 4. Tag	5. bis 7. Tag	2. Woche	3. Woche

Tipp

Bedenken Sie, dass Sie bei Bedarf einmal in der Woche einen *Jokertag* nehmen können. An diesem Tag müssen Sie nur das tun, wozu Sie Lust haben. ☺

9 Gedanken und Überzeugungen

»Nicht die Dinge selbst beunruhigen die Menschen,
sondern die Meinungen und die Urteile über die Dinge.«
(Epiktet, ca. 50–130 n. Chr.)

In der Literatur zur Schmerztherapie findet sich regelhaft der Hinweis, dass die Art des Denkens über den Schmerz wesentlich für das Ausmaß der Beeinträchtigung ist und das Leid der Betroffenen mitbestimmt. Denken, Bewerten, Urteilen und Schlussfolgern als kognitive Prozesse bestimmen auch über das in einer Situation gezeigte Verhalten, auch das Vermeidungsverhalten. Deshalb sind ungünstige Denkweisen – insbesondere das Katastrophisieren – ein wichtiger Prädiktor für die Chronifizierung von Schmerzen.

Dysfunktionale Kognitionen in Schmerzsituationen betreffen Katastrophisieren, Hilf- und Hoffnungslosigkeit, schmerzbezogene Angst, die erlebte Beeinträchtigung, den Appell zum Durchhalten oder Bagatellisierung.

Stabilere, situationsüberdauernde Einstellungen, Überzeugungen oder Sichtweisen bilden den Hintergrund, auf dem aktuelle Situationen bewertet und erlebt werden. Biografische Erlebnisse und Beziehungserfahrungen bestimmen hierbei wesentlich die Art und Ausprägung solcher Schemata. Bei Patienten mit chronischen Schmerzen sind neben allgemeinen (z. B. »Ich bin nur etwas wert, wenn ich etwas leiste«) auch schmerzbezogene Grundüberzeugungen bedeutsam (z. B. »Wer Schmerzen hat, ist ein Schwächling«).

Ein erster Zugang zu kognitiven Aspekten ergibt sich meist aus der Anamnese und aus der Selbstbeobachtung, z. B. mithilfe von Schmerztagebüchern (**AB 1** »Leitfaden zur Anamnese bei Patienten mit chronischen Schmerzen« und **AB 5** »Schmerzreaktionstagebuch«). In **AB 6** »Die Schmerzwaage« wurden u. a. auch schmerzverstärkende und schmerzerleichternde Kognitionen abgefragt. Hierauf kann jeweils Bezug genommen werden. Auch die im Kapitel 10 *Emotionen und Schmerzen* dargestellten Möglichkeiten der Schmerz-Affekt-Differenzierung können gut mit den hier vorgestellten kognitiven Methoden verknüpft werden.

Die mit den Arbeitsblättern gewonnenen Einsichten in die Denkweisen und Überzeugungen der Patienten bedürfen eines respektvollen Umgangs. Patienten werden sich möglicherweise für dysfunktionale Kognitionen selbst kritisieren und abwerten. Das therapeutische Vorgehen sollte daher wertschätzend sein und immer wieder das Ziel der Disputation betonen. Nämlich, dass Abstand zu ungünstigen Gedanken hergestellt wird, dass unangenehme Emotionen reduziert werden und dass ungünstige Verhaltensweisen verändert werden. Wilken beschreibt die therapeutische Beziehung dabei so: »…, und dabei zwar immer einen Schritt ›vor ihm‹ (was die Analyse seiner Kognitionen betrifft), aber auch immer ›bei ihm‹ (empathisch) zu sein« (Wilken, 2012, S. 98).

Arbeits- und Informationsmaterial

INFO 9 Die Rolle der Gedanken

Hiermit erhalten Patienten auf verständliche Art Informationen zum Einfluss der Gedanken auf Erleben und Verhalten. Ein einfaches ABC-Modell erklärt, dass kognitive Prozesse entscheidend sind für emotionales Erleben und Verhaltensweisen.

AB 67 Meine Schmerzgedanken

Dieses AB dient der Erfassung individueller schmerzbezogener Kognitionen. Die vorgegebene Gruppierung erleichtert es, die Kognitionen zu ordnen.

AB 68 Die Guten ins Töpfchen, die Schlechten ins Kröpfchen: hilfreiche und nicht hilfreiche Gedanken bei Schmerzen

Das AB listet beispielhaft schmerzbezogene Kognitionen auf, denen der Patient zustimmen kann. Darüber hinaus ist eine Beurteilung gefragt, ob diese Kognitionen hilfreich sind oder nicht, und diese Beurteilung soll begründet werden. Dieses Vorgehen verlangt schon einen gewissen Abstraktionsgrad und erfordert möglicherweise Hilfe durch den Therapeuten. Die ersten drei Beispielzeilen können hilfreich sein. Auf die übliche Gegenüberstellung »guter« und »schlechter« Kognitionen wird hier verzichtet, um der Individualität gerecht zu werden und auch bei auf den ersten Blick dysfunktionalen Kognitionen etwas Positives sehen zu können und umgekehrt.

AB 69 Das ABC der Gefühle und des Verhaltens

Das schon auf **INFO 9** »Die Rolle der Gedanken« angesprochene ABC-Modell wird hier als Arbeitsblatt vorgestellt. Wir haben es absichtlich einfach gehalten und appellieren an die Kreativität der Therapeutinnen und Therapeuten, diese Methode individuell anzupassen. In Lehrbüchern zu Kognitiver Therapie finden sich Spaltentechniken mit 3, 5 oder 7 Spalten und unterschiedlicher Berücksichtigung von emotionalem Erleben und Verhalten (z. B. de Jong-Meyer, 2018). Auch die ABC-Schemata gibt es in unterschiedlichen Abstraktionsgraden (z. B. Wilken, 2012; Stavemann, 2014).

AB 70 Meine Grundüberzeugungen: verinnerlichte Gedanken und wo sie herkommen

Das Arbeitsblatt unterstützt die biografische Arbeit mit dem Patienten mit Fokus auf Grundannahmen, verinnerlichte Glaubenssätze, Prägungen, Schemata bzw. Introjekte. Mithilfe von Satzergänzungen und anhand von Fragen soll der Patient eine Vorstellung entwickeln, wo seine Grundüberzeugungen herkommen, wodurch er geprägt wurde und welche frühen Schmerzerfahrungen möglicherweise dazu beigetragen haben. In einem abschließenden Block wird die Relevanz für die heutige Lebenssituation herausgearbeitet.

AB 71 Der Gedankenprüfstand: wie man auf andere Gedanken kommen kann

Dieses Arbeitsblatt listet in drei Schritten Ideen auf, die der kognitiven Umstrukturierung dienen. Üblicherweise findet der Großteil dieser Diskussion in der Therapiestunde statt, sodass diese Ideen als Hausaufgabe gegeben werden können. Schritt 1 und 3 stammen aus der klassischen KVT, während Schritt 2 eine Ergänzung darstellt, die aus der Akzeptanz- und Commitmenttherapie ACT (z. B. Wengenroth, 2012) übernommen wurde.

AB 72 Antreiber und Erlauber

In diesem Arbeitsblatt wird die Arbeit mit inneren Antreibern und Erlaubern vorgestellt. Das Modell geht auf die Transaktionsanalyse zurück (Kahler & Capers, 1974). Die inneren Antreiber dienen einerseits zur Befriedigung der Grundbedürfnisse (s. Kap. 11), andererseits sind sie ein häufiger innerer Stressor. Typische innere Antreiber sind dabei: Sei stark, Sei perfekt, Mache es allen recht, Streng dich an und Mach schnell.

Die Rolle der Gedanken

Es ist bekannt, dass Schmerzen von unterschiedlichen Menschen unterschiedlich stark wahrgenommen werden. Auch in unterschiedlichen Situationen können wir Schmerzen verschieden stark empfinden und in unterschiedlichem Ausmaß von ihnen gestört sein. Das liegt an der »Empfindlichkeit« für Schmerzempfindungen und der Aufmerksamkeit, die man dem Schmerz gerade widmet oder die der Schmerz gerade beansprucht.

Auch unsere Gedanken, Vorstellungen, Überzeugungen, Meinungen, Erwartungen und Befürchtungen bewirken eine stärkere oder schwächere Schmerzempfindung und eine höhere oder niedrigere Beeinträchtigung durch die Schmerzen. Wenn wir pessimistisch denken, traurigen Gedanken nachhängen oder uns Selbstvorwürfe machen, empfinden wir den Schmerz zunehmend stärker. In vielen Studien hat sich gezeigt, dass vor allem die Neigung zum Katastrophisieren ein wichtiger Risikofaktor ist, der Schmerzen verstärken oder bestehen lassen kann.

Wichtig

Unter *Katastrophisieren* versteht man eine Art des Denkens mit drei charakteristischen Merkmalen:

(1) Die Wahrscheinlichkeit negativer Ereignisse wird überschätzt (»Ich werde bestimmt wieder Rückenschmerzen bekommen«) und auch die Bedeutung solcher Ereignisse wird überschätzt. Es wird in Gedanken vom Schlimmsten - einer Katastrophe - ausgegangen (»Wenn das passiert, dann ist alles aus!«).

(2) Die eigenen Möglichkeiten, mit einer scheinbar bedrohlichen Situation umzugehen, werden dagegen unterschätzt (»Ich kann nichts dagegen tun!«). Daraus folgt oft ein Gefühl der Hilflosigkeit.

(3) Solche Gedanken sind manchmal schwer zu stoppen und zu unterdrücken. Sie drängen sich auf und können sich wie Lawinen aufschaukeln.

Eine einfache Vorstellung davon, welche Rolle Gedanken für unsere Gefühle und unser Verhalten spielen, bietet das folgende ABC-Modell. Situationen oder Ereignisse (A) führen in der Regel nicht direkt dazu, dass ein bestimmtes Gefühl entsteht oder ein bestimmtes Verhalten gezeigt wird (sonst wäre es ein Reflex, bei jedem Menschen weitgehend gleich und schlecht zu beeinflussen). Es gibt einen weiteren Schritt zwischen Auslösern und Konsequenzen: Gedanken, Annahmen, Bewertungen und Interpretationen (B) von Situationen und Ereignissen sind entscheidend dafür, wie wir uns fühlen und was wir tun (C). Wenn Ihnen etwas ganz egal ist (B: »Es geht mich nichts an, ist egal«), wird es Sie nicht berühren (C: kein bestimmtes Gefühl, Gleichgültigkeit). Wenn Ihnen umgekehrt etwas sehr wichtig ist (oder Ihr Gehirn Ihnen signalisiert, es *sei* sehr wichtig), dann kann die Fliege an der Wand Sie verrückt machen. Das bedeutet: Die Geschichte, die wir uns selbst über ein Ereignis oder eine Situation erzählen, bestimmt sehr stark, wie wir emotional reagieren und wie wir handeln. Es lohnt sich also, die Storys unseres Gehirns genauer zu betrachten.

Die Rolle der Gedanken

A	**Situationen, Ereignisse oder andere Auslöser (z.B. Erinnerungen, Körperempfindungen)**	Ziehen im Rücken
↓	↓	↓
B	**Bewertungen** **Gedanken** **Überzeugungen**	Das hatte ich schon mal, das dauert jetzt wieder ewig
↓	↓	↓
C	**Konsequenzen:** **Gefühle und Verhalten**	Sorge, Ärger. Hinlegen

Der erste Schritt besteht darin, zu erkennen, welche Gedanken das Gehirn erzeugt und ob diese Gedanken hilfreich für Sie sind. Vielleicht haben Sie mithilfe des »Schmerzreaktionstagebuchs« (s. **AB 5**) schon bemerkt, wie der Zusammenhang zwischen Ihrer persönlichen Sichtweise und den Schmerzen ist. Oder Sie haben bereits **AB 6** »Die Schmerzwaage« bearbeitet und dort einige hilfreiche und weniger hilfreiche Gedanken aufgeschrieben.

Wir können selbst entscheiden, wie wir über etwas denken wollen. Auch wenn wir gelegentlich in alte, bekannte Denkweisen verfallen, so sind wir doch nicht unserem Denken ausgeliefert. Meinungen und Haltungen kann man ändern. Es ist also grundsätzlich möglich, auf unsere Gedanken Einfluss zu nehmen. Dabei dürfen Sie sich das Gehirn wie einen Muskel vorstellen, den man trainieren kann. Mit jedem Mal, an dem Sie einen hilfreichen Gedanken bewusst einsetzen, »lernt« Ihr Gehirn diesen neuen, günstigen Gedanken und kann zukünftig in schwierigen Schmerzsituationen angemessene und hilfreiche Bewertungen abgeben.

Meine Schmerzgedanken

Dieses Arbeitsblatt dient dazu, alle Gedanken, Vorstellungen, Einstellungen, Überzeugungen und Meinungen, die Sie *bei Schmerzen* haben oder die Sie *wegen der Schmerzen* haben, zu sammeln. Wir haben verschiedene Kategorien gebildet, damit eine Einteilung leichter fällt. In einem späteren Schritt können die Gedanken dann auf den Prüfstand gestellt werden: Ist es hilfreich, so zu denken, das zu glauben oder dieser Meinung zu sein? Daraus können dann alternative Denkweisen entwickelt werden.

Unter »Gedanken« verstehen wir im Folgenden alles, was sich im Kopf abspielt und was einem in den Sinn kommt: das was ich denke, was ich glaube, was ich mir vorstelle, was ich meine, wovon ich überzeugt bin, was ich erwarte, was ich befürchte, und so weiter.

Gedanken, die auftreten, wenn ich Schmerzen habe:
(in einer Schmerzsituation, wenn die Schmerzen wieder stark sind, …)

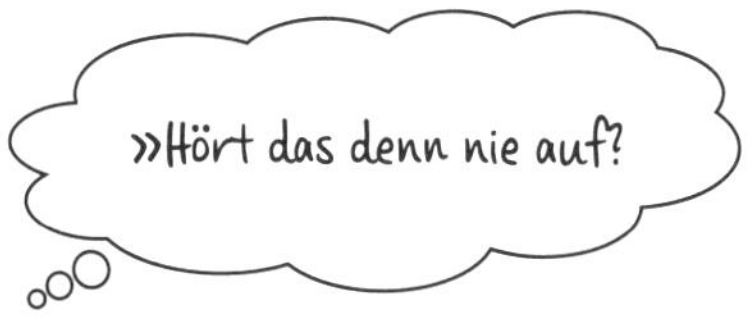

Gedanken über die Ursache meiner Schmerzen:
(z. B. Krankheiten, Verletzungen, Stress, »eigene Schuld«, …)

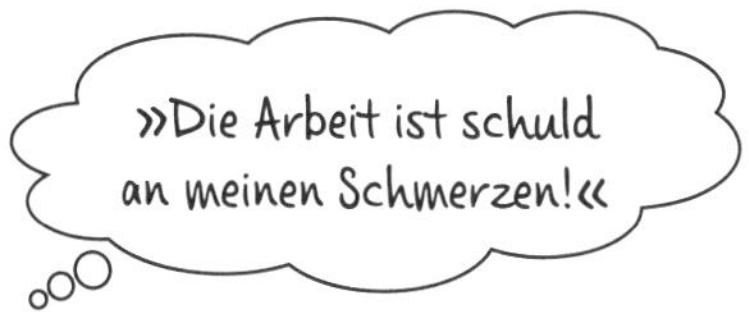

Gedanken über die Untersuchung und Behandlung meiner Schmerzen:
(welche Maßnahmen notwendig wären, was bisher hilfreich war, was auf keinen Fall passieren sollte, meine Erwartungen an Ärzte und Therapeuten, …)

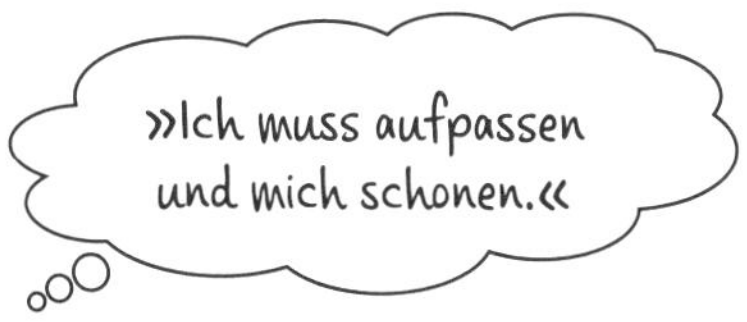

Meine Schmerzgedanken

Gedanken, die die Vergangenheit betreffen:
(frühere schmerzhafte Erfahrungen, verpasste Chancen, falsche Entscheidungen, …)

»Hättest du damals aufgepasst, dann …«

Gedanken, die die Zukunft betreffen:
(wie ich mir die nähere und weitere Zukunft mit den Schmerzen vorstelle, was meiner Meinung nach alles noch passieren wird, …)

»Wenn ich meinen Job verliere, dann …?«

Gedanken über mich selbst und meine eigenen Einflussmöglichkeiten:
(was ich von mir halte, ob ich überhaupt etwas selbst tun kann, was genau ich machen kann, wo ich auf andere angewiesen bin, …)

»Der Arzt ist meine letzte Hoffnung.«

Die Guten ins Töpfchen, die Schlechten ins Kröpfchen: hilfreiche und nicht hilfreiche Gedanken bei Schmerzen

Hier finden Sie eine Auflistung von Gedanken, die man haben kann, wenn man Schmerzen hat. Es können nur einzelne Worte sein, die einem in den Kopf kommen oder es handelt sich um Gedanken, die wie ein Kommentar zur Situation sind oder wie ein inneres Selbstgespräch. Auch wenn diese Gedanken manchmal unsinnig, nicht rational oder wenig hilfreich sind, kommen sie einem manchmal automatisch in den Sinn und bestimmen dann auch unser Fühlen und Handeln.

Wir haben in dieser Sammlung auch alternative und eher hilfreiche Gedanken aufgenommen. Diese Gedanken stammen ebenfalls von Patienten mit chronischen Schmerzen.

Markieren Sie Ihre typischen Gedanken in den Kästchen ganz links. Dann überlegen Sie, ob diese Gedanken für Sie hilfreich und zielführend sind oder nicht. Danach versuchen Sie, eine Begründung für die Einschätzung als »hilfreich« oder »nicht hilfreich« zu finden. Vielleicht fällt Ihnen auch eine Situation ein, in der diese Gedanken aufkamen.

Ergänzen Sie Ihre persönlichen Schmerzgedanken in den leeren Zeilen am Ende der Liste und besprechen Sie dieses Arbeitsblatt mit Ihrem Therapeuten.

Die ersten drei Zeilen sind Beispiele.

	Gedanke	Hilfreich: J = Ja / N = Nein / ? = unklar	**Warum ist dieser Gedanke hilfreich oder nicht? Beispielsituation, in der dieser Gedanke auftritt?**
☒	Mit den Schmerzen bin ich nur ein halber Mensch.	N	Mein Wert als Mensch ist nicht von einer Erkrankung abhängig.
☒	Trotz der Schmerzen kann ich meinen Aufgaben so gut es geht nachkommen.	J	Ich mache eben das, was ich kann. Dadurch fühle ich mich immer noch gebraucht. (letzten Samstag beim Einkaufen)
☒	Schmerzen zu haben bedeutet, dass etwas im Körper nicht stimmt.	?	Kommt drauf an. Notwendige Untersuchungen werden dann gemacht. Aber wenn die Ergebnisse o. k. sind, was dann?
☐	Mit den Schmerzen bin ich nur ein halber Mensch.		
☐	Trotz der Schmerzen kann ich meinen Aufgaben so gut es geht nachkommen.		
☐	Schmerzen zu haben bedeutet, dass etwas im Körper nicht stimmt.		
☐	Das hört ja nie mehr auf.		
☐	Es wird nie besser.		
☐	Vielleicht ist es doch etwas Schlimmes?		

Die Guten ins Töpfchen, die Schlechten ins Kröpfchen: hilfreiche und nicht hilfreiche Gedanken bei Schmerzen

	Gedanke	Hilfreich: J = Ja / N = Nein / ? = unklar	**Warum ist dieser Gedanke hilfreich oder nicht? Beispielsituation, in der dieser Gedanke auftritt?**
☐	Die Schmerzen sagen mir, dass ich mich entspannen sollte.		
☐	Wenn ich es nicht schaffe, die Schmerzen in den Griff zu bekommen, was dann?		
☐	Das kenne ich schon, das ist nichts Besonderes.		
☐	Mit diesen Schmerzen kann ich nichts mehr genießen.		
☐	Es muss etwas Schlimmes sein!		
☐	Wenn ich ruhig bleibe, dann wird es besser werden.		
☐	Meine Mutter / Vater hatte auch …		
☐	Ich lasse mich vom Schmerz nicht unterkriegen.		
☐	Andere schaffen das auch.		
☐	Es wird bestimmt wieder so furchtbar wie beim letzten Mal.		
☐	Ich werde im Rollstuhl enden.		
☐	Ich bin sicher, dass es bald wieder besser wird.		
☐	Ich werde wieder die ganze Nacht nicht schlafen können!		
☐	Ich halte es einfach nicht mehr aus!		
☐	Das ist kein lebenswertes Leben.		
☐	Heute lasse ich mal fünfe gerade sein.		

Die Guten ins Töpfchen, die Schlechten ins Kröpfchen: hilfreiche und nicht hilfreiche Gedanken bei Schmerzen

	Gedanke	Hilfreich: J = Ja / N = Nein / ? = unklar	Warum ist dieser Gedanke hilfreich oder nicht? Beispielsituation, in der dieser Gedanke auftritt?
☐	Schmerzen kommen und gehen.		
☐	Ich muss bestimmt … absagen.		
☐	Der Schmerz wird nicht meinen ganzen Tag beherrschen.		
☐	Ich wünsche mir verzweifelt, dass die Schmerzen nachlassen.		
☐	Was von alleine kommt, geht auch wieder von alleine.		
☐	Nur keine Panik, ich werde das schon in den Griff bekommen.		
☐	Die Schmerzen machen mich verrückt.		
☐	Oft hilft mir Ablenkung.		
☐	Ich kann sowieso nichts gegen den Schmerz tun.		
☐	Nicht mal ein bisschen Linderung bekomme ich irgendwie hin.		
☐	Nach Regen folgt Sonnenschein.		
☐	Wenn die Schmerzen schlimmer werden, dann weiß ich nicht, was ich tun kann.		
☐	Ich kann gegen meine Schmerzen selbst etwas tun.		
☐	Wenn meine Ärzte auch nicht mehr weiter wissen, was dann?		
☐	Alles, was ich machen kann, ist sowieso zwecklos.		
☐	Ich habe bald keine Hoffnung mehr.		

Die Guten ins Töpfchen, die Schlechten ins Kröpfchen: hilfreiche und nicht hilfreiche Gedanken bei Schmerzen

	Gedanke	Hilfreich: J = Ja / N = Nein / ? = unklar	Warum ist dieser Gedanke hilfreich oder nicht? Beispielsituation, in der dieser Gedanke auftritt?
☐	Nichts hilft.		
☐	Ich weiß schon, was mir jetzt helfen kann.		
☐	Kopf hoch, ich schaffe es schon.		
☐	Stell dich nicht (so) an!		
☐	Niemand kann mir (noch) helfen.		
☐	Wann hört dieser Schmerz bloß auf!		
☐	Es gibt Patienten, die sind noch viel schlimmer dran.		
☐	Ich bin ein hoffnungsloser Fall.		
☐	Einfach ignorieren!		
☐	Mir kann sowieso keiner helfen.		
☐	Die Schmerzen machen mich fertig.		
☐	Ich tue mir selbst so leid.		
☐	Wie soll es in Zukunft nur weitergehen?		
☐	Meine Schmerzen werden nicht ernst genommen		
☐	Die Schmerzen werden nicht all meine Pläne durchkreuzen.		
☐	Ich nehme mir jetzt erst einmal etwas Angenehmes vor.		
☐	Ohne Medikamente wird der Schmerz immer schlimmer.		

Die Guten ins Töpfchen, die Schlechten ins Kröpfchen: hilfreiche und nicht hilfreiche Gedanken bei Schmerzen

	Gedanke	Hilfreich: J = Ja / N = Nein / ? = unklar	**Warum ist dieser Gedanke hilfreich oder nicht? Beispielsituation, in der dieser Gedanke auftritt?**
☐	Die Schmerzen zeigen mir, dass ich mich ausruhen sollte.		
☐	Reiß' dich zusammen!		
☐	Jetzt mal ganz ruhig und entspannen.		
☐	Du musst das schaffen!		
☐	Ich darf auf keinen Fall …		
☐	Ich muss mit den Schmerzen jetzt nicht zu 100 % funktionieren.		
☐	Egal wie, das muss jetzt …		
☐	Das geht bestimmt gleich wieder weg.		
☐	Es könnte noch viel schlimmer sein.		
☐	Ich kenne meine gesunden Anteile.		
☐			
☐			
☐			
☐			
☐			

Das ABC der Gefühle und des Verhaltens

Sie haben bereits festgestellt, dass Denkweisen zu bestimmten Gefühlen und Verhaltensweisen führen. Hier können Sie nun ganz gezielt nach Ihren eigenen Denkmustern suchen.

Immer wenn Sie bemerken, dass Sie ein Gefühl erleben, Schmerzen haben oder sich ungünstig verhalten, dann analysieren Sie die Situation, in der das stattgefunden hat: Tragen Sie zunächst in *Teil A (»Auslöser«)* eine genaue und sachliche Beschreibung der Situation ein. Sie können sich dazu gedanklich noch einmal in die Situation zurückversetzten. Schreiben Sie das auf, was ein außenstehender Beobachter wahrgenommen hätte.

In *Teil B (»Bewertungen«)* schreiben Sie Ihre Gedanken, Vorstellungen, Einstellungen, Überzeugungen, Meinungen, Erwartungen und Befürchtungen ein. Dort gehören auch Ihre Schlussfolgerungen und eine abschließende Bewertung Ihrer Interpretation hinein.

Schließlich tragen Sie in *Teil C (»Konsequenzen«)* ein, zu welchen Konsequenzen Ihr Bewertungssystem geführt hat. Unterschieden Sie hierbei Gefühle und Verhaltensweisen. Es kann sein, dass Sie mit diesem Teil des ABC-Schemas beginnen, dann A ausfüllen und am Ende B. Hier sehen Sie ein Beispiel:

Auslöser **A**	**Genaue Beschreibung der Situation. Wer? Was? Wann? Wo?** Es ist morgens 6:00 Uhr. Ich wache auf und mir tun der Rücken und der Kopf weh.
Bewertungen **B**	**Gedanken, Vorstellungen, Einstellungen, Überzeugungen, Meinungen, Erwartungen, Befürchtungen, Schlussfolgerungen, Bewertungen** Mist! Nicht schon wieder! Das wird ein beschissener Tag. Wie soll ich das nur aushalten? Ich sollte mich krankschreiben lassen. Ich hätte mich gestern nicht im Garten so überfordern sollen. Selbst Schuld!
Konsequenzen **C**	**Gefühle und Verhaltensweisen** ärgerlich (über mich selbst), wütend (auf den Körper), traurig und enttäuscht (wegen der eigenen Leistungsfähigkeit) eigentlich angenehmen Termin heute Abend abgesagt, Tabletten genommen

Das ABC der Gefühle und des Verhaltens

Auslöser	Genaue Beschreibung der Situation: Wer? Was? Wann? Wo?
A	....
	....
	....
	....
	....

↓

Bewertungen	Gedanken, Vorstellungen, Einstellungen, Überzeugungen, Meinungen, Erwartungen, Befürchtungen, Schlussfolgerungen, Bewertungen
B	....
	....
	....
	....
	....

↓

Konsequenzen	Gefühle und Verhaltensweisen
C	....
	....
	....
	....
	....

Meine Grundüberzeugungen: verinnerlichte Gedanken und wo sie herkommen

Bei jedem Menschen bestehen bestimmte Einstellungen, Überzeugungen und Gedanken, die ihren Ursprung in der persönlichen Lebensgeschichte haben. Oft sind sie die Folge von Lebensumständen und Erfahrungen mit wichtigen Bezugspersonen. Diese Überzeugungen werden manchmal auch Grundüberzeugungen, Grundannahmen, Glaubenssätze, Prägungen oder Schemata genannt und sie bestimmen, wie man sich selbst, andere Menschen und die Welt sieht. Vergleichen wir das mit einem Filter vor einem Objektiv oder gefärbten Brillengläsern: Alles, was ich wahrnehme, ist in gewisser Weise eingefärbt.

Grundüberzeugungen können ungünstig oder hilfreich sein. Es gibt also neben den eher hinderlichen Überzeugungen durchaus auch gesunde und förderliche Vorstellungen von sich, von anderen und von der Welt.

Die Grundüberzeugungen sind die Grundlage dafür, wie wir auch im späteren Leben in bestimmten Situationen innerlich reagieren und welche automatischen Gedanken ablaufen. Sie bestimmen auch, welche Entscheidungen man trifft und wie man sich verhält. Leider sind uns unsere Grundüberzeugungen oft nicht vollständig bewusst.

Dieses Arbeitsblatt hilft Ihnen, zu verstehen, welche Grundüberzeugungen bei Ihnen vorherrschen und wo sie herkommen.

(1) Ergänzen Sie diese Satzanfänge

Schreiben Sie auf, was Ihnen spontan in den Sinn kommt. Es genügen auch Stichworte, es müssen keine vollständigen Sätze sein.

- *Ich bin …* ....
- *Ich bin zu …* ....
- *Ich bin nicht …* ....
- *Ich muss …* ....
- *Ich sollte …* ....
- *Ich darf nicht …* ....
- *Andere sind …* ....
- *Die Welt ist …* ....
- *Die Zukunft ist …* ....

Meine Grundüberzeugungen: verinnerlichte Gedanken und wo sie herkommen

(2) Typische Situationen und Bedingungen in Ihrer Lebensgeschichte

Welche *Werte, Leitsätze, Wahlsprüche* oder *Regeln* (vielleicht unausgesprochen) gab es früher in meiner Familie? Welchem *Motto* musste man folgen?

....

....

....

Welche *persönlichen Erlebnisse guter oder schlechter Art* haben mich geprägt?

....

....

....

Welche *günstigen und hilfreichen Erfahrungen mit anderen Menschen* haben mich geprägt?

....

....

....

Welche *schwierigen Erfahrungen mit anderen Menschen* haben mich geprägt?

....

....

....

Welche *früheren Erfahrungen mit Schmerzen* bei mir oder anderen haben mich geprägt?

....

....

....

Meine Grundüberzeugungen: verinnerlichte Gedanken und wo sie herkommen

(3) Grundüberzeugungen »Hier und Heute«

Was bedeutet das für mein heutiges Leben? Welche Prägungen spielen heute noch eine wichtige Rolle in meinem Leben?

....

....

....

....

....

Wie oder wo werden meine alltäglichen Entscheidungen und Verhaltensweisen durch meine Prägungen oder Grundüberzeugungen beeinflusst?

....

....

....

....

....

Welche Bedeutung haben meine Prägungen oder Grundüberzeugungen möglicherweise für meine Schmerzwahrnehmung und den Umgang mit den Schmerzen?

....

....

....

....

....

....

Der Gedankenprüfstand: wie man auf andere Gedanken kommen kann

Sie haben auf den Arbeitsblättern »Meine Schmerzgedanken« und »Die Guten ins Töpfchen, die Schlechten ins Kröpfchen« bereits eine Sammlung persönlicher Gedanken, Überzeugungen und Meinungen erstellt. Dabei haben Sie bestimmt ganz persönliche Denkfehler Ihres Verstandes wie Schwarzmalerei oder andere erkannt. Und Sie haben anhand des ABC-Schemas auch erkannt, dass diese Gedanken in vielen Fällen nicht dazu führen, dass Sie sich so fühlen, wie Sie es möchten oder dass Sie sich so verhalten, wie Sie es möchten.

Nehmen Sie sich die Liste Ihrer persönlichen Schmerzgedanken noch einmal vor. Es geht jetzt darum, das eigene Denken zu überdenken, Abstand zu den ungünstigen Denkweisen zu bekommen, die Gedanken in neue Bahnen zu lenken und damit auf eine gesündere Art auf Dinge und Ereignisse zu reagieren.

Hier finden Sie einige Ideen, wie Sie Ihr Gehirn auf andere Gedanken bringen können. Stellen Sie sich Ihr Gehirn wie einen Muskel vor und bedenken Sie jetzt, dass man einen Muskel trainieren kann.

(1) Das eigene Denken untersuchen, reflektieren, überdenken, hinterfragen und diskutieren

Nehmen Sie sich *einen konkreten Gedanken* vor, den Sie als nicht hilfreich erkannt haben.

Mein ungünstiger Gedanke: ....

Fragen Sie sich dann:
- Ist dieser Gedanke vernünftig, logisch, objektiv, realistisch und angemessen?
- Gibt es zweifelsfreie Beweise für die Richtigkeit dieses Gedankens? Würde der Gedanke vor Gericht bestehen können?
- Woher wissen Sie das? Wie kommen Sie darauf?
- Wie wahrscheinlich ist es, dass meine Annahme, Erwartung oder Befürchtung tatsächlich zutrifft?
- Gibt es Hinweise oder Erfahrungen, die gegen meinen Gedanken sprechen?
- Gibt es auch andere Sichtweisen oder Interpretationen?
- Stimmen andere von mir respektierte Menschen diesem Gedanken zu?
- Was würden Sie einem guten Bekannten, der Ihnen am Herzen liegt, sagen, wenn er einen solchen Gedanken oder eine solche Meinung äußert?
- Gab es in der Vergangenheit ähnliche Situationen, in denen ich andere Gedanken hatte? Warum?
- Wie würde ich später, z. B. in einem Jahr oder in zehn Jahren, über dieselbe Situation denken?

Notieren Sie Ihre Ideen hier:

....

....

....

....

Der Gedankenprüfstand: wie man auf andere Gedanken kommen kann

(2) Die Gedanken weniger wichtig nehmen, Abstand gewinnen, abschwächen

- Lautes Aussprechen immer wiederkehrender Gedanken. Dadurch besteht die Chance, dass die Gedanken danach weniger oft vorkommen. Probieren Sie das ruhig einmal, indem Sie die Gedanken zunächst »so wie sie sind« aussprechen.
- Dann können Sie versuchen, die Gedanken mit verfremdeter Stimme, z. B. mit einer Micky-Maus-Stimme, nachzusprechen. Oder Sie versuchen es im Dialekt. Oder Sie singen die Gedanken nach einer einfachen Melodie. Oder Sie sprechen Ihre Gedanken sehr langsam oder sehr schnell in einer Art Endlosschleife. Das wird Ihnen zunächst komisch vorkommen, es kann aber helfen, dass Ihr Gehirn die Absurdität der Gedanken besser erkennt.
- Die Gedanken als das aussprechen, was sie sind: Gedanken. Beginnen Sie Sätze mit: »Ich habe gerade den Gedanken, dass …«. Beispiel: »Ich habe den Gedanken, dass ich es wegen der Kopfschmerzen heute nicht schaffe«.
- Die eigenen Gedanken dabei beobachten, wie sie automatisch von alleine kommen und gehen. Wie von außen oder wie in einer automatischen Diashow von Urlaubsbildern. Oder wie Blätter, die auf einem Fluss an Ihnen vorbei treiben. Sie können sich zurücklehnen und müssen nicht darauf reagieren.
- Sich vorstellen, wie Sie die Gedanken an einen Ballon hängen, der nach oben steigt und immer mehr aus dem Blickfeld gerät.

Notieren Sie Ihre Ideen hier:

....

....

....

....

....

Der Gedankenprüfstand: wie man auf andere Gedanken kommen kann

(3) Alternative und realistischere Gedanken entwickeln, das Denken in neue Bahnen lenken

Nehmen Sie sich wieder *einen konkreten Gedanken* vor, den Sie als nicht hilfreich erkannt haben.

Mein ungünstiger Gedanke:
....

Fragen Sie sich dann:

- Wie könnte ein alternativer und mehr an der Realität orientierter Gedanke lauten?
- Welche (kleinen) Aspekte der Situation würden bei einer ausgewogenen Sicht mehr berücksichtigt?
- Wenn ich den Schmerz mehr als Herausforderung und weniger als Bedrohung sehen könnte, was würde das bedeuten?
- Wenn ich dem Schmerz oder der gegenwärtigen Situation irgendetwas Positives abgewinnen könnte, was wäre das?
- Welche Lösung würde jemand anderes vorschlagen?
- Welche Gedanken oder Bewertungen habe ich in Situationen, in denen ich mich besser fühle?
- Wie sollte ich denken, damit ich mich besser fühle und angemessen verhalte?
- Welche Denkweise wäre jetzt hilfreich?
- Schauen Sie nochmal auf **AB 68** »Die Guten ins Töpfchen, die Schlechten ins Kröpfchen« nach, welche Gedanken, Überzeugungen und Bewertungen Sie als hilfreich eingeordnet haben. Dort finden Sie auch weitere Beispiele für die Formulierungen Ihrer persönlichen neuen Denkweisen.
- Formulieren Sie jetzt einen neuen, realistischen, hilfreichen Gedanken.

Mein neuer, realistischer Gedanke:
....

Bedenken Sie: Bleiben Sie geduldig! Machen Sie sich bewusst, dass alleine die Einsicht und das Verständnis, dass manches bisheriges Denken nicht hilfreich ist, noch nicht zu einer anhaltenden Änderung führt. Auch das Verständnis, dass angemessenes Denken zu besseren Gefühlen führt, hilft noch nicht ausreichend beim Glauben neuer Denkweisen. Neue Erkenntnisse und Einsichten müssen dazu erst verinnerlicht werden. Das braucht seine Zeit und tägliche Übung.

Stellen Sie sich Ihr Gehirn noch einmal wie einen Muskel vor und bedenken Sie wieder, dass man einen Muskel trainieren kann. Das können Sie tun, indem Sie in alltäglichen Situationen immer wieder erkennen, wenn Sie in alte Denkmuster geraten, dann Abstand zu den alten und ungünstigen Gedanken herstellen und neue, realistische Gedanken »trainieren«.

Antreiber und Erlauber

Innere Antreiber beruhen auf Glaubensätzen, die uns in der Kindheit geprägt haben und die wir verinnerlicht haben. Oft stecken ein Familienmotto oder moralische Lebensregeln dahinter. Antreiber sind erstmal in vielen zwischenmenschlichen Situationen hilfreich und sie spornen uns an. Aber sie können einen auch unter Druck setzen oder stressen. Entsprechend erkennt man Innere Antreiber meistens in Stresssituationen.

Markieren Sie Ihre persönlichen Antreiber in der linken Spalte. Überlegen Sie, welche Erlauber Sie ausprobieren möchten. Erlauber können helfen, mit den Antreibern flexibler und gelassener umzugehen.

Antreiber	**Erlauber**
Zeig keine Schwäche. Aufgeben zeigt Schwäche.	Gefühlte zeigen ist Stärke. Ich darf offen sein.
Stell dich nicht so an.	Ich darf mir Hilfe holen.
Stillstand ist Rückschritt.	Zufrieden sein mit dem, was man hat. In der Ruhe liegt die Kraft.
Was man anfängt, muss man zu Ende bringen.	Nicht alles macht Sinn. Dumme rennen, Weise warten und Kluge gehen in den Garten. Aus Fehlern kann ich lernen.
Nur der Erfolg zählt	Es gibt Wichtigeres im Leben, als beständig die Geschwindigkeit zu erhöhen. Halte dir jeden Tag 30 Minuten für deine Sorgen frei und in dieser Zeit machst du ein Nickerchen.
Keine halben Sachen machen	Wenn es in meinen Augen nicht perfekt ist, kann es trotzdem gut sein. Ich darf zwischendurch Pause machen und den Fortschritt genießen.
»Schaffa, schaffa, Häusle bauen«	Bemühen Sie sich nur dort um Perfektion, wo es sich auch lohnt.
Was denken die anderen?	Die Erwartung der anderen – sind die Erwartungen der anderen. Ich bin okay, auch wenn jemand unzufrieden mit mir ist. Davon geht die Welt nicht unter.
Nur nicht auffallen	Es muss mich nicht jeder mögen. Ich habe noch andere Qualitäten.

Antreiber und Erlauber

Antreiber	Erlauber
Mache es allen recht	Meine Bedürfnisse und Wünsche sind ebenso wichtig.
Müßiggang ist aller Laster Anfang	Ich bin energiesparend und nicht faul.
Tust was, dann hast was	Den Herrgott einen guten Mann sein lassen.
Ohne Fleiß kein Preis	Ich tue was ich kann, ich versuche das Beste draus zu machen.
Mache es besser selbst	Mache nichts selber, was Du delegieren kannst, auch andere dürfen Erfolg haben, auch andere müssen es lernen, auch andere können etwas.
Von nix kommt nix	Weniger ist mehr, Geld ist nicht alles.
Nur wer leistet, zählt etwas	Das Limit bestimme ich selbst.
Was du heute kannst besorgen, das verschiebe nicht auf morgen	Heute nicht und morgen nicht gleich. Mach ich's heut nicht, mach ich's morgen.
Der frühe Vogel fängt den Wurm	Der frühe Vogel kann mich mal … Im Nichtstun, bleibt nichts ungetan. Nichts tun ist besser, als mit viel Mühe nichts zu schaffen.
Wer bremst, verliert Ich muss schnell fertig werden	Qualität statt Quantität Rom ist nicht an einem Tag erbaut worden. Erst die Säge schärfen, dann kann man den Baum besser fällen (nach einem chinesischen Sprichwort).
Zeit ist Geld	Ich nehme mir die Zeit, die ich brauche. Schritt für Schritt. Gut Ding will Weile haben.

10 Emotionen und Schmerzen

Schmerzpatienten, nicht nur diejenigen mit einer somatoformen Schmerzproblematik, haben häufig Probleme bei der Emotionsverarbeitung. Ursachen dafür können lebensgeschichtlich frühe Stresserfahrungen sein, die bestimmte neurobiologische Veränderungen im Gehirn und Nervensystem bewirkt haben. Es können sowohl die Wahrnehmung emotionaler Zustände als auch deren Interpretation oder der Ausdruck von Gefühlen beeinträchtigt sein.

Körperliche Empfindungen oder Schmerzen und gleichzeitig auftretende Affekte werden oft nicht miteinander in Verbindung gebracht. Körperliche Begleitsymptome der Emotionen werden nicht als solche wahrgenommen, sondern eher ängstlich erlebt. Herzklopfen wird als Hinweis auf eine Erkrankung verstanden, nicht als Ausdruck von z. B. Aufregung. Betroffenen fällt es dann schwer, körperliche Empfindungen als Ausdruck von Gefühlen zu interpretieren, als solche zu benennen und gegenüber anderen zu kommunizieren (Waller & Scheidt, 2006).

Ungünstige Lernerfahrungen in der Kindheit können zu einem späteren Vermeidungsverhalten beim Erleben von Emotionen führen, bis hin zu regelrechter Blindheit für Emotionen im Sinne einer Alexithymie. Belastende Gefühle und dazugehörige Bedürfnisse werden oft nicht wahr- oder ernst genommen und verdrängt.

Ziel ist zunächst die verbesserte Wahrnehmung von Emotionen und den damit zusammenhängenden Bedürfnissen. Dabei sollten Patienten dafür sensibilisiert werden, Körperempfindungen und Emotionen als einander zugehörig zu erleben. Wenn frühere oder aktuelle schmerzhafte emotionale Erfahrungen nur als körperliche Schmerzen erlebt werden, ist das therapeutische Ziel die Differenzierung von Schmerz und Affekt. Bei der anhaltenden somatoformen Schmerzstörung bildet dies den Schwerpunkt der Psychotherapie (Nickel & Egle, 1999; 2002).

Die Arbeitsblätter unterstützen dabei, verschiedene Gefühlsreaktionen, Körpersignale und zugehörige Gedanken zusammenzutragen und deren Interaktion zu verstehen.

Arbeits- und Informationsmaterial

INFO 10 Grundwissen Gefühle
Dieses psychoedukative Informationsblatt vermittelt Grundlagen zu Emotionen.

INFO 11 Gefühlsequalizer
Hier werden die Basisemotionen Freude, Liebe, Angst, Ärger, Traurigkeit, Scham und Ekel unterschieden und deren unterschiedliche Intensitäten dargestellt. Diese Abstufungen und die weiteren dazugehörigen Begriffe erleichtern es, emotionales Erleben einzuordnen.

AB 73 Körpersprache
Dieses Blatt liefert eine Aufzählung möglicher körperlicher Empfindungen beim Erleben von Emotionen. Es kann auch gemeinsam mit Patienten bearbeitet werden, indem die typischen oder häufigen Empfindungen markiert werden. Sie können damit auch Unterschiede beim Erleben verschiedener Emotionen herausarbeiten. Es eignet sich auch für eine Gruppenarbeit: Jede Kleingruppe beschreibt eine spezifische Emotion.

AB 74 Herzschmerz: wie Gefühl und Körper zusammengehören
Das Arbeitsblatt verdeutlicht Zusammenhänge zwischen Gefühlen und körperlichen Empfindungen.

AB 75 Wie reagiert mein Körper, wenn ...

Das Arbeitsblatt regt dazu an, typische Stress verursachende Situationen mit individuellen korrelierenden Körperempfindungen zu verbinden.

AB 76 Schmerz: Situationen und Gefühle

Das Arbeitsblatt dient zur »Gefühlsanalyse«, d. h. in welchen typischen Situationen wird eine Zunahme von Schmerzen beobachtet und welches Gefühl spielt dabei eine Rolle?

In diesem Kontext kann auch das *Schmerzreaktionstagebuch* aus dem Kapitel 2 Anamnese (s. **AB 5**) die differenziertere Wahrnehmung unterstützen.

> **Tipp**
>
> Zur Vertiefung des Themas empfehlen wir Patienten auch das Buch »Der Gefühls- und Bedürfnisnavigator«, dort sind weitere Strategien im Umgang mit Gefühlen und Bedürfnissen aufgelistet (Fritsch, 2024). Noch vollständigere Informationen auch für Patienten enthält »Das große Buch der Gefühle« (Baer & Frick-Baer, 2022). Für die therapeutische Arbeit mit Gruppen kann das Kartenset »Flamingo-Flow« zur Emotions- und Körperarbeit eingesetzt werden. Mit Flamingoposen wird spielerisch der Zusammenhang zwischen Körper und Emotionen erlebbar gemacht (Madureira & Russo-Walford, 2024).

Grundwissen Gefühle

Was sind Gefühle?

Gefühle – oder Emotionen – sind angeborene Reaktionen auf äußere oder innere Reize. Gefühle sind ein wesentlicher Teil des Lebens – beim Menschen und bei Tieren. Gefühle sind immer zeitlich begrenzt, kein Gefühl hält für immer an. Jedes Gefühl vergeht mit der Zeit, ein unangenehmes genauso wie ein angenehmes. Emotionen haben eine genetische Grundlage, sind aber auch von den eigenen Lebenserfahrungen abhängig. Diese Erfahrungen bestimmen auch, wie gut wir Emotionen bemerken, interpretieren und ausdrücken können.

Gleichzeitig sind Gefühle ganz eng mit *Gedanken* verknüpft. Oft begleiten Gedanken die Gefühle automatisch, z. B. der Gedanke »Oh Gott!« bei Angst oder der Gedanke »Oh, wie schön!« bei Freude. Gedanken können auch Auslöser von Gefühlen sein. Außerdem führen Emotionen zu einem bestimmten *Verhalten*, z. B. weglaufen bei Angst oder hüpfen vor Freude. Auch ein bestimmtes Verhalten kann ein Gefühl auslösen, z. B. Singen oder Tanzen.

Wenn ein Gefühl ausgelöst wird, kommt es meistens sehr schnell zu ganz bestimmten *körperlichen Veränderungen*, z. B. Herzklopfen oder Anspannung der Muskulatur. Diese Körperempfindungen und die Wahrnehmung davon sind bei jedem Menschen etwas anders und hängen auch von der Stärke des jeweiligen Gefühls ab. Die Körperempfindungen sind der einzige Weg, Gefühle wahrzunehmen. Deshalb ist es hilfreich, wenn wir offen und achtsam für die Dinge sind, die im Körper vorgehen.

Wo kommen Gefühle her?

Gefühle und ihre Körperreaktionen entstehen, wenn wir mit für uns bedeutsamen Dingen konfrontiert werden. Das kann eine bestimmte Situation sein, z. B. im Straßenverkehr oder in der Familie.

Auch Gedanken, Erinnerungen, Vorstellungen, Fantasien, Einschätzungen von sich selbst, Befürchtungen, Unterstellungen, Erwartungen, Sehnsüchte und Wünsche erzeugen unterschiedliche Gefühle. Oft beeinflussen sich Gedanken und Gefühle gegenseitig.

Körperliche Empfindungen, z. B. ein Ziehen im Brustkorb, können auch ein Gefühl auslösen. Schmerzen lösen häufig Gefühle aus, z. B. Ärger, Gereiztheit oder Traurigkeit. Außerdem können bestimmte Körperhaltungen, die Art der Atmung, Bewegung, Mimik und Gestik Gefühle erzeugen.

Schließlich können Gefühle auch durch andere Gefühle ausgelöst werden, z. B. wenn Wut in Trauer umschlägt.

Wozu sind Gefühle gut?

Durch Gefühle fühlen wir uns lebendig. Gefühle geben uns wichtige Informationen und sichern unser Überleben. Gefühle zeigen uns, welche unserer Bedürfnisse erfüllt sind und welche nicht. Ein angenehmes Gefühl zeigt uns: »Alles okay«, während ein unangenehmes Gefühl ein Anzeichen dafür ist, dass irgendetwas fehlt oder nicht in Ordnung ist (Fritsch, 2024). Gefühle helfen uns also, Situationen schnell zu bewerten, z. B. als »gut«, »gefährlich« oder »eklig«.

Dadurch helfen die Gefühle dabei, Entscheidungen zu treffen. Sie motivieren uns zu einem bestimmten – meistens sinnvollen und zielgerichteten – Verhalten, das unser seelisches Gleichgewicht wieder herstellt. Außerdem sind sie sehr hilfreich bei der Kommunikation mit anderen Menschen. Sie zeigen anderen, wie es gerade um uns bestellt ist und umgekehrt. Ein trauriger Mensch braucht Trost. Der Ausdruck von Trauer, motiviert andere, Trost zu spenden, ohne dass es weiterer Worte bedarf. Sie kennen die Volksweisheiten »Geteiltes Leid ist halbes Leid« und »Geteilte Freude ist doppelte Freude«.

Grundwissen Gefühle

Es gibt ein paar Voraussetzung dafür, dass wir diese hilfreichen Funktionen von Gefühlen nutzen können: Zunächst müssen wir die unterschiedlichen Gefühle und deren Abstufungen kennen und bei uns bemerken. Das ist nicht so selbstverständlich wie es klingt, denn manche Menschen haben nie richtig gelernt, Gefühle wahrzunehmen. Oder sie haben es aus verschiedenen Gründen bisher vermieden, Gefühle zu empfinden. Denken Sie doch einmal über den feinen Unterschied zwischen Zufriedenheit und Vergnügen nach. Oder darüber, dass Ärger etwas anders ist als Enttäuschung.

Welche Gefühle gibt es?

Es gibt unterschiedliche Einteilungen der verschiedenen Gefühle. In diesen Arbeitsblättern haben wir uns für die sieben Emotionen entschieden, die uns besonders wichtig erscheinen: Freude, Liebe, Angst, Ärger, Traurigkeit, Scham und Ekel.

Freude

Dieses Gefühl stellt sich ein, wenn wir etwas für uns Positives erleben. Freude zeigt uns an, dass eines oder mehrere unserer Bedürfnisse erfüllt sind oder bald erfüllt werden – »Vorfreude«.
Etwas Geplantes erreicht zu haben führt ebenso zu Freude wie unerwartete Ereignisse, z. B. ein Lotteriegewinn oder ein Lob. Andere Auslöser für Freude sind: Einen Freund wiedersehen, eine Arbeit erfolgreich abschließen, eine Herausforderung meistern oder wenn etwas Unangenehmes endet oder nicht eintritt (zum Beispiel Schmerzen).
Die Botschaft, die in Freude steckt, lautet: »Das ist gut!«. Ich werde motiviert, damit weiterzumachen, und andere werden motiviert, mitzumachen. Das Motto heißt: »Mehr davon«. Der Ausdruck von Freude, Zufriedenheit und Dankbarkeit wirkt stark auf andere Menschen.

Liebe und Zuneigung

Solche Gefühle drücken sich aus, indem wir uns zu einem anderen Menschen (oder mehreren) hingezogen fühlen.
Sympathie und Freundschaft sind schwächere Formen von Liebe. Liebe ist die Grundlage für Beziehungen zu anderen Menschen und deshalb ein wesentlicher Bestandteil unseres Bindungsbedürfnisses. Der sexuelle Aspekt von Liebe zeigt die besondere Bedeutung dieser Emotion für die menschliche Fortpflanzung.
Wenn wir von anderen angenommen und gut behandelt werden, dann kann Zuneigung entstehen. Ebenso wenn wir Merkmale anderer Personen als angenehm oder sympathisch empfinden.
Die Botschaft, die in der Emotion Liebe steckt, lautet: »Suche die Nähe des anderen«. Wir fühlen uns dann in der Gesellschaft des anderen wohl und verbunden. Dem anderen wird dann besondere Wertschätzung und Fürsorge entgegengebracht. Wir sind motiviert für Freundlichkeit, Sorge um den anderen und Wohlwollen.

Grundwissen Gefühle

Angst

Dieses Gefühl warnt uns vor Gefahren. Wenn die Gefahren real sind, dann ist Angst ein sehr hilfreiches, manchmal lebenswichtiges Gefühl. Wenn Angst zu stark, zu lange anhaltend oder unangemessen ist, kann sie uns daran hindern, am Leben teilzunehmen.
Neben realen Gefahren und Bedrohungen kann Angst auch entstehen, wenn die Gefahr einer Situation überschätzt wird oder wenn die Gefahr lediglich in unserer Vorstellung existiert. Bei Verlust von etwas Vertrautem kann ebenfalls Angst entstehen. Und genauso bei einem vorgestellten Verlust. Schließlich kann alleine die Erinnerung an eine früher erlebte Angst wieder Angst erzeugen. Schmerzen und andere Körperempfindungen können auch Angst auslösen.
Die Botschaft der Angst lautet: »Ich brauche Hilfe!« Angst motiviert dazu, Hilfe zu holen und auf mich aufmerksam zu machen, z. B. durch Schreien. Angst kann mich auch dazu motivieren, zu zögern, zu zaudern, zu grübeln, wegzulaufen, zu vermeiden oder zu erstarren. Eine andere Möglichkeit ist die Flucht nach vorne, der Angriff. Wenn Angst ausgedrückt wird, motiviert es andere in der Regel dazu, Hilfe zu geben.

Ärger

Ein solches Gefühl tritt auf, wenn wir uns falsch oder ungerecht behandelt fühlen oder unsere Bedürfnisse verletzt werden.
Ärger und seine stärkeren Varianten Zorn und Wut entstehen auch dann, wenn wir daran gehindert werden, ein Ziel zu erreichen, bei nicht gerechtfertigter Kritik oder bei der Unterbrechung einer angenehmen Tätigkeit von außen. Oder es kommt zu Ärger, weil wir uns an eine frühere Ärgersituation erinnern. Schmerzen und besonders die damit verbundenen Einschränkungen können ebenfalls eine Quelle von Ärger (auf den Körper) sein.
Die Botschaft des Ärgers ist: »Geh' mir aus dem Weg!« Ärger hilft uns, Energie bereitzustellen, um uns zu verteidigen oder die vorangegangenen Tätigkeit wieder fortzusetzen oder ein Ziel wieder zu erreichen. Das typische Verhalten bei Ärger kann andere einschüchtern: Schimpfen, Beleidigen, oder Herabsetzen von anderen. Hadern, Streiten, Zanken, Schreien und Brüllen und kann sich bis zu aggressivem Verhalten oder Rache steigern. Manchmal neigen wir auch dazu, den Ärger zu unterdrücken und ihn runterzuschlucken.

Grundwissen Gefühle

Traurigkeit

Dieses Gefühl ist die emotionale Antwort auf einen Verlust. Dieser kann tatsächlich, erwartet oder vorgestellt sein. Traurigkeit tritt oft gleichzeitig oder abwechselnd mit Verzweiflung auf. Enttäuschung ist eine schwache Form dieses Gefühls.

Nicht erfüllte Erwartungen, nicht erreichte Ziele oder Zurückweisungen können Traurigkeit auslösen. Natürlich kann Traurigkeit auch durch Erinnerungen entstehen. Schmerzen, insbesondere chronische Schmerzen, sind eine weitere Ursache für Traurigkeit. Traurigkeit ist eher passiv und resignativ. Manchmal fühlt man sich dabei hoffnungslos. Traurigkeit (wie Trauer) kann helfen, einen Verlust zu überwinden, indem er akzeptiert wird. Im Gefühl der Verzweiflung steckt oft eine aktive Auflehnung gegenüber dem Verlust.

Die Botschaft der Traurigkeit lautet: »Ich leide, bitte tröste mich!« Der Betroffene wird einerseits motiviert, sich zurückzuziehen und sich Zeit zu nehmen, aber auch dazu, zu reden und Unterstützung zu suchen. Das Trauern und Klagen, zum Beispiel mit trauriger Stimme zu sprechen, kann andere zu Mitgefühl, Hilfe, Unterstützung und Trost ermuntern.

Scham

Ein solches Gefühl tritt auf, wenn wir etwas verkehrt gemacht haben oder anderen etwas Persönliches oder Intimes von uns preisgeben. Wir fühlen uns schlecht, bloßgestellt, öffentlich lächerlich gemacht oder minderwertig. Etwas ist peinlich oder wir blamieren uns. Beschämung kann auch von außen kommen: Bei einer Demütigung durch andere fühlen wir uns verletzt.

Die Scham zeigt einem, wenn die Gefahr droht, Anerkennung in der Gruppe zu verlieren und hilft einem, sich wieder in die Gruppe zu integrieren. Die Botschaft von Scham kann sein: »Ich habe mich falsch verhalten, sei mir nicht böse.« Das mit Scham verbundene Verhalten, wie zum Beispiel nach unten zu blicken, führt dazu, dass die anderen besänftigt werden und einem verzeihen und einen unterstützen.

Ekel

Dieses Gefühl erleben wir, wenn unser körperliches, seelisches oder soziales Wohlbefinden durch etwas Schädliches, Schmutziges oder etwas Giftiges bedroht ist. Wir werden dann auf natürliche Art und Weise davon abgestoßen. Das kann der Geruch oder Geschmack eines verdorbenen Lebensmittels sein, aber auch eine ungewünschte Bedrängung oder andere Dinge, die nicht unseren moralischen Vorstellungen entsprechen. Auch die Erinnerung an eine frühere mit Ekel oder Übelkeit verbundene Situation kann dieses Gefühl auslösen.

Die Botschaft ist: »Spucke es wieder aus, wasche es ab!« Ekel schützt uns und motiviert uns zu bestimmtem Verhalten: Die Quelle des Ekels entfernen, angewidert abzuwenden, vorsichtig gegenüber dem Objekt des Ekels sein oder sich abwaschen und reinigen.

INFO 11 • P

Gefühlsequalizer

Intensität des Gefühls

	Freude	Liebe	Angst	Ärger	Traurigkeit	Scham	Ekel
stark	Ekstase, Glück	Liebe	Panik	Wut	Verzweiflung	Demütigung	Abscheu, Hass
mittel	Freude, Heiterkeit	Zuneigung	Angst	Ärger, Groll	Enttäuschung, Bedauern	Peinlichkeit, Reue	Ekel
gering	Zufriedenheit	Sympathie	Besorgtheit	Unzufriedenheit, Verdruss	Schwermut	Beklommenheit	Abneigung
keine	Gleichmut, Gleichgültigkeit	Gleichmut, Gleichgültigkeit	Gleichmut, Gleichgültigkeit	Gleichmut, Gleichgültigkeit	Gleichmut, Gleichgültigkeit	Gleichmut, Gleichgültigkeit	Gleichmut, Gleichgültigkeit
dazugehörige Begriffe	Aufregung Begeisterung Erleichterung Freudentaumel Fröhlichkeit Genuss Lust Optimismus Schwärmerei Stolz Vergnügen Wohlbefinden	Anziehung Begehren Bewunderung Freundschaft Fürsorge Geborgenheit Leidenschaft Mitgefühl Verbundenheit Vertautheit Zuneigung Zuwendung	Bammel Befürchtung Beunruhigung Befangenheit Entsetzen Grauen Lampenfieber Scheu Schiss Schrecken Sorge Unsicherheit	Belästigung Bestürzung Enttäuschung Frust Genervtheit Gereiztheit Missmut Rachsucht Trotz Verbitterung Verärgerung Zorn	Bedauern Bedrücktheit Bekümmerung Freudlosigkeit Gram Hoffnungslosigkeit Kummer Melancholie Niedergeschlagenheit Unglück Wehmut	Ansehensverlust Bedauern Beschämung Blamage Bloßstellung Entehrung Entwertung Erniedrigung Lächerlichkeit Schüchternheit Verlegenheit	Aversion Abstoßung Befremden Beschmutzung Gräuel Missachtung Unbehagen Überdruss Verachtung Widerwille Widerwärtigkeit

Körpersprache

Diese Körperempfindungen können beim Erleben von Gefühlen auftreten.

- ☐ Lächeln, Lachen
- ☐ Tränen, Weinen

- ☐ schummriges Gefühl
- ☐ Schwindel
- ☐ Leere im Kopf
- ☐ »Ohnmacht«
- ☐ Ohrensausen
- ☐ Druck auf den Ohren
- ☐ verschwommenes Sehen
- ☐ Tunnelblick

- ☐ beschleunigte Atmung
- ☐ flache Atmung
- ☐ Atemnot
- ☐ Luftnot

- ☐ Wärme
- ☐ Schwitzen
- ☐ Schweißausbruch
- ☐ Hitzewallung
- ☐ Erröten
- ☐ Erblassen
- ☐ Gänsehaut
- ☐ kalter Schauer
- ☐ kalte Hände oder Füße
- ☐ feuchte Hände
- ☐ Kribbeln, Kribbelgefühl

- ☐ Unruhe
- ☐ Ruhelosigkeit
- ☐ Rastlosigkeit
- ☐ wach liegen
- ☐ keinen Schlaf finden

- ☐ Anspannung
- ☐ Entspannung
- ☐ Leichtigkeit
- ☐ Schwere

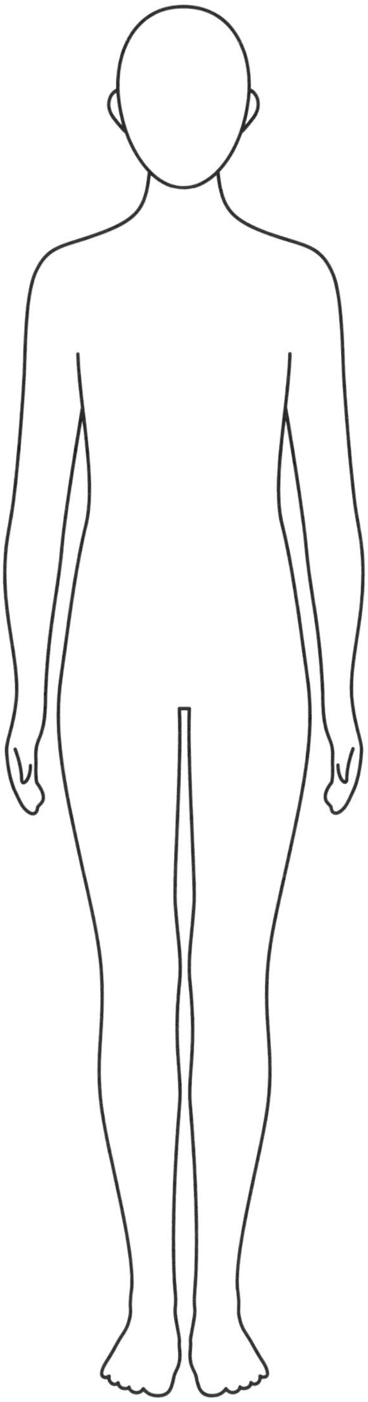

- trockener Mund ☐
- zittrige Stimme ☐
- Kloßgefühl im Hals ☐

- Zähnepressen ☐
- Kopfschmerzen ☐
- Nackenschmerzen ☐
- andere Schmerzen ☐
- Muskelspannung ☐
- Druck (in den Muskeln) ☐

- Herzklopfen ☐
- Pochen ☐
- Herzstolpern ☐
- Herzrasen ☐
- Herzfrequenzanstieg ☐
- Herzstechen ☐
- Zunahme der Durchblutung ☐
- Blutdruckanstieg ☐
- Engegefühl ☐

- »Schmetterlinge« ☐
- flaues Gefühl ☐
- Übelkeit ☐
- Bauch-/Magenschmerzen ☐
- Harndrang ☐
- Verdauungsprobleme ☐

- Müdigkeit ☐
- Erschöpfung ☐
- Verlangsamung ☐
- geringe Belastbarkeit ☐
- Antriebsminderung ☐

- Starre ☐
- wie gelähmt sein ☐
- weiche Knie ☐
- Zittern ☐

Herzschmerz: wie Gefühl und Körper zusammengehören

Jedes Gefühl geht mit bestimmten Körperempfindungen einher. Das ist auch der einzige Weg, ein Gefühl wahrzunehmen. Diese Körperempfindungen sind die Folge natürlicher und normaler Körperreaktionen.

Manchmal bemerken wir nicht, dass wir ein Gefühl haben, und nehmen nur die dazugehörige Körperempfindung wahr. Dann fehlt uns auch die Information, die in einem Gefühl drinsteckt, nämlich was wir gerade brauchen oder nicht gebrauchen können.

In der folgenden Tabelle sind Gefühle, übliche dazugehörige Körperreaktionen und die bemerkbaren Körperempfindungen aufgeschrieben. Was sind Ihre typischen Körperempfindungen bei diesen Gefühlen? Nutzen Sie hierfür auch **INFO 11** »Gefühlsequalizer« und **AB 73** »Körpersprache«.

Gefühl, Emotion	Typische Körperreaktion und Körperempfindung	Was ich bei diesem Gefühl im Körper bemerke
Freude	▶ Blutdruckanstieg ▶ Herzklopfen ▶ Lächeln ▶ Bewegungen ▶ Energieschub	…………………………… …………………………… ……………………………
Liebe, Zuneigung	▶ Zunahme der Durchblutung ▶ Wärme ▶ Entspannung ▶ Ruhige Atmung ▶ Lächeln	…………………………… …………………………… ……………………………
Angst	▶ Blutdruckanstieg ▶ Herzfrequenzanstieg, Herzrasen ▶ beschleunigte Atmung, Atemnot ▶ Unruhe, Zittern ▶ Erblassen ▶ Mundtrockenheit ▶ Muskelanspannung ▶ Nackenschmerzen ▶ Kribbelgefühl ▶ Schwindel ▶ weiche Knie ▶ Übelkeit ▶ Engegefühl in Brust ▶ Kloßgefühl im Hals ▶ kaltes Schwitzen	…………………………… …………………………… …………………………… …………………………… …………………………… …………………………… ……………………………

Herzschmerz: wie Gefühl und Körper zusammengehören

Gefühl, Emotion	**Typische Körperreaktion und Körperempfindung**	**Was ich bei diesem Gefühl im Körper bemerke**
Ärger, Wut	▶ Muskelanspannung ▶ Erröten ▶ Zittern ▶ Zähnepressen ▶ Herzklopfen	…………………… …………………… ……………………
Traurigkeit	▶ Schonung, Starre ▶ Tränen ▶ Verlangsamung ▶ Erschöpfung ▶ geringe Belastbarkeit ▶ Antriebsminderung ▶ Schmerzen	…………………… …………………… …………………… ……………………
Scham	▶ Erröten ▶ Schwitzen ▶ niedergeschlagene Augen ▶ sich klein machen ▶ flache Atmung	…………………… …………………… …………………… ……………………
Ekel	▶ Übelkeit ▶ Erbrechen	…………………… …………………… ……………………
Gleichgültigkeit	▶ Entspannung	…………………… …………………… ……………………

Wie reagiert mein Körper, wenn …

Körperreaktionen werden oft durch äußere Ereignisse, bestimmte Situationen oder Äußerungen von Mitmenschen ausgelöst. Auch Gedanken oder Befürchtungen können Körperreaktionen auslösen. Stress löst über das autonome Nervensystem automatisch körperliche Reaktionen aus.

Mögliche körperliche Empfindungen sind z. B.: Schwitzen, Erröten, Erblassen, Unruhe, Muskelanspannung, Schmerzen, Zittern, Schwindel, Herzrasen, Herzstiche, Luftnot, Kribbeln, Übelkeit, aufsteigendes Wärmegefühl, Harndrang oder Ohrensausen.

Welche körperliche Empfindung bemerke ich in den folgenden exemplarischen Situationen?

Am Ende der Liste können Sie Ihre eigenen, individuellen Situationen eintragen.

Situation / Auslöser	**Körperliche Empfindung / Körperreaktionen**
wenn ich vom Vorgesetzten oder Chef gelobt werde	
wenn ich einen Freund nach längerer Zeit wieder treffe	
wenn ich unter Zeitdruck arbeiten muss	
wenn ich von meinem Kind mit »Hallo Papa« oder »Hallo Mama« begrüßt werde	
wenn mein Kind nicht zur verabredeten Zeit zurückkommt	
wenn ich vor der Behandlung beim Zahnarzt im Behandlungsstuhl sitze	
wenn ich mich gegenüber fremden Menschen äußern muss	
wenn ich von anderen ausgegrenzt werde (an der Arbeit)	
wenn ich von anderen ausgegrenzt werde (Familie, Freunde)	
wenn ein Kollege über meinen Kopf hinweg etwas bestimmt, was mich betrifft	
wenn ich von einem Bekannten durch eine Äußerung gekränkt werde	
wenn ich von jemandem ungerechtfertigt beschuldigt werde	
wenn ein guter Freund weit wegzieht	

Wie reagiert mein Körper, wenn …

Situation / Auslöser	Körperliche Empfindung / Körperreaktionen
wenn mein Haustier stirbt	
wenn mein Kind das Elternhaus verlässt	
wenn ich wegen der Krankheit bestimmte Dinge nicht mehr machen kann	
wenn ich bei einer beruflichen Weiterbildung durch die Prüfung falle	
wenn ich bei einer Beförderung nicht berücksichtigt werde	
wenn ich aus Versehen bei einem Freund etwas kaputt mache	
wenn ich von einer schmutzigen, übel riechenden Person bedrängt werde	
wenn ich ein verschimmeltes Marmeladenglas aufmache	
…	
…	
…	
…	
…	

Schmerz: Situationen und Gefühle

In bestimmten Situationen reagiert unser Körper mit Schmerzen. Dabei ist nicht immer sofort klar, welche Rolle Stress oder Gefühle spielen.

Dieses Arbeitsblatt hilft dabei, solche Zusammenhänge besser zu beobachten und zu verstehen. Dadurch kann es besser gelingen, mit dem Schmerz zusammenhängende Gefühle zu erkennen und Schmerzen von Gefühlen zu unterscheiden.

Beachten Sie in den nächsten Tagen Ihren Schmerz und wie er sich verändert (Spalte 1). Dabei können Sie auch Ihr Schmerztagebuch nutzen, um typische Situationen zu finden. Möglicherweise gibt es bestimmte vorangegangene Situationen, auch Stunden oder Tage vor der Veränderung der Schmerzen. Dann versuchen Sie, die jeweilige Situation zu beschreiben (Spalte 2) und überlegen, welches Gefühl dabei eine Rolle spielen kann (Spalte 3). In der ersten Zeile finden Sie ein Beispiel.

1	2	3
Schmerz oder körperliche Empfindung	**Situation**	**Welches Gefühl hierbei eine Rolle spielen kann**
Abends: Meine Rückenschmerzen steigen von 3 auf 6.	Meine Kollegin hat mich heute beim Chef angeschwärzt.	Ohnmacht, Ärger

11 Grundbedürfnisse

Das Verständnis psychischer Grundbedürfnisse und der Umgang mit diesen ist ein wesentlicher Baustein in der Schmerzpsychotherapie. Chronische Schmerzen können (auch) als Folge einer lange andauernden Nichterfüllung von psychischen Bedürfnissen angesehen werden. Gleichzeitig sind nicht erfüllte Bedürfnisse oft stress- und schmerzverstärkend. Zentrale therapeutische Zielsetzungen bestehen im Erkennen eigener Bedürfnisse, der Anerkennung biographisch geprägter Erlebens- und Verhaltensmuster und der Unterscheidung früher kindlicher von heutigen erwachsenen Bedürfnissen. Im therapeutischen Prozess werden dann die individuellen Strategien der Bedürfnisregulation auf Funktionalität geprüft und ggf. angepasst.

Aktuelles Verhalten wird neben Situationsmerkmalen häufig von biografischen Erfahrungen und Prägungen bestimmt. Mit dem Konzept der psychischen Grundbedürfnisse kann dysfunktionales Verhalten erklärt werden. Dieses Verständnis des aktuellen Verhaltens dient als Grundlage für Veränderung. Dysfunktionales Verhalten bei Schmerzpatienten kann zum Beispiel darin bestehen, sich aufgrund hoher verinnerlichter Ansprüche zu überfordern und oft im »Durchhaltemodus« zu funktionieren. Auch bestimmte zwischenmenschliche Verhaltensweisen lassen sich auf biografisch erklärbare Überlebensstrategien zurückführen. Es kann auch sein, dass angemessene Strategien zur Bedürfnisbefriedigung nie gelernt und eingeübt werden konnten. Um dem Blick auf solche biografischen Zusammenhänge zu lenken, eignet sich gut die therapeutische Arbeit mit den folgenden vier psychischen Grundbedürfnissen (Grawe, 2004):

- **Bindung und Zugehörigkeit.** Das Bedürfnis nach Nähe, Aufgehoben-Sein, Dazugehören, Verstanden-Werden und Vertrauen.
- **Kontrolle, Orientierung und Selbstbestimmung.** Das Bedürfnis nach Kontrollmöglichkeiten und der Wunsch nach Voraussehbarkeit. Aber auch der Wunsch, die Welt um uns und uns selbst zu verstehen.
- **Selbstwert.** Das Bedürfnis, sich selbst als kompetent, wertvoll und von anderen wertgeschätzt zu fühlen. Der Wunsch, in einer wertschätzenden Umgebung leben zu können.
- **Lustgewinn und Vermeidung von Unlust.** Das Bestreben, erfreuliche, lustvolle Erlebnisse und Erfahrungen herbeizuführen und eine optimistische Lebenseinstellung zu entwickeln. Gleichzeitig aber auch das Bedürfnis, unangenehme, schmerzhafte Erfahrungen zu vermeiden.

Diese Bedürfnisse sind nach Grawe bei allen Menschen vorhanden und biologisch verankert. Unter den vier Bedürfnissen gibt es keine Hierarchie, sie stehen gleichberechtigt nebeneinander. Alle Menschen versuchen, die Grundbedürfnisse entweder durch Annäherungsverhalten zu befriedigen oder aber die Bedürfnisse durch Vermeidungsverhalten vor (weiterer) Verletzung zu schützen. Die Nichterfüllung oder Verletzung eines Grundbedürfnisses führt zu weniger Wohlbefinden oder auch zu psychischen Problemen. In seiner Konsistenztheorie nennt Grawe diese Verhaltensweisen »motivationale Schemata« (Grawe, 2004). Normalerweise wird eine adaptive, gesunde Strategie für die Befriedigung der Grundbedürfnisse angewendet, zum Beispiel: »Ich spüre Erschöpfung und mache deswegen eine Pause«.

Biografische Lernerfahrungen tragen entscheidend dazu bei, wie Patienten versuchen, ihre Grundbedürfnisse zu befriedigen. Möglicherweise ist schon die Wahrnehmung der Bedürfnisse wegen fehlender Lernerfahrungen erschwert. Wenn in der Kindheit bestimmte Grundbedürfnisse nicht erkannt, respektiert oder erfüllt wurden, kann es zu einem dysfunktionalen Umgang mit diesen Bedürfnissen kommen. Dieser Umgang mit den Bedürfnissen – die »Erfüllungsstrategien« – kann auch dazu führen, dass gelernt wird, »gute« Bedürfnisse mit »schlechten« Strategien zu erfüllen.

Solche dysfunktionalen Bewältigungsstile werden auch in der Schematherapie beschrieben (Young et al., 2008). Dort werden drei dysfunktionale Bewältigungsstile unterschieden:

- **Erdulden / Sich-Fügen:** Der Betroffene fügt sich in sein Schema, gibt dem Schema nach und verhält sich so, als wäre das Schema wahr. Beispiel: Er wählt eine emotional kalte Partnerin, die ihn so behandelt, wie es der »verletzende Elternteil« getan hat. Er befindet sich somit wieder in der vertrauten Kindrolle.
- **Vermeiden:** Der Betroffene gestaltet sein Leben so, dass sein Schema nie aktiviert wird. Er unterdrückt und vermeidet Erlebnisse, Vorstellungen oder Emotionen, in denen das Schema aktiviert werden könnte. Beispiel: Der Betroffene trinkt Alkohol, um schmerzhafte Gefühle zu vermeiden, oder er vermeidet enge Beziehungen, um das Schema »Misstrauen« und damit die Angst vor Zurückweisung nicht zu aktivieren.
- **Überkompensieren:** Der Betroffene verhält sich so, als träfe das Gegenteil des Schemas zu. Diese Form des Ankämpfens gegen ein Schema schießt dabei über das Ziel hinaus. Beispiel: Als Kind wurde er zur Unterwerfung gezwungen und wiedersetzt sich als Erwachsener konsequent dem Einfluss anderer und versucht andere zu kontrollieren und dominieren.

In den folgenden Arbeitsblättern beschränken wir uns auf zwei leicht zu verstehende und für Patienten gut zu bearbeitende Bewältigungsmodi, die wir *Ignorieren* und *Übertreiben* nennen.

Definition

Ignorieren. Patienten vermeiden den Kontakt mit bestimmten Grundbedürfnissen bzw. ignorieren das Bedürfnis. Beispiel: »Es sich noch nie jemand für mich interessiert, deshalb brauche ich auch heute niemanden.«
Übertreiben. Patienten achten in übertriebener Art und Weise darauf, dass ein Bedürfnis erfüllt wird. Hierzu zählen auch die frustrierenden Versuche, Bedürfnisse mit ungeeigneten Mitteln zu erfüllen. Beispiel: »Wenn ich mich ganz stark anstrenge und Leistung zeige, bekomme ich etwas Anerkennung oder werde ein bisschen geliebt.«

Körperlich erlebter Schmerz und psychisches Erleben können auf unterschiedliche Art miteinander verbunden sein. Schmerz ist ohne Zweifel ein unangenehmes körperliches Erleben und bedeutet im Sinne der Grundbedürfnisse »Unlust«. Chronische Schmerzen sind anstrengend und Energie raubend. Sie erschweren dadurch die angemessene Befriedigung der Grundbedürfnisse. Es kommt zu geringer Kontrolle, reduziertem Selbstwertgefühl und zur Beeinträchtigung sozialer Kontakte. Durch diese schmerzbedingte Störung der Bedürfnisbefriedigung entsteht eine Dysbalance, die sich in psychischen Problemen zeigen kann. Hierdurch können Schmerzen verstärkt oder aufrechterhalten werden, entsprechend dem Konzept der chronischen Schmerzstörung mit somatischen und psychischen Faktoren (ICD-10: F45.41).

Andererseits können Schmerzen auch als Hinweis auf unzureichende Bedürfnisbefriedigung oder Ausdruck davon verstanden werden. Frühe biografische Erfahrungen führen zu später ungünstigen Bewältigungsstrategien, die bei psychosozialen Belastungssituationen oder intrapsychischen Konflikten nur unzureichend funktionieren. Dies führt zu intrapsychischer Spannung und Erschöpfung. Hierdurch können Schmerzen im Sinne einer anhaltenden somatoformen Schmerzstörung entstehen (ICD-10: F45.40) (Egle & Zentgraf, 2013).

Arbeits- und Informationsmaterial

INFO 12 Was braucht der Mensch, damit er sich wohlfühlt und gut entwickelt?

Das vierseitige Informationsblatt vermittelt Patienten grundlegendes Wissen über die vier Grundbedürfnisse, die beiden zentralen aus der Kindheit stammenden Bewältigungsmodi und Verhaltensmuster als Erwachsene. Hier finden die Patienten jeweils auch schmerzbezogene Bewältigungsbeispiele.

AB 77 Wie erfüllen Sie Ihre Grundbedürfnisse?

Durch dieses Arbeitsblatt werden die Patienten dazu angeregt, mehr auf ihre Grundbedürfnisse und die individuellen Verhaltensweisen der Bedürfnisbefriedigung zu achten. Die Fragen fokussieren dabei ressourcenorientiert auf die aktuelle Lebenssituation.

AB 78 Grundbedürfnisse früher und heute

In diesem Arbeitsblatt geht es um die Auseinandersetzung mit den Grundbedürfnissen vor dem Hintergrund biografischer Erlebnisse und Entbehrungen. Patienten beschäftigen sich damit, welche Bedürfnisse in ihrer Kindheit berücksichtigt wurden und welche nicht und was das für ihr heutiges Leben bedeutet. **INFO 12** »Was braucht der Mensch, damit er sich wohlfühlt und gut entwickelt?« ist hierfür notwendiges Grundwissen und sollte vorher ausgegeben worden sein.

AB 79 Anregungen für Veränderung

Hier werden Anregungen gegeben, wie Patienten ein bestimmtes Grundbedürfnis mehr beachten und nutzen können oder wie sie bewusst weniger darauf achten können (von Wachter & Hendrischke, 2016).

Was braucht der Mensch, damit er sich wohlfühlt und gut entwickelt?

Jeder Mensch hat bestimmte Bedürfnisse. An erster Stelle stehen biologische Bedürfnisse wie z. B. Trinken, Essen und Schlafen zur Regeneration. Darüber hinaus gibt es auch die folgenden vier Bedürfnisse, die besonders wichtig sind, damit wir uns psychisch wohlfühlen. Diese werden auch nach den Psychologen Seymour Epstein und Klaus Grawe *psychische Grundbedürfnisse* genannt:

- das Grundbedürfnis nach **Bindung und Zugehörigkeit**
- das Grundbedürfnis nach **Kontrolle, Orientierung und Selbstbestimmung**
- das Grundbedürfnis nach **Selbstwert**
- das Grundbedürfnis nach **Lustgewinn und Vermeidung von Unlust**

Bisherige Lebenserfahrungen tragen entscheidend dazu bei, wie wir mit unseren Grundbedürfnissen umgehen. In der Regel achten wir auf sie und versuchen sie angemessen zu erfüllen. Das führt dazu, dass wir uns gut fühlen.

Wenn in der Kindheit bestimmte Grundbedürfnisse nicht erkannt, respektiert oder erfüllt wurden, kann es zu einem ungünstigen Umgang mit unseren Bedürfnissen kommen. Verschiedene Ursachen können dafür zugrunde liegen: Es können schwierige Lebensbedingungen (z. B. Nachkriegszeit), familiäre (z. B. psychische Erkrankung der Mutter) oder persönliche Umstände (z. B. langer Krankenhausaufenthalt) dafür verantwortlich sein. Es werden im Wesentlichen zwei ungünstige Umgangsformen unterschieden:

(1) Ignorieren. Wir ignorieren das Bedürfnis und nehmen es gar nicht bewusst wahr. Oder wir vermeiden es, uns dem Bedürfnis anzunähern, um uns vor erneuter Verletzung und wiederholten Enttäuschungen zu schützen. Auf diese Art werden wichtige Bedürfnisse vernachlässigt. In der Regel geht uns dadurch etwas verloren bzw. die entsprechenden Bedürfnisse kommen zu kurz.

(2) Übertreiben. Wir achten übertrieben auf ein Bedürfnis und verwenden sehr viel Energie darauf. Möglicherweise verwenden wir unpassende Strategien zur Erfüllung unserer Bedürfnisse. Beides ist auf Dauer anstrengend, frustrierend und durch diesen Stress können später Schmerzen verstärkt werden.

Diese beiden Strategien können in der Kindheit ein sinnvolles Verhalten gewesen sein, um in einer schwierigen Situation so gut wie möglich zurechtzukommen. Wenn wir aber später als Erwachsene in diesen alten Mustern hängen bleiben oder sie beibehalten, obwohl es nicht mehr nötig ist, werden unsere heutigen, erwachsenen Bedürfnisse nicht angemessen erfüllt.

Auch eine chronische Schmerzerkrankung im Erwachsenenalter bedeutet Stress für den Organismus. Schmerzen sind unangenehm, erschöpfend und führen zu verschieden Beeinträchtigungen. Diese Beeinträchtigungen betreffen auch die Grundbedürfnisse. Deswegen ist es gerade bei chronischen Schmerzen wichtig, eigene Bedürfnisse zu erkennen, ernst zu nehmen und, wo es möglich ist, auch für eine angemessene Art der Erfüllung dieser Bedürfnisse zu sorgen (von Wachter, 2014).

Was braucht der Mensch, damit er sich wohlfühlt und gut entwickelt?

Hier werden die vier psychischen Grundbedürfnisse genauer erklärt:

Bindung und Zugehörigkeit. Wir suchen nach Nähe und nach Bezugspersonen, die uns unterstützen. Wir wollen zu einer Gruppe, Familie oder Gemeinschaft dazugehören. Wir suchen Vertrauen und Geborgenheit, wie in einem sicheren Hafen. Sich anpassen, anderen gefallen, Kooperation und sich in den anderen einfühlen sind Mittel, diese Zugehörigkeit zu erreichen. Aber auch Mitleid erwecken kann das Ziel haben, Unterstützung zu bekommen. Wenn wir aus einer Gemeinschaft ausgegrenzt werden, kann dies der Körper mit dem Alarmsignal Schmerz melden.

Wenn es in der Kindheit keine Bezugspersonen gab, die sich ausreichend um das Kind kümmerte, kann es im Erwachsenenalter zu Problemen in Beziehungen zu anderen Menschen kommen.

Das Verhaltensmuster *Ignorieren* zeigt sich dann so, dass derjenige möglicherweise versucht, alles alleine zu machen, um unabhängig zu bleiben. Derjenige vermeidet dann z. B. Nähe, um sich vor erneuter Enttäuschung zu schützen. Das Um-Hilfe-Bitten fällt dann schwer. Durch diesen (alten) Schutzmechanismus wird das natürliche Bedürfnis nach Bindung aber nicht ausreichend erfüllt.

Im Verhaltensmuster *Übertreiben* achtet derjenige übermäßig darauf, zur Gemeinschaft dazuzugehören. Deswegen erfüllt er dann in übertriebener Form die (von ihm angenommenen) Erwartungen der anderen und ordnet sich ständig unter. Dies kann auf Dauer sehr anstrengend sein und so Erschöpfung und Schmerzen zur Folge haben.

Kontrolle, Orientierung und Selbstbestimmung. Hiermit ist das Bedürfnis gemeint, die Welt um uns herum und uns selbst zu verstehen. Wir wollen die Kontrolle behalten, Ereignisse vorhersehen können und suchen nach Erklärungen. Gerade bei chronischen Schmerzen ist durch die zahlreichen Einschränkungen im Alltag die Selbstbestimmung mehr oder weniger beeinträchtigt und das Bedürfnis nach Kontrolle nicht immer erfüllbar.

Wenn es früher keine Ordnung und Zuverlässigkeit gab, z. B. wenn ein Elternteil alkoholkrank war, hat das Kind gelernt, immer auf der Hut zu sein. Es versucht dann später, unter Umständen alles sehr genau voraus zu planen, um damit um jeden Preis die Kontrolle zu behalten.

Als Erwachsener achtet man dann also übertrieben auf das Bedürfnis nach Kontrolle (Verhaltensmuster *Übertreiben*). Auch ständiges Grübeln und Sorgenmachen ist ein Beispiel für eine unangemessene Strategie, Kontrolle zu erlangen. Durch solche Anstrengungen können Schmerzen verstärkt werden.

Oder man verhält sich auch als Erwachsener weitgehend passiv, weil man die Umstände immer noch als unkontrollierbar oder unbeeinflussbar ansieht (Verhaltensmuster *Ignorieren*). Diese erlebte Hilf- und Hoffnungslosigkeit verstärkt die Schmerzwahrnehmung im Gehirn.

Selbstwert. Wir wollen unseren Selbstwert steigern oder stabil halten. Es ist wichtig, vor uns und anderen gut dazustehen. Wir wollen uns im Freundeskreis oder bei der Arbeit kompetent, wertvoll und von anderen respektiert oder anerkannt fühlen. Durch die schmerzbedingten Einschränkungen können wichtige Quellen für unseren Selbstwert wegfallen.

Wenn man früher kaum Lob und keine Anerkennung bekommen hat oder Beschimpfungen und Entwertungen häufig waren, kann es zu Selbstwertproblemen kommen.

Was braucht der Mensch, damit er sich wohlfühlt und gut entwickelt?

Im Verhaltensmuster *Übertreiben* hat das zur Folge, dass wir als Erwachsene übertrieben viel leisten, um doch noch beachtet und anerkannt zu werden. Dies wiederum kann zu Erschöpfung und Schmerzen führen. Oder – ein Beispiel für eine ungünstige Strategie – wir verhalten uns aggressiv, um unseren Selbstwert zu stärken oder vor vermeintlicher Bedrohung zu schützen.

Im Verhaltensmuster *Ignorieren* lebe ich so, als ob ich keine Anerkennung durch andere bräuchte oder ich vermeide aus Angst vor negativer Bewertung soziale Kontakte. Im Verhaltensmuster *Ignorieren* kann es auch sein, dass ungünstige Selbstwerterfahrungen dazu führen, von sich selbst gar nichts zu halten, sich kaum etwas zuzutrauen und »sein Licht unter den Scheffel zu stellen«. Derjenige fühlt sich dem Schmerz dann unter Umständen noch mehr ausgeliefert.

Lustgewinn und Vermeidung von Unlust. Jeder versucht sich wohlzufühlen, Freude zu empfinden und das Leben zu genießen. Gleichzeitig möchten wir auch Schmerzen oder andere unangenehme Empfindungen und schmerzhafte Erfahrungen vermeiden. Wir wollen gut für uns selbst sorgen.

Wenn es in der Kindheit keinen Ort und keine Zeit für Freude und Spaß gab, weil andere Dinge wichtiger waren (z. B. der Familienbetrieb oder kranke Angehörige), dann kann das Erleben positiver Gefühle erschwert sein.

Aus Angst vor dem Erleben ungewohnter Emotionen kann sich dies im Erwachsenenalter als Zurückhaltung zeigen (Verhaltensmuster *Ignorieren*). Es fällt dann schwer, Gefühle (z. B. Ärger) bei sich wahrzunehmen und auszudrücken. Aber auch das Aushalten angenehmer, positiver Emotionen wie Freude kann ungewohnt und schwierig sein. Betroffene sind dann eher vernünftig, verstandesbetont und »funktionieren« in ihrem Alltag möglichst gut.

Das Muster *Übertreiben* findet sich bisweilen bei Suchterkrankungen. Um Frust und Unlust zu vermeiden, werden Medikamente oder Suchtmittel übermäßig eingenommen bzw. sich ständig mit z. B. elektronischen Medien beschäftigt. Ein anderes Beispiel ist die Vermeidung jedweder Schmerzempfindung durch absolute Ruhe und Schonung.

Wichtig

Die Grundbedürfnisse müssen nicht alle gleichzeitig und gleich stark erfüllt sein. Es geht eher um eine gute Balance der Bedürfnisse und eine jeweils angemessene, gesunde und erwachsene Art, damit umzugehen.

Die Grundbedürfnisse beeinflussen sich natürlich auch gegenseitig. Die Erfüllung eines Bedürfnisses kann auch auf Kosten eines anderen Bedürfnisses erfolgen. Wenn ich über bestimmte Situationen Kontrolle habe, bestimmte Dinge nach meinen Vorstellungen beeinflussen kann, steigt auch mein Selbstbewusstsein. Wenn ich immer alles unter Kontrolle haben muss, leidet manchmal die Freude an den Dingen und ich habe weniger Lustgewinn. Die Steigerung des Selbstbewusstseins bedarf vielleicht einiger »unlustiger« Anstrengung, die man eine Zeitlang aushalten muss. Man kann sich die Grundbedürfnisse und ihre gegenseitige Beeinflussung wie ein Mobile vorstellen.

Was braucht der Mensch, damit er sich wohlfühlt und gut entwickelt?

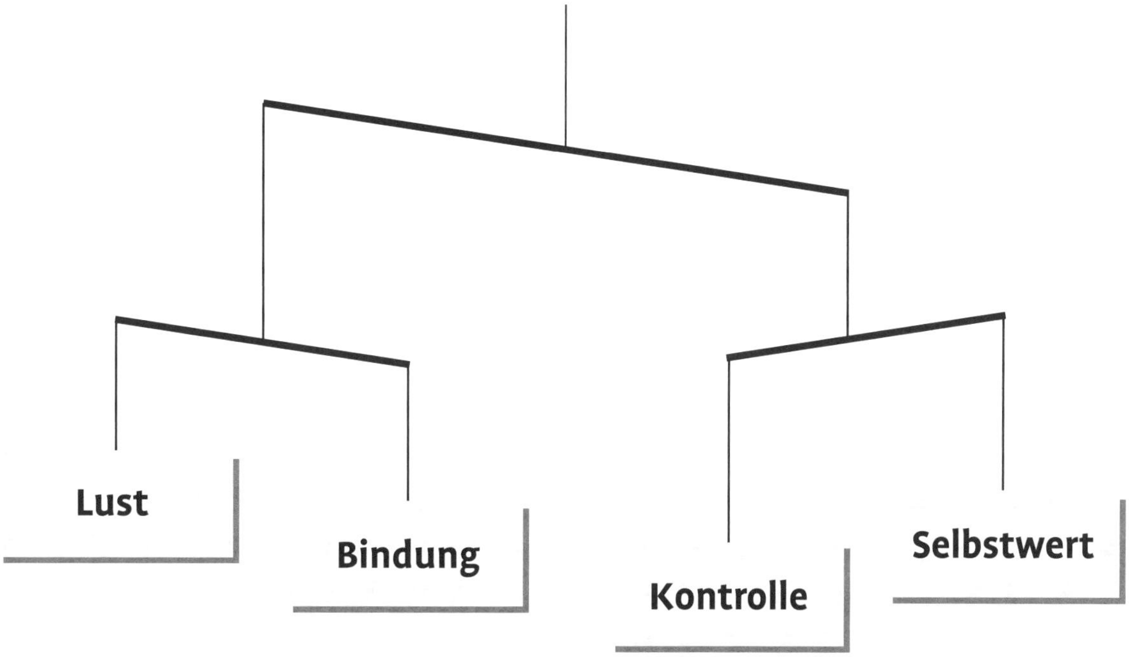

Abbildung Mobile der Bedürfnisse

In verschiedenen Lebensabschnitten und Lebenssituationen sind unterschiedliche Bedürfnisse unterschiedlich wichtig. Es geht darum, grundsätzlich auf diese Grundbedürfnisse zu achten und sie flexibel und angemessen zu erfüllen. Wenn auf ein Bedürfnis übertrieben geachtet wird, dann kann das Ziel sein, den Umgang damit zu reduzieren. So kann z. B. die zunehmende Akzeptanz von Schmerzen und damit das Abgeben von Kontrolle mehr Raum für lustvolle Erlebnisse oder neue zwischenmenschliche Erfahrungen schaffen. Sich eine Schwäche einzugestehen (Grundbedürfnis Selbstwert) oder seine Hilfsbedürftigkeit anzunehmen (Grundbedürfnis Kontrolle) kann vielleicht zu neuen Erfahrungen im Bereich von Bindung und Zugehörigkeit führen.

Wie erfüllen Sie Ihre Grundbedürfnisse?

Diese vier Bedürfnisse sind besonders wichtig, damit wir uns trotz Krankheit psychisch wohlfühlen. Durch die Fragen sollen Sie dazu angeregt werden, mehr auf Ihre Grundbedürfnisse im Alltag zu achten.

Bindung und Zugehörigkeit

▶ Bei wem fühlen Sie sich wohl?
▶ Wo fühlen Sie sich zugehörig? Wodurch entsteht dieses Gefühl der Zugehörigkeit?

....

....

....

....

....

▶ Wo fühlen Sie sich mit Ihren Schmerzen verstanden?
▶ Wer unterstützt Sie? Wen unterstützen Sie?
▶ Was machen andere genau, um Sie zu unterstützen?

....

....

....

....

....

▶ Bei wem haben Sie das Bedürfnis nach Nähe?
▶ Wo fühlen Sie sich geborgen?

....

....

....

....

Wie erfüllen Sie Ihre Grundbedürfnisse?

Kontrolle, Orientierung und Selbstbestimmung

- ▶ Was gibt Ihnen Halt und Sicherheit?
- ▶ Was gibt Ihnen Orientierung?
- ▶ Welche Rolle spielen Werte, der Glaube oder Rituale für Ihre Lebensorientierung?
- ▶ Wo erleben Sie in Ihrem Leben, dass Sie Kontrolle haben?

....

....

....

....

....

- ▶ In welchen Situationen oder Lebensbereichen haben Sie das Gefühl, selbst bestimmen zu können?
- ▶ Welche Dinge und Angelegenheiten entscheiden Sie selbst?
- ▶ Was machen Sie in solchen Situationen ganz konkret?

....

....

....

....

....

- ▶ Was hilft Ihnen, mit Veränderungen und Unsicherheiten umzugehen?

....

....

....

Wie erfüllen Sie Ihre Grundbedürfnisse?

Selbstwert

- Was können Sie gut? Welche Stärken haben Sie?
- Worauf sind Sie stolz?
- Woran können andere das bemerken?

....

....

....

....

- Bei wem oder bei was bekommen Sie Bestätigung?
- Wie sieht diese Bestätigung genau aus?

....

....

....

....

- Wo können Sie etwas bewirken?
- Was machen Sie, um sich als wirkungsvoll zu erleben?

....

....

....

....

- In welchen Lebenssituationen sind Sie für andere wichtig?

....

....

....

Wie erfüllen Sie Ihre Grundbedürfnisse?

Lustgewinn und Vermeidung von Unlust

- ▶ Wo und wann fühlen Sie sich wohl?
- ▶ Was können Sie genießen?
- ▶ Was tut Ihnen gut?
- ▶ Woran merken Sie das?

....

....

....

....

- ▶ Was machen Sie gerne?
- ▶ Was macht Ihnen Freude?

....

....

....

....

- ▶ Was hilft Ihnen, mit Unangenehmem oder Schmerzen umzugehen?

....

....

....

....

- ▶ Wie sorgen Sie gut für sich selbst? Wie machen Sie das?

....

....

....

....

Grundbedürfnisse früher und heute

Im Laufe des Lebens verändert sich der Umgang mit unseren Bedürfnissen, was vollkommen normal ist. Bisherige Lebenserfahrungen tragen entscheidend dazu bei, wie wir heute mit unseren Grundbedürfnissen umgehen. Wenn in der Kindheit bestimmte Grundbedürfnisse nicht erkannt, respektiert oder erfüllt wurden, kann es zu einem ungünstigen Umgang mit unseren Bedürfnissen kommen. Der heutige Umgang damit kann noch durch frühere Erfahrungen geprägt sein.

▶ Welche Bedürfnisse in Ihrer Kindheit wurden ausreichend gut erfüllt?

....

....

....

....

....

▶ Gab es in Ihrer Kindheit Phasen, in denen wichtige Bedürfnisse nicht erfüllt oder vernachlässigt wurden?

....

....

....

....

....

▶ Wie haben Sie damals darauf reagiert? Welches Verhalten hat sich damals bewährt?

....

....

....

....

....

Grundbedürfnisse früher und heute

- Gibt es Situationen im Erwachsenenleben, in denen Sie dieses Verhalten auch heute noch an sich bemerken?
  In welchen Situationen fällt Ihnen dies auf?
  Worauf achten Sie immer noch besonders?
  In welchen Situationen verstecken Sie sich eher?
  Welche Grundbedürfnisse stellen Sie zurück oder wo nehmen Sie sich zurück?

....

....

....

....

....

....

....

....

- Gibt es Bedürfnisse aus Ihrer Kindheit, die sich nicht mehr erfüllen lassen?
  Beispiel: Manche Erwachsene suchen noch die Anerkennung durch die Eltern und fragen sich: »Lieben mich meine Eltern?« Sie laufen der Antwort hinterher und es fällt schwer zu akzeptieren, auf diese Frage keine Antwort zu bekommen.

....

....

....

....

....

....

Anregungen für Veränderung

In den Anregungen finden Sie jeweils Ideen, wie Sie ein bestimmtes Grundbedürfnis mehr beachten und nutzen können (wenn Sie bisher zum »Ignorieren« neigen) oder, wie Sie bewusst weniger darauf achten können (wenn Sie bisher zum »Übertreiben« neigen).

Grundbedürfnis nach Bindung und Zugehörigkeit

Ich ignoriere oder vernachlässige dieses Bedürfnis bisher und möchte ihm auf angemessene Weise mehr nachkommen.	**Ich beachte dieses Bedürfnis bisher übertrieben und möchte ihm weniger Wichtigkeit schenken.**
Motto: »Ich möchte mehr Nähe.«	**Motto: »Ich möchte unabhängiger sein und mich ausreichend abgrenzen.«**
▶ eine frühere Freundschaft wieder aktivieren ▶ eine Selbsthilfegruppe aufsuchen ▶ Kontakt mit Menschen suchen, die gleiche Werte oder Hobbys teilen ▶ bestimmte Aspekte meiner Partnerschaft verbessern ▶ eine Veranstaltung besuchen: Kino, Konzert, Vortrag, Ausstellung oder Kurs, Tanzen gehen ▶ mich in einem Verein, im Ehrenamt oder in der Nachbarschaft engagieren ▶ mich anderen öffnen ▶ anderen bewusst zuhören	▶ mich abgrenzen ▶ einen Gefallen oder eine Bitte abschlagen ▶ Nein sagen ▶ nicht immer ein Lob erwarten ▶ weniger auf Anerkennung durch andere achten

Für mich bedeutet das ganz konkret:

....

....

....

Anregungen für Veränderung

Grundbedürfnis nach Kontrolle, Orientierung und Selbstbestimmung

Ich ignoriere oder vernachlässige dieses Bedürfnis bisher und möchte ihm auf angemessene Weise mehr nachkommen.	Ich beachte dieses Bedürfnis bisher übertrieben und möchte ihm weniger Wichtigkeit schenken.
Motto: »Ich möchte die Dinge in die Hand nehmen.«	**Motto: »Ich möchte locker lassen.«**
▶ mich über die Krankheit und Behandlungsmöglichkeiten informieren ▶ mir darüber klar werden, welche Möglichkeiten ich habe, auf den Schmerz einzuwirken ▶ mir Aktivitäten vornehmen, die für mich persönlich wertvoll sind ▶ aktiv nachfragen, wenn ich etwas nicht verstehen, statt es unwissend hinnehmen ▶ mir bewusst machen worüber ich im Alltag oder bei der Arbeit Kontrolle habe ▶ einen Wochenplan machen ▶ mich an wichtigen Entscheidungen beteiligen, anstatt passiv mitlaufen	▶ eine Aufgabe mit einer knappen Zeitbegrenzung durchführen, um beim Wesentlichen zu bleiben ▶ etwas ohne Vorplanung unternehmen, etwas spontan machen ▶ mich weniger perfekt zeigen, mit 80 % zufrieden sein, »Fünfe gerade sein lassen« ▶ eine Let-it-be-Liste anfertigen (s. **AB 48**) ▶ etwas tun, was man nicht gut kann und dabei die eigene Unvollkommenheit bewusst erleben ▶ etwas bis morgen liegen lassen ▶ einmal absichtlich wenige Minuten zu spät kommen ▶ einmal ausprobieren, wie es ist, wenn ich schmerzbedingte Einschränkungen akzeptiere ▶ bewusst Zeit zum Entspannen oder Pausen einplanen ▶ jemanden bei einer Kleinigkeit um Hilfe bitten, statt es alleine zu machen. Oder einmal jemand anderen etwas machen lassen.

Für mich bedeutet das ganz konkret:

....

....

....

....

Anregungen für Veränderung

Grundbedürfnis nach Selbstwert

Ich ignoriere oder vernachlässige dieses Bedürfnis bisher und möchte ihm auf angemessene Weise mehr nachkommen.	Ich beachte dieses Bedürfnis bisher übertrieben und möchte ihm weniger Wichtigkeit schenken.
Motto: »Ich möchte meine Wertschätzung verbessern.«	**Motto: »Weniger ist mehr.«**
▶ Lob und positives Feedback mit Kollegen oder in der Familie austauschen ▶ mich entsprechend meiner Werte verhalten ▶ mir meine Stärken bewusst machen und nutzen ▶ mich so behandeln wie ich einen guten Freund behandeln würde ▶ wohlwollend mit mir sein ▶ einen Tagesrückblick halten: Was habe ich heute gut gemacht? Was ist mir gut gelungen?	▶ Anspruch an mich selbst reduzieren ▶ mir mehr Pausen erlauben ▶ weniger Anerkennung von außen erwarten ▶ meine Suche nach Anerkennung durch die Eltern beenden

Für mich bedeutet das ganz konkret:

....

....

....

....

....

Anregungen für Veränderung

Grundbedürfnis nach Lustgewinn und Vermeidung von Unlust

Ich ignoriere oder vernachlässige dieses Bedürfnis bisher und möchte ihm auf angemessene Weise mehr nachkommen.	Ich beachte dieses Bedürfnis bisher übertrieben und möchte ihm weniger Wichtigkeit schenken.
Motto: »Ich will Spaß!«	Motto: »Ich will das Leben und die Dinge so akzeptieren, wie sie sind.«
▶ etwas achtsam genießen, z. B. ein Eis, eine Blume, die Wolken, … ▶ etwas unternehmen, das mir Freude bereitet, z. B. ein Spaziergang, eine Ausstellung besuchen ▶ mir etwas gönnen, mir etwas Gutes tun ▶ mich kreativ betätigen, z. B. malen, basteln, dekorieren, DIY ▶ auf Selbstfürsorge achten, dem Körper etwas Gutes tun, z. B. ein warmes Bad nehmen, mich schminken, zum Friseur gehen ▶ mir erlauben, etwas »Unvernünftiges« zu tun ▶ etwas nur der Sache willen, nur aus Spaß machen und sich wie ein Kind darüber freuen ▶ weniger durchhalten	▶ auf einen Suchtstoff verzichten ▶ Frust aushalten lernen ▶ Handy weniger benutzen ▶ Schmerzen akzeptieren, wie sie sind, um besser damit klarzukommen ▶ trotz Schmerz etwas unternehmen ▶ Fasten, enthaltsam sein

Für mich bedeutet das ganz konkret:

....

....

....

....

....

12 Akzeptanz

Chronische Schmerzen bestimmen oft den Alltag und vieles wird dem Schmerz untergeordnet. Gegen den Schmerz anzukämpfen ist dabei zunächst eine naheliegende und natürliche Reaktion. Der »Kampf gegen das Symptom« kann dann aber zunehmend anstrengend werden. Nach vergeblichen Versuchen, die Schmerzen zu kontrollieren, kann es dann passieren, dass diese Kontrollversuche selbst zum Problem werden. Der Schmerz und die frustranen, Energie raubenden Bewältigungsversuche versperren Patienten oft den Blick auf die Werte und Ziele im Leben.

Akzeptanz würde bedeuten, radikal anders mit den Schmerzen umzugehen. Das erscheint zunächst paradox: Die radikale Akzeptanz unveränderbarer Umstände erlaubt erst, diejenigen Dinge zu erkennen, die veränderbar sind.

Akzeptanz widerspricht dem natürlichen Wunsch der Patienten, ihre Schmerzen loszuwerden. Patienten müssen deswegen geduldig und beharrlich mit der Idee von Schmerzakzeptanz vertraut gemacht und dafür gewonnen werden.

Zu Anfang ist der Hinweis wichtig, dass mit Akzeptanz nicht das Gutheißen von Schmerzen und Einschränkungen gemeint ist. Akzeptanz bedeutet auch keineswegs, zu resignieren und nichts mehr tun zu können, sondern den verbliebenen Spielraum bewusster und aktiver zu nutzen.

Die *Akzeptanz- und Commitment-Therapie* (ACT, im ganzen Wort gesprochen) gilt als Weiterentwicklung der kognitiven Verhaltenstherapie (sog. dritte Welle). Etwas anders als in der KVT besteht das Ziel der ACT darin, eine annehmende und flexible Haltung gegenüber den Schmerzen und anderen unangenehmen inneren Erlebnissen zu etablieren. Hier geht zunächst um den Verzicht auf einen anhaltenden Kampf gegen die Schmerzen, der nicht im gewünschten Maße weitergeführt hat (McCracken & Eccleston, 2005). Insgesamt wird eine Verbesserung der psychischen Flexibilität angestrebt, während Symptomreduktion nicht das primäre Therapieziel darstellt.

In der ACT geht es einerseits um Akzeptanz unangenehmer Erlebnisse, also die Dinge so sein zu lassen, wie sie sind. Hierbei kann das Konzept der Achtsamkeit hilfreich sein. Andererseits geht es aber auch um Engagement (Commitment), sich entsprechend der eigenen Werte aktiv zu verhalten. Dadurch steigt die Lebenszufriedenheit und die Anpassung an die aktuelle Lebenssituation wird verbessert. Im Rahmen der Schmerztherapie ist das Ziel *trotz oder mit Schmerzen* eine aktive und bewusste Lebensgestaltung anzustreben und die Umsetzung persönlicher Werte und Ziele nicht aus dem Blick zu verlieren (McCracken & Eccleston, 2003).

Entsprechend dem ACT-Modell bestimmen sechs Kernprozesse über die psychische Flexibilität. Diese Prozesse sind in der ACT meistens in einem Sechseck dargestellt, dem »Hexaflex«, und sind miteinander verbunden. In der Mitte des Sechsecks findet sich der Kern, um den es geht: Die psychische Flexibilität bedeutet das Ausmaß der Verbundenheit mit der Gegenwart und der Fähigkeit, situations- und wertebezogen zu handeln.

Das Hexaflex kann man als Störungsmodell oder Lösungsmodell darstellen. Einem Störungsprozess wird jeweils ein Lösungsprozess zugeordnet (s. Tab. 12.1). Die Lösungsprozesse sind: Akzeptanz, (Kognitive) Defusion, Selbst als Kontext, Commitment, Werte und Gegenwärtigkeit.

Tabelle 12.1 Störungsrelevante Prozesse der ACT und zugehörige Lösungsprozesse

Störungsrelevante Kernprozesse	Lösung aus Sicht der ACT
Vermeidung von Erlebnissen und Erfahrungen	**Akzeptanz:** ▶ Gedanken, Gefühle, Impulse und andere Erlebnisse so annehmen, wie sie sind, dazu zählen auch die körperlichen Empfindungen und Reaktionen ▶ Aufhören, sie »nicht mehr haben zu wollen« oder verändern zu wollen ▶ Vermeiden von Vermeidung
Bestimmt werden von Gedanken	**Defusion:** ▶ Üben, sich von Gedanken zu lösen ▶ Abstand zu den Gedanken gewinnen ▶ sich Gedanken nicht unmittelbar als wahr abkaufen ▶ Gedanken von automatischen Verhaltensweisen lösen ▶ das Argumentieren und Hadern mit dem Verstand beenden
Festhängen in der Vergangenheit oder Zukunft	**Gegenwärtigkeit / Achtsamkeit:** ▶ sich dem augenblicklichen Moment öffnen ▶ achtsam und präsent sein
Gefangen sein im Konzept-Selbst	**Selbst als Kontext:** ▶ die Perspektive eines Beobachters (Beobachter-Selbst) einnehmen ▶ sich vom Konzept-Selbst lösen, dadurch mehr Handlungsspielraum bekommen
nur unklare persönliche Werte haben	**Werte:** ▶ eigene Werte erkennen, eigene Vorstellungen von einem guten Leben. »Was ist mir wirklich wichtig?«, »Was ist mir lieb und teuer?«, »Was macht für mich ein gutes Leben aus?«
Verharren in Untätigkeit	**Commitment:** ▶ sich aktiv auf bestimmte Werte festlegen und dann engagiert entsprechend der Werte handeln ▶ ein klares Ziel vor Augen haben und Schritte darauf zugehen ▶ weniger »gefühlsorientiert« handeln ▶ Aufgeben von Vermeidungsverhalten

Arbeitsmaterial

AB 80 ACT: Bewährte Fragen zum Einstieg

Hier werden Fragen aufgelistet, um Patienten mit der Idee der Akzeptanz- und Commitmenttherapie (ACT) vertraut zu machen. Gegliedert sind sie nach den Bereichen Akzeptanz, Werte und Commitment.

AB 81 Chronic Pain Acceptance Questionnaire CPAQ

Dieser lizenzfreie Fragebogen ermöglicht eine Erfassung zweier wichtiger Konstrukte der Schmerzakzeptanz: die Tendenz, Schmerzen nicht um jeden Preis vermeiden zu wollen (Schmerzbereitschaft) und das Bemühen, das eigene Funktionsniveau trotz bestehender Einschränkungen zu erhalten (Aktivitätsbereitschaft). Die Items eignen sich auch für das freie Patientengespräch.

AB 82 Überzeugungen zu Schmerzen und Aktivitäten

Dieses Arbeitsblatt für Patienten ist der Chronic Pain Acceptance Questionnaire CPAQ, der für Therapeuten in **AB 81** oben erklärt wurde. Wir haben den Titel des Arbeitsblatts hier bewusst angepasst.

AB 83 Übung: Tauziehen mit einem Monster

Der Therapeut übernimmt in dieser Übung die Rolle des Monsters, das symbolisch für den Schmerz steht. Im tatsächlichen Tauziehen wird der Kampf gegen den Schmerz nachgespielt. Macht Spaß!

AB 84 Übung: Das Schmerzmonster steht im Weg

Diese Übung fokussiert sowohl auf Akzeptanz als auch auf Werte. Sie verdeutlicht den Unterschied zwischen »gegen die Schmerzen (Monster) ankämpfen« und »sie akzeptieren und den verbliebenen Spielraum nutzen« (Wengenroth, 2025). Wir nutzen dafür die sehr gelungene Visualisierung »Das Monster am Wegrand« (illustriert von Styrsky in Wengenroth, 2012).

AB 85 Das Schmerzmonster steht im Weg

Die Krankheit wird hier als »Monster« dargestellt, das sich dem Patienten in den Weg stellt und seinen Blick auf die Lebensziele und Werte verstellt. Auf dem zweiten Bild sieht man, wie der Patient das Monster auf einem Handwagen hinter sich her zieht (Akzeptanz). So wird ein akzeptanzbasierter Umgang mit der Krankheit bzw. den Schmerzen dargestellt. Wenn das Bemühen um Kontrolle vergeblich ist und die Energie für das vergebliche Bemühen verloren geht, steht diese Metapher für Akzeptanz als Alternative. Sie können beide Abbildungen in der Therapiestunde besprechen und die Arbeitsblätter mit den vorgegebenen Fragen als Hausaufgabe mitgeben.

AB 86 Übung: Das Schmerzmonster in Aktion

Alternativ spielen der Therapeut und der Patient eine szenische Begegnung des Patienten mit dem Schmerzmonster und erleben dabei live den unterschiedlichen Umgang mit chronischen Schmerzen und die jeweiligen Konsequenzen.

AB 87 Finde den Unterschied: Gedanken und Wahrheit

Mit den Gedanken fusioniert zu sein bedeutet, dass Erleben und Verhalten weitgehend durch die Gedanken bestimmt werden. In diesem Arbeitsblatt werden Patienten dafür sensibilisiert, ihre Gedanken und Überzeugungen auf deren subjektiven Wahrheitsgehalt zu überprüfen.

AB 88 Glaubensfragen über den Schmerz

Dieses Arbeitsblatt verdeutlicht die Macht, die von Gedanken und Überzeugungen ausgeht. Patienten werden zunächst aufgefordert, schmerzbezogene Überzeugungen (»Schmerzregeln«) zu formulieren und deren subjektiven Wahrheitsgehalt einzuschätzen. Dann erfolgt eine Sammlung von Konsequenzen dieser Überzeugungen. Was bedeutet es für den Betroffenen, nach diesen Regeln zu leben? Hierbei benötigen Patienten manchmal Hilfe. Es soll deutlich werden, dass eine Fusion mit Kognitionen einem werteorientierten Leben im Wege steht. Ziel der Auseinandersetzung mit diesem Aspekt ist das Erkennen der Notwendigkeit, von Gedanken Abstand zu gewinnen.

AB 89 Sich von Gedanken lösen: Tipps und Anregungen

Dieses Arbeitsblatt liefert verschiedene Möglichkeiten, die zur *kognitiven Defusion* eingesetzt werden können. Zwei kurze Übungen werden erklärt. Allerdings: einüben muss man diese Techniken ganz aktiv, durchlesen alleine hilft noch nicht. Therapeuten sind aufgefordert, mit den Patienten gemeinsam die Möglichkeiten durchzusehen, auszuwählen und kreativ zu erweitern. Fragen Sie immer wieder nach den Übungsfortschritten!

AB 90 Die Ja-Aber-Falle

Wegen der Schmerzen trauen sich Patienten oft vieles nicht mehr zu und vermeiden zunehmend. Viele Patienten definieren sich mit der Zeit weitgehend über den Schmerz und vergessen, dass sie eigentliche eine Person sind, die Schmerzen *hat*, aber nicht Schmerzen *ist*. Viele schmerzbezogene Kognitionen beinhalten das Wort »aber«. Dadurch werden funktionale Verhaltensweisen oft unmöglich, und zwar »wegen« der Schmerzen oder den mit den Schmerzen zusammenhängenden Befürchtungen. In dieser Übung werden die häufigen ABER-Sätze umgewandelt in neue UND-Sätze. Also etwas trotz Schmerzen oder unabhängig von Schmerzen wieder aktiv zu unternehmen (Dahl & Lundgren, 2006). Außerdem wird die Wirkung der sprachlich kodierten Überzeugungen verdeutlicht.

AB 91 Sauberer und dreckiger Schmerz

In diesem Arbeitsblatt wird die Unterscheidung zwischen sauberem und dreckigem Schmerz dargestellt. Mit sauberem Schmerz ist der der »natürliche Schmerz« gemeint. Mit dreckigem Schmerz hingegen ist leidvoller Schmerz gemeint. Er ist das Resultat unserer (ungewollten) Gedanken, Bewertungen, Erwartungen, Befürchtungen und auch unserer Verhaltensweisen.

AB 92 Werte sortieren: Was ist mir wichtig?

Gerade bei starkem Vermeidungsverhalten ist es besonders nützlich auf Werte zu fokussieren, um den Patienten neugierig auf ein Leben außerhalb der Schmerzen zu machen. Mit diesen Karten aus der ACT-Therapie können Patienten spielerisch Werte auswählen und überprüfen, was für sie im Leben wirklich bedeutsam ist (Wengenroth, 2025). Das Weiterverfolgen der Lebensziele und Werte trotz Schmerzen und Einschränkungen soll so gebahnt werden. Wichtig ist, dass der Therapeut darauf hinweist, dass es nicht um sozial erwünschte Wertvorstellungen geht, sondern um die eigenen persönlichen Werte.

AB 93 Wertecheck: Was ist mir wichtig? Was setze ich um?

Nachdem Patienten mit dem Thema Werte sensibilisiert wurden, können sie hier alle für sie relevanten Werte in einer Tabelle auflisten. Dabei legen sie auch die Wichtigkeit des Wertes fest und die bisherige Umsetzung. Soll deutlich werden, wo noch Veränderungsbedarf besteht (Hayes, 2007).

AB 94 Schritte in Richtung meiner Werte

Hier geht es jetzt um das konkrete Umsetzen dieser zehn wichtigsten Werte. Hier können Patienten erste Schritte, wie sie ihre Werte mehr umsetzen können, überlegen und festhalten.

Tipp

Weitere nützliche Interventionen finden Sie im Buch von Matthias Wengenroth:
Wengenroth, M. (2025). Therapie-Tools Akzeptanz- und Commitmenttherapie (ACT) (3. Aufl.). Weinheim: Beltz.

ACT: Bewährte Fragen zum Einstieg

Akzeptanz. Um Patienten mit der Idee der *Akzeptanz* vertraut zu machen, eignen sich folgende Fragen:

- Was denken Sie, wenn Sie hören, Sie sollten Ihren Schmerz akzeptieren?
- Was bedeutet Akzeptanz für Sie?
- Was befürchten Sie, wenn Sie das Wort Akzeptanz hören?
- Was würde es bedeuten, wenn Sie nicht mehr gegen die Schmerzen ankämpfen würden?
- Wo waren Versuche, die Kontrolle über den Schmerz zu erlangen, vergeblich?
- Nach allem, was Sie bereits versucht haben, um mit den Schmerzen zurechtzukommen: Hat es dabei geholfen, Ihr Leben so führen, dass es für Sie wertvoll und wichtig ist?
- Wo und wann war der »Kampf gegen das Symptom« besonders anstrengend?
- Was spricht für Akzeptanz der Schmerzen?
- Was spricht für konsequentes Kämpfen gegen die Schmerzen?
- Woran würden andere bemerken, dass es Ihnen gelingt, einen akzeptierenden Umgang mit den Schmerzen hinzubekommen, ohne dabei zu resignieren?

Tipp

Um das Prinzip der vergeblichen Kontrollversuche zu verdeutlichen, eignet sich auch die *Chinesische Fingerfalle.* Wenn Patienten ihren Finger in das aus Schilfrohr hergestellte Röhrchen stecken stecken, wird der Finger umso mehr fixiert, je mehr man zieht. Erst ein Lockerlassen (Akzeptieren) ermöglicht Bewegung.

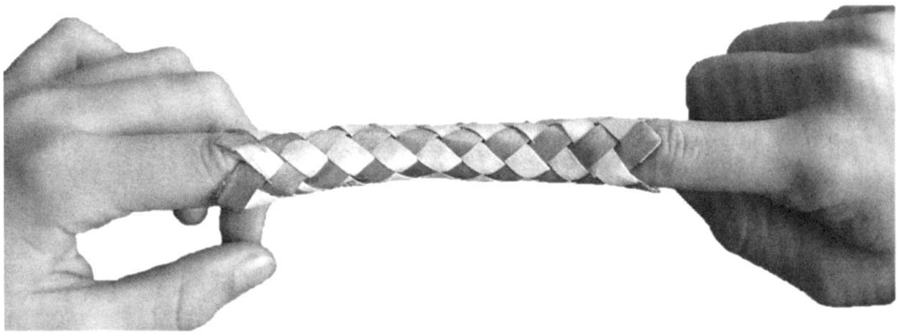

ACT: Bewährte Fragen zum Einstieg

Werte. Unter *Werten* versteht die ACT frei gewählte Aussagen darüber, wie wir leben möchten und wie wir die Rollen, die uns wichtig sind, ausfüllen wollen. Werte geben eine Richtung vor, wie die Nadel eines Kompasses, man kann sie aber nicht erreichen wie Ziele. Werte sind verbal konstruiert (Bsp.: »eine gute Mutter sein«), relativ stabil und geben Orientierung für unser Verhalten.

Folgende Fragen können helfen, sich dem Thema *Werte* anzunähern:
- Welche Lebensinhalte und Ziele sind Ihnen besonders wichtig?
- Wie wollen Sie leben?
- Worauf kommt es Ihnen im Leben an?
- Worauf legen Sie in Ihrem Leben Wert?
- Worum soll es in Ihrem Leben gehen?
- Was ist Ihnen im Leben wichtig?
- Worauf legen Sie besonderen Wert?
- Was ist Ihnen »lieb und teuer«?
- Was ist Ihnen von tiefstem Herzen wichtig?
- Welcher Mensch wollen Sie sein?
- Wofür möchten Sie in Ihrem Leben stehen?
- Wofür soll Ihr Leben stehen?
- Wofür wollen Sie sorgen?
- Wofür wollen Sie sich einsetzen?
- Wonach streben Sie?
- Was machen Sie, wenn Sie sich lebendig fühlen?
- Was sind Sie bereit zu tun, auch wenn es keiner bemerkt?
- Worauf kommt es Ihnen in Beziehungen zu anderen Menschen wirklich an?

Commitment. Beim *Commitment* geht es darum, ein klares Ziel vor Augen zu haben und Schritte darauf zuzugehen. Commitment bedeutet engagiertes Handeln im Sinne einer Selbstverpflichtung. Die neuen Verhaltensweisen orientieren sich an den vorher geklärten Werten oder an konkreteren Zielen. Gelegentliches Scheitern oder »Ausrutscher« sind hierbei inklusive, denn für Commitments gibt es keine Garantie. Es kommt dann drauf an, das Abweichen von werteorientiertem Verhalten zu bemerken und den Kurs wieder in Richtung Werte zu korrigieren. Fragen dazu sind:
- Angenommen, Ihr Leben wäre ohne jedes Hindernis, also ohne Schmerz, Angst, Energielosigkeit usw.: Mit was würden Sie anfangen? Was würden Sie anders machen? Mit was würden Sie aufhören?
- Was wären erste kleine Schritte in diese Richtung?
- Was wäre ein großer, bedeutender Schritt in diese Richtung?
- Wo können Sie als erstes engagiert entsprechend Ihrer Werte handeln?
- Wie können Sie einem persönlichen Wert Geltung verschaffen?
- Was wollen Sie mit Ihrer Zeit und Ihrer Energie anfangen?
- Was machen Sie, um Sinn zu erfahren?
- Was würden Sie gerne mit Ihren Angehörigen oder Freunden wieder unternehmen? Was kam durch die Schmerzen in letzter Zeit zu kurz? Was ist trotz Schmerzen möglich?
- Wie würde es aussehen, wenn Sie voll und ganz nach Ihren persönlichen Werten leben würden?
- Welche Verhaltensweisen würden einem persönlichen Wert entgegenstehen und ihn verletzen?

Chronic Pain Acceptance Questionnaire CPAQ

Der von McCracken et al. (2004) entwickelte Schmerzakzeptanz-Fragebogen wurde 2007 von Nilges et al. übersetzt und überprüft. Schmerzakzeptanz bedeutet hier: Bemühungen, das eigene Funktionsniveau trotz bestehender Einschränkungen zu erhalten sowie die Tendenz, Schmerzen nicht um jeden Preis vermeiden zu wollen. (Nilges et al., 2007, S. 60)

Der Fragebogen enthält insgesamt 20 Items, von denen sich 18 auf zwei Skalen aufteilen: Aktivitätsbereitschaft und Schmerzbereitschaft. 2 Items werden in der vorliegenden deutschsprachigen Version nicht ausgewertet (Item 5 und Item 20).

Alle Items werden auf einer 7-stufigen Skala von 0 »nie« bis 6 »immer« beantwortet. Der Zeitraum, auf den sich Patienten beziehen, ist nicht spezifiziert. Eine spezifische Instruktion besteht nicht, es wird lediglich das Ausmaß der Zustimmung zu den Items erfragt.

Schmerzbereitschaft (im Original: pain willingness). Hier wird die Tendenz erfasst, Schmerzen vermeiden oder kontrollieren zu wollen. Beispiel: »Ich muss mich darauf konzentrieren, meine Schmerzen loszuwerden«. Zur Skala Schmerzbereitschaft zählen diese acht Items: 4, 7, 11, 13, 14, 16, 17 und 18. Diese Items sind negativ formuliert, d. h. die Itemwerte müssen invertiert werden.

Aktivitätsbereitschaft (im Original: acitivity engagement). Damit ist das Ausmaß gemeint, in dem Patienten ihre gewohnten Aktivitäten und Aufgaben weiter betreiben, trotz bestehender Schmerzen. Beispiel: »Trotz der Schmerzen verfolge ich inzwischen einen bestimmten Lebensweg«. Zur Skala Aktivitätsbereitschaft zählen diese zehn Items: 1, 2, 3, 6, 8, 9, 10, 12,15 und 19.

Zur Auswertung werden Summenwerte der beiden Skalen und der Gesamtskala gebildet. Maximal können auf der Skala Schmerzbereitschaft $8 \times 6 = 48$ Punkte und auf der Skala Aktivitätsbereitschaft $10 \times 6 = 60$ Punkte erreicht werden. Der Gesamtscore variiert zwischen 0 und 108.

Zur orientierenden Interpretation dienen Perzentilwerte einer Stichprobe von N = 150 Schmerzpatienten (Nilges et al., 2007).

Perzentile des CPAQ (18-Item-Version)

Perzentil	Aktivitätsbereitschaft	Schmerzbereitschaft	CPAQ-D Gesamtwert
10	14	8	28
25	22	12	37
50	29	19	48
75	36	25	60
90	41	34	73

Die Items des CPAQ können auch außerhalb der Fragebogenanwendung als Anregung für das Patientengespräch dienen.

Überzeugungen zu Schmerzen und Aktivitäten

Überlegen Sie für jede der 20 unten stehenden Aussagen, inwiefern Sie diesen Aussagen zustimmen. Nutzen Sie die Skala, um Ihre Zustimmung zu den Aussagen zu kennzeichnen. Tragen Sie die entsprechende Zahl 0 bis 6 in das Feld vor der Aussage ein.

0	1	2	3	4	5	6
nie	fast nie	selten	manchmal	häufig	fast immer	immer

	(1) Ich komme mit meinen täglichen Aufgaben klar, egal wie stark meine Schmerzen sind.
	(2) Mein Leben verläuft gut, auch wenn ich an chronischen Schmerzen leide.
	(3) Es ist in Ordnung, Schmerzen zu erleben.
	(4) Ich würde liebend gerne Dinge, die mir wichtig sind, opfern, wenn ich dann meine Schmerzen besser kontrollieren könnte.
	(5) Es ist für mich nicht notwendig, meine Schmerzen im Griff zu haben, um mein Leben gut bewältigen zu können.
	(6) Auch wenn es Veränderungen gegeben hat, führe ich trotz meiner chronischen Schmerzen ein normales Leben.
	(7) Ich muss mich darauf konzentrieren, meine Schmerzen loszuwerden.
	(8) Es gibt viele Aktivitäten, denen ich nachgehe, wenn ich Schmerzen habe.
	(9) Obwohl ich an chronischen Schmerzen leide, führe ich ein erfülltes Leben.
	(10) Meine anderen Lebensziele sind mir alle wichtiger als die Kontrolle meiner Schmerzen.
	(11) Bevor ich wichtige Veränderungen in meinem Leben vornehmen kann, müssen sich meine Gedanken und Gefühle dem Schmerz gegenüber verändern.
	(12) Trotz der Schmerzen verfolge ich inzwischen einen bestimmten Lebensweg.
	(13) Immer, wenn ich etwas mache, hat die Kontrolle meiner Schmerzen erste Priorität.
	(14) Bevor ich irgendwelche ernsthaften Pläne schmieden kann, muss ich zunächst etwas Kontrolle über meine Schmerzen gewinnen.
	(15) Auch wenn meine Schmerzen stärker werden, kann ich meinen Verpflichtungen immer noch nachkommen.
	(16) Ich würde mein Leben besser im Griff haben, wenn ich meine negativen Gedanken in Bezug auf die Schmerzen besser kontrollieren könnte.
	(17) Ich vermeide es, mich in Situationen zu bringen, in denen meine Schmerzen schlimmer werden könnten.
	(18) Meine Sorgen und Ängste darüber, was der Schmerz mit mir machen könnte, stimmen.
	(19) Es ist eine Erleichterung zu erkennen, dass ich an meinen Schmerzen nichts verändern muss, um mit meinem Leben klarzukommen.
	(20) Wenn ich Schmerzen habe, kostet es mich große Überwindung, etwas zu machen.

(CPAQ-D, Nilges et al., 2007)

Übung: Tauziehen mit einem Monster

Der Therapeut übernimmt in dieser Übung die Rolle des Monsters. Das Monster stellt den Schmerz und das ganze Leid dar, gegen den der Patient im Moment ankämpft. Das Monster beinhaltet also auch alle negativen Gedanken, Befürchtungen, Zweifel, Gefühle und Empfindungen.

Als Tau dient ein Stück dickes Seil. 50 cm Länge sind ausreichend. Wir haben gute Erfahrungen mit einem sogenannten Spieltau für Hunde gemacht. Es ist preiswert und durch die dicken Knoten an den Enden rutscht man nicht so leicht ab. Sie können diese Übung auch mit einem starken Ledergürtel durchführen.

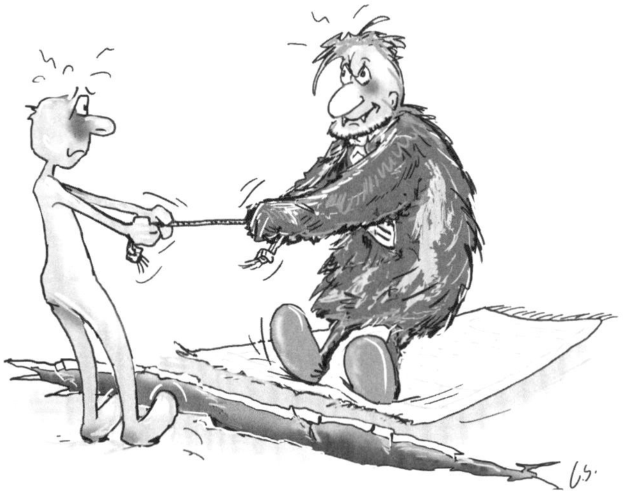

Zwischen Therapeut und Patient wird eine imaginäre Grenzlinie gezogen. Wir nehmen am häufigsten diese Situation: Einer der beiden steht auf einem Teppich, der andere steht außerhalb davon. Damit ist die Abgrenzung sehr deutlich. Oder man nimmt Markierungen, die durch den Bodenbelag entstehen.

Diese Grenze wird als »Abgrund« beschrieben. Wenn beide die Tauenden in der Hand halten, wird dem Patienten erklärt, dass er gegen das Monster ankämpft, um zu verhindern, vom Monster in den Abgrund gezogen zu werden. Wenn er da reingerät, dann »ist alles aus«. Der Patient soll alles tun, um das zu verhindern. Gleichzeitig ist der Patient natürlich auch bemüht, das Monster endgültig zu besiegen.

Im nun folgenden »Kampf« hat jeder der beiden durchgehend das Tau in der Hand. Sie können auch anregen, beide Hände zu benutzen. Oft entwickelt sich ein interessanter spielerischer Wettbewerb (Wir hatten nur in den seltensten Fällen Patienten, die so mutig waren, tatsächlich ihre ganze Kraft einzusetzen und uns fast ins Verderben gezogen hätten. In solchen Fällen muss man die Regeln kreativ anpassen).

Der Patient sollte immer wieder darauf hingewiesen werden, wie sich dieses Kämpfen im Körper anfühlt. »Spüren Sie mal in den Körper hinein.«

Beim gegenseitigen Hin- und Herziehen sind Patienten oft zögerlich. Fordern Sie die Patienten auf, fester zu ziehen und erlauben Sie den Patienten zu erkennen, was dann passiert (Sie ziehen dann ebenfalls fester). Wenn die Patienten aber etwas nachgeben, dann lassen Sie nicht unbedingt in gleichem Maße nach, sondern behalten Ihre Zugstärke. Es soll deutlich werden, dass man bei fortwährendem Festhalten in den Abgrund (»das Verderben«) hineingezogen werden kann.

Wichtig

Weisen Sie auch darauf hin, dass man wegen des anstrengenden Kämpfens gar nichts anderes mehr machen kann. Der ganze Körper ist mit dem Kampf beschäftigt.

Übung – Tauziehen mit einem Monster

Die Patienten sollen erkennen, dass eine andere Lösung möglich und besser ist.

Während sie beide also gegenseitig stark ziehen, fragen Sie: »Welche andere Möglichkeit sehen Sie noch, aus dieser Situation rauszukommen?« (Beide halten das jeweilige Tau-Ende und sind am Schnaufen!) Warten Sie ab und ziehen Sie weiter, bis die Patienten darauf kommen: »Ich könnte loslassen.« Dann ermutigen Sie dazu: »Okay, versuchen Sie's.« Dann bleiben Sie exakt an der Stelle stehen, wo Sie standen und fragen zügig, wie sich der Körper jetzt anfühlt. »Spüren Sie noch einmal in den Körper hinein.«

Weisen Sie dann darauf hin, dass das Monster (Sie) immer noch genauso nahe beim Patienten steht. Der Unterschied ist: Das Kämpfen ist beendet. Am Ende der Übung stellen Sie den Transfer in die Lebenssituation des Patienten her.

AB 84 • T

Übung: Das Schmerzmonster steht im Weg

Bei Patienten mit chronischen Schmerzerkrankungen ohne kurativen Ansatz, bei denen es darum geht, die Schmerzen leichter akzeptieren zu lernen und den verbliebenen Spielraum zu nutzen, eignet sich die Intervention »Das Monster am Wegesrand« (Wengenroth, 2017). Es geht also nicht um Akzeptanz im Sinne von Resignation, sondern um ein aktives Akzeptieren der Erkrankung mit dem Ziel eines werteorientierten Lebens.

Die Krankheit wird dabei als »Monster« dargestellt, das den Lebensweg versperrt. Es wird dann nach alternativen Bewältigungsstrategien gesucht. Patienten können so bildlich erkennen, dass es darum geht, trotz Beschwerden wieder Lebensziele und Werte zu fokussieren bzw. zu erreichen.

Wichtig

Durch Weniger-dagegen-Ankämpfen kann ein gelassenerer Umgang mit der Krankheit erlernt werden.

Als erstes zeigen Sie dem Patienten die Abbildung »Das Monster am Wegrand« (s. **AB 85**, S. 1 / 2) und fragen ihn, was er dort sieht und was das Bild für ihn bedeutet. Ggf. ergänzen Sie, dass das Monster für die Krankheit und die Schmerzen steht. Sie fragen ihn, wie er die Schmerzen erlebt, eher als Monster oder etwas anderes. Sie fragen ihn, welche Farbe und Größe das Monster hat. Sie können jetzt mit dem Patienten gut erarbeiten, dass das Monster für ihn im Weg steht, er deswegen seine Lebensziele und Werte nicht mehr im Blick hat und der Weg nach rechts eher für Depression und Rückzug steht. Sie fragen ihn, wie er auf diese Situation reagieren würde. Sie machen deutlich, dass ein Vorbeigehen an dem Monster nicht möglich ist und auch ein Kampf dagegen erfolglos wäre. Dabei können Sie verdeutlichen, dass der Kampf gegen das Monster viel Energie kostet und trotzdem erfolglos bleibt.

Nun zeigen Sie dem Patienten die zweite Zeichnung (s. **AB 85**, S. 2 / 2) und fragen ihn erneut, was er dort sieht. Gemeinsam mit dem Patienten können Sie nun erarbeiten, dass das Männchen das Monster mitschleppt, zwar nur langsam vorangehen kann, aber die Ziele und Werte im Leben wieder im Blick hat. Die Bedeutung, Lebensziele und Werte trotz chronischer Schmerzen im Blick zu behalten, kann so bewusst gemacht werden. Der Betroffene ist auf diesem Bild trotz Beeinträchtigung durch die Erkrankung wieder aktiver. Es kann erarbeitet werden, dass die Energie, die im Kampf gegen die Krankheit verloren gegangen ist, jetzt wieder zur Verfügung steht. Die Krankheit hat auch einen Platz im Leben zugewiesen bekommen und ist nicht verdrängt worden. Symbolisiert wird dies im Bild dadurch, dass das Monster ein Kissen bekommen hat. Der Betroffene gibt der Krankheit nicht mehr Raum als nötig, sondern versucht das Beste aus der Situation zu machen. Sie können beide Seiten des Arbeitsblatts als Hausaufgabe mitgeben.

Das Schmerzmonster steht im Weg

(1)

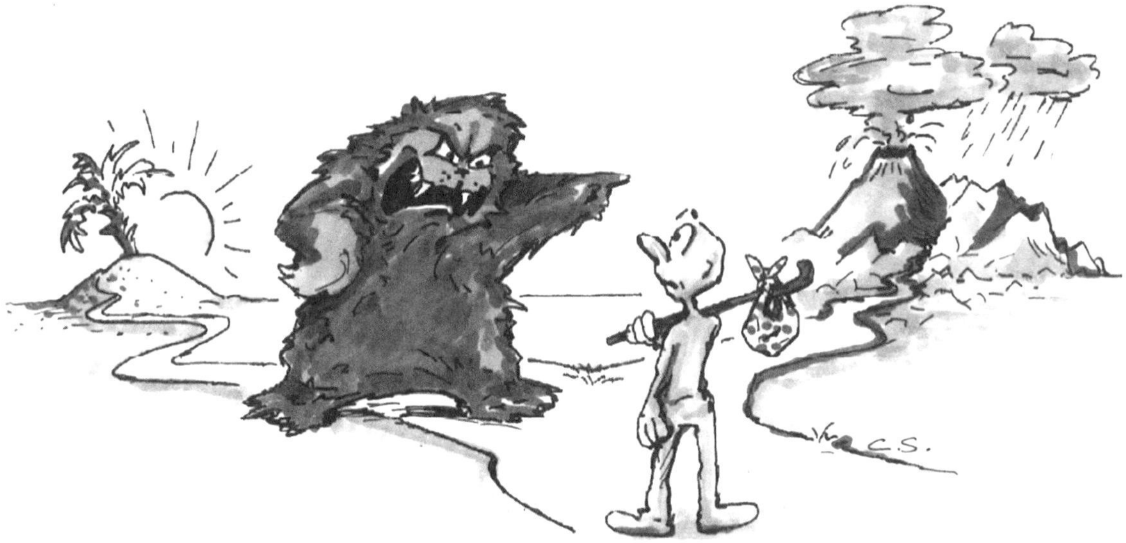

▶ Das Monster steht in diesem Bild für Ihre Krankheit und die Schmerzen. Wie würden Sie Ihr persönliches Schmerzmonster beschreiben? Welche Farbe? Welche Größe? Wie verhält es sich?

....

....

▶ Was bedeutet das Bild für Sie und Ihren Umgang mit der Erkrankung?

....

....

▶ Was können Sie auf dem Bild noch erkennen und auf Ihre Situation beziehen?

....

....

Das Schmerzmonster steht im Weg

(2)

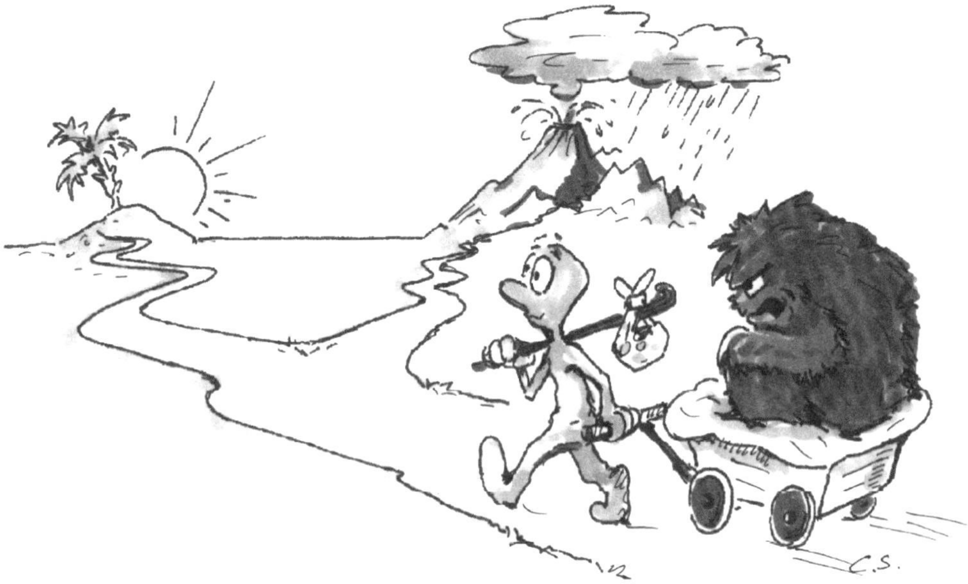

▶ Was ist hier der Unterschied zum ersten Bild?

....

....

▶ Was würde dieser andere Umgang mit der Erkrankung für Sie bedeuten?

....

....

▶ Was können Sie auf dem Bild noch erkennen und was würde das für Ihre Situation bedeuten?

....

....

Übung: Das Schmerzmonster in Aktion

Die vorher beschriebene Übung »Das Schmerzmonster steht im Weg« lässt sich auch spielerisch durchführen. Eine solche erlebnisorientierte Übung aus der ACT kann die Psychotherapie bedeutend auflockern und stellt aus unserer Erfahrung eine gute Alternative dar, wenn der Patient oder die Gruppe im Therapieprozess stagniert. In der Übung dient das Monster für eine szenische Begegnung mit dem Schmerz. Die Übung demonstriert dabei live den unterschiedlichen Umgang mit chronischen Schmerzen.

Der Therapeut spielt das Schmerzmonster und damit die chronischen Schmerzen und stellt sich dem Patienten in den Weg. Der Patient muss aktiv mitmachen. »Ich bin jetzt der Schmerz! Wie würden Sie Ihr persönliches Schmerzmonster beschreiben? Welche Farbe hat der Schmerz? Wie groß ist dieses Schmerzmonster für Sie? Das Monster steht für Ihre Krankheit und die Schmerzen …«.

Wenn der Patient sagt: »Noch größer!«, dann hebt der Therapeut noch die Arme hoch. »Wo steht es? Vor Ihnen oder seitlich? Wie groß ist der Abstand?« Der Therapeut stellt sich entsprechend den Angaben auf.

Der Patient soll nun demonstrieren, wie er mit den »Schmerzen« umgehen will. Meist versucht der Patient vor dem Schmerz wegzulaufen, der Therapeut läuft ihm nach und überholt ihn dann. Der Therapeut achtet darauf, dass er sich dem Patienten wirklich immer wieder in den Weg stellt. Er scheut dabei im abgesprochenen Rahmen auch nicht den direkten körperlichen Kontakt.

Der Therapeut fragt dann z. B.: »Was machen Sie jetzt damit? Wo wollen Sie hin? Wo sind Ihre Ziele?« Der Patient zeigt z. B. auf ein Fenster oder die Tür.

Der Patient wird versuchen, am Therapeuten vorbeizulaufen. Der Patient beginnt vielleicht mit dem Therapeuten zu kämpfen. Der Therapeut spielt seine Rolle so, dass nichts von diesen Versuchen wirksam ist. Er bleibt immer wieder hartnäckig mit erhobenen Händen vor dem Patienten stehen. Der Therapeut fragt: »Wo wollen Sie hin? Zu der Tür da? Haben Sie Ihre Lebensziele im Blick?« Dann kommt es in der Regel zum Innehalten. Der Therapeut fragt: »Gibt es andere Möglichkeiten, mit der Situation umzugehen? Was können Sie noch machen?«

Wenn die Übung in der Gruppe durchgeführt wird, werden die Mitpatienten gefragt, ob ihnen andere Ideen im Umgang mit den Schmerzen einfallen. Es wird unter Umständen Verschiedenes ausprobiert. Bis schließlich der Patient den Therapeuten an die Hand nimmt oder ihn unterhakt. Dies macht die Akzeptanz erlebbar. Nun bestimmt der Patient wieder die Richtung und hat das Ziel im Blick, trotz der Schmerzen.

Der untergehakte Therapeut bremst ihn dabei etwas, er geht nur mit einem gewissen Widerstand mit. Damit wird verdeutlicht, dass mit der Krankheit vieles langsamer und möglicherweise eingeschränkt geht. Es geht also nicht darum so zu tun, als ob es keine Schmerzen mehr gäbe.

In der Gruppe regt die Übung auch zur Diskussion an und gibt Denkanstöße. Der unterschiedliche Umgang mit der Krankheit kann so unmittelbar erlebt werden.

Finde den Unterschied: Gedanken und Wahrheit

In diesem Arbeitsblatt wird deutlich, wie sehr wir manchmal mit unseren Gedanken verschmolzen sind und wie sehr dadurch unsere Empfindungen und unser Verhalten bestimmt werden. Manchmal ist das gewünscht und in Ordnung, z. B. bei einem spannenden Film in Kino. Oft und gerade bei chronischen Problemen trägt die Verschmelzung mit den Gedanken aber dazu bei, dass die Probleme bestehen bleiben.

Der Vorgang, Distanz zu den eigenen Gedanken herzustellen, wird *kognitive Defusion* genannt. Dieses von Therapeuten erfundene Wort bedeutet, dass die Verschmelzung – die Fusion – von Gedanken und Erleben / Handlungen aufgelöst wird. Ein anderes Wort für diesen Vorgang könnte also »Entschmelzung« sein.

Ergänzen sie diese Satzanfänge:

- Ich bin ein Mensch, der ..../..........%
- Ich bin ein Mensch mit ..../..........%
- Ich kann ..../..........%
- Ich kann nicht ..../..........%
- Meine Schmerzen sind ..../..........%

Überlegen Sie jetzt, wie wahr diese Aussagen sind. Wenn Sie geschrieben haben »*Ich bin ein Mensch, der so und so viele Jahre alt ist*«, dann mag das stimmen. Es stellt aber nur einen Teil Ihres Menschseins dar. Genauso ist es, wenn Sie geschrieben haben »*Ich bin ein Mensch mit dieser und jener Krankheit*«. Notieren Sie an jeder Aussage, wie sehr Sie diese Aussage für wahr empfinden (%).

Wenn Sie Gedanken einfach nur als *eine der vielen möglichen Beschreibungen* sehen, dann ist das kein Problem. Sie sagen sich dann selbst etwa so etwas: »*Ja, das könnte man so sehen*«. Mehr aber nicht.

Wenn Sie aber diese Überzeugungen Ihrem Verstand, der sie produziert hat, als wahr abkaufen, dann hat das Konsequenzen. Dann werden alle anderen Regeln und Überzeugungen aktiviert, die Sie im Laufe der Zeit angesammelt haben und die dazugehören. Sie sagen sich dann selbst etwa so etwas: »*Ja, das stimmt absolut und das bedeutet:... (hier katastrophale Folgen nach Belieben ergänzen)*«. Die Folgen davon: Sie verhalten sich nach diesen strengen, alten Regeln, auch wenn die Konsequenzen ungünstig sind. Oder mit anderen Worten: Wenn Sie mit Ihren Gedanken fusioniert sind, dann lassen Sie sich von ihnen vorschreiben, was Sie zu tun und zu lassen haben.

Glaubensfragen über den Schmerz

Das Ziel der folgenden Übung ist, uns über unsere Schmerzüberzeugungen klar zu werden, und die Macht solcher Gedanken zu erkennen. Wir prüfen dann deren Wahrheitsgehalt. Schließlich verdeutlichen wir uns die Folgen einer solchen Glaubenssache. Damit wird die Grundlage geschaffen, sich leichter von den Gedanken und Überzeugungen zu distanzieren und die Gedanken als das zu nehmen, was sie sind: Gedanken, nicht weniger aber auch nicht mehr. So wie Bilder oder Worte.

(1) Verstand prüfen

Prüfen Sie Ihren Verstand auf Glaubensfragen über den Schmerz und schreiben Sie Ihre Schmerzüberzeugungen in die linke Spalte der Tabelle. Sie können einfach aufschreiben, was Ihnen in den Sinn kommt, ohne lange nachzudenken.

Typische Bereiche, in denen man Schmerzüberzeugungen hat, sind:

- was eine Schmerzempfindung überhaupt bedeutet
- Schmerzen und der Zusammenhang mit Aktivitäten oder mit Arbeit
- Schmerzen und der Zusammenhang mit Beziehungen zu anderen Menschen
- Schmerzen und der Zusammenhang mit Übungen, Sport, Bewegung.

(2) Wahrheit schätzen

Schätzen Sie dann ein, für wie »wahr« halten Sie Ihre jeweiligen Überzeugungen halten. Tragen Sie dazu in der mittleren Spalte einen Prozentwert ein:

> 0 % bedeutet: totaler Unfug, nicht wahr!
> 100 %: bedeutet: absolute, unumstößliche Wahrheit!

(3) Konsequenzen klarmachen

Dann überlegen Sie, zu welchen Konsequenzen diese Uberzeugungen und Regeln führen. Diese Fragen können Ihnen dabei helfen:

- Was passiert, wenn ich den Überzeugungen, Regeln und Gedanken Glauben schenke und sie mir als wahr abkaufe oder als bare Münze nehme?
- Was denke ich dann über mich, die anderen und die Welt?
- Wie fühle ich mich dann?
- Was mache ich dann konkret (welches Verhalten)?

Glaubensfragen über den Schmerz

Ergänzen Sie die Tabelle um Ihre eigenen Schmerzüberzeugungen. Überzeugungen und Regeln über Schmerzen und was passiert, wenn man sie tatsächlich glaubt.

Meine Schmerzüberzeugungen	%	Die Konsequenzen meiner Schmerzüberzeugungen
Wenn ich schmerzen habe, krieg ich nichts hin.	90	Erst wenn der Schmerz weg ist, kann ich etwas machen. Ich kann nicht arbeiten gehen, solange ich Schmerzen habe.
Es ist ein Elend, dass ich Schmerzen habe.	100	Das Leben und die Welt sind ungerecht. Ich fühle mich schlecht.
Wegen der Schmerzen kann ich keinen Sport / Übungen machen.	95	Ich vermeide ziemlich jede Art von Bewegung.
Mit diesen Schmerzen kann ich kein lebenswertes Leben führen.	85	Ohne lebenswertes Leben werden andere mich verlassen. Ich werde alleine sein.

(%: Ausmaß in dem ich meine Überzeugung als wahr einschätze. 0 %: totaler Unfug, nicht wahr! 100 %: absolute, unumstößliche Wahrheit!)

AB 89 • P

Sich von Gedanken lösen: Tipps und Anregungen

Manchmal sind wir so sehr mit unseren Gedanken verschmolzen, dass wir alle Produkte unseres Verstandes für wahr halten. Wir haben dann eine Art Tunnelblick, der unsere Reaktions- und Wahlmöglichkeiten eingeschränkt. Diesen Zustand nennt man »kognitive Fusion«

Defusion bedeutet, sich dieser Verschmelzung bewusst zu werden, Abstand zu den Gedanken zu gewinnen und den Gedanken weniger Macht zu geben. Es geht also nicht darum, die Gedanken zu verändern. Die dürfen bleiben, wie sie sind.

Wichtig

Was immer Ihr Verstand produziert und Ihnen sagt, bedenken Sie folgenden provokativen Satz: Sie und Ihre Gedanken sind nicht dasselbe.

Hier finden Sie einige Ideen, die es Ihnen erleichtern können, sich von Gedanken, Überzeugungen, inneren Glaubenssätzen und Vorstellungen zu distanzieren. Das hilft dabei, das eigene Verhalten besser nach den eigenen Werten (»was Sie im Grunde des Herzens wollen«) auszurichten.

- **Sich klarmachen:** Gedanken sind nicht das sind, was sie vorgeben zu sein.
- **Sich fragen:** Wem willst du vertrauen, deinem Verstand oder deiner Erfahrung?
- **Gedanken als das erkennen und anerkennen, was sie sind:** Gedanken, nicht weniger, aber auch nicht mehr.

Übung

(1) Die Perspektive ändern

Versuchen Sie einmal von außen auf Ihre Gedanken zu schauen. Sie können eine Beobachterrolle einnehmen wie ein Wissenschaftler. Betrachten Sie eine oder zwei Minuten lang, was Ihr Geist produziert und wie die Gedanken kommen und gehen. Vielleicht bemerken Sie ein Aufpoppen der Gedanken wie Sprechblasen in einem Comic und dann auch wieder das Verschwinden dieser Gedanken.

Versuchen Sie, die aufgepoppten Gedanken mit passenden kleinen Etiketten zu versehen. Sie haben drei Arten von Etiketten zur Verfügung: »Gedanke, der die Vergangenheit betrifft«, »Gedanke, der die Zukunft betrifft« und »Gedanke, der die Gegenwart betrifft«.

(2) Zählen und Gedanken haben

Bei dieser Übung versuchen Sie innerlich still zu zählen, während Sie Ihre eigenen Gedanken beobachten.

Sie zählen also in einem ruhigen Tempo von 1 anfangend immer weiter … 2, 3, 4, 5 … und so weiter, bis in Ihrem Geist irgendein Gedanke auftaucht. Sobald Sie das bemerken, fangen Sie wieder bei 1 an. Bis ein weiterer Gedanke auftaucht und so weiter. Es geht dabei nicht darum, möglichst weit zu kommen, sondern zu erkennen, dass Gedanken immerfort kommen und gehen. Es ist vollkommen normal, beim Zählen immer wieder von den Gedanken unterbrochen zu werden. Bedenken Sie, dass die Fähigkeit, Gedanken zu beobachten, mehr ist als Ihre Gedanken.

Die Ja-Aber-Falle

»Wenn ich keine Schmerzen hätte, dann würde ich wieder dies oder jenes machen.« Solche Gedanken oder Sätze kennen die meisten Patienten mit chronischen Schmerzen. Viele Aktivitäten, die ihnen sonst gut tun würden, werden dann aufgrund der Schmerzen vermieden. In diesen Sätzen »verbietet« es der Schmerz geradezu, eine positive Aktivität durchzuführen. Die meisten solcher Sätze enthalten das Wort »aber«, das dabei wie ein natürlicher Gegenspieler zum gewünschten Verhalten wirkt. Hier ein Beispiel:

»Ich würde ja einkaufen gehen, ABER ich habe Schmerzen«

In der Übung regen wir Sie an, Ihre Gedanken zu überprüfen. Jedes Mal, wenn Ihr Verstand einen Satz präsentiert, in dem die Schmerzen vorkommen und das Wort »aber«, tragen Sie ihn ein. Schreiben Sie einfach Ihre häufigsten JA-ABER-Situationen aus dem Alltag auf. Sie können auch Situationen aus Ihrem Schmerztagebuch nehmen. Am Anfang stehen zwei Beispiele:

Ich würde gerne mit dir essen gehen,	ABER	ich habe Schmerzen.
Ich würde gerne mal wieder Rad fahren,	ABER	ich hab' Angst, dass es dann schlimmer wird.
	ABER	
	ABER	
	ABER	
	ABER	

Schreiben Sie jetzt die gleichen Sätze hier noch einmal. Diesmal steht aber kein ABER, sondern ein UND dazwischen:

Ich würde gerne mit dir essen gehen,	UND	ich habe Schmerzen.
Ich würde gerne mal wieder Rad fahren,	UND	ich hab' Angst, dass es dann schlimmer wird.
	UND	
	UND	
	UND	
	UND	

- Was bemerken Sie?
- Worin besteht der Unterschied?
- Wie fühlt sich der erste und wie fühlt sich der zweite Abschnitt an?
- Wie beeinflusst dieses *eine unterschiedliche Wort* Ihre Meinung und Ihr Gefühl zu den Aussagen?
- Sind die UND-Sätze genauso realistisch wie die ABER-Sätze?
- Was bedeutet das für Ihr Leben und Ihre Haltung gegenüber den Schmerzen?

....

....

....

Sauberer und dreckiger Schmerz

Sauberer Schmerz. Das ist der Schmerz, den jeder bei schmerzhaften Erlebnissen hat. Diese schmerzhaften Erlebnisse können dabei körperliche Verletzungen oder Erkrankungen sein, bei denen Gefahrensensoren aktiviert werden sein. Oder es handelt sich um andere, schmerzende Situationen, z. B. einen Verlust. Der *saubere Schmerz* ist eine vollkommen natürliche Reaktion, er ist unvermeidlich und er ist der »natürliche Schmerz«. An diesem Schmerz ist nichts Schlechtes oder Falsches. Im Laufe der Zeit wird dieser Schmerz nachlassen. Sei es durch Heilungsprozesse oder durch andere Anpassungsvorgänge.

Dreckiger Schmerz. Dieser Schmerz ist mehr. Er ist stärker, hält länger an und kann das Leben mehr bestimmen. Er nervt einfach viel mehr als sauberer Schmerz. Der *dreckige Schmerz* ist das Resultat unserer (ungewollten) Gedanken, Bewertungen, Erwartungen, Befürchtungen und auch unserer Verhaltensweisen, die wir zum sauberen Schmerz dazu packen. Es sind die Geschichten, die uns unser Verstand über den Schmerz erzählt. Diese Reaktionen sind zunächst plausibel. Sie dienen dazu, sich dem Schmerz zu widersetzen, und wir glauben damit das Leid zu verringern. In Wirklichkeit wird das Leiden aber vergrößert und verlängert. Vergleichen Sie es mit dem Ärger oder Wut, die man manchmal auf sich selbst bekommt, wenn man einen Fehler macht. Der Fehler ist der *»saubere Schmerz«*, der Fehler plus der Ärger zusammen ist der *»dreckige Schmerz«*.

Typische Gedanken sind dabei solche: »Mit diesen Schmerzen kriege ich meine Arbeit niemals erledigt.« »Das wird furchtbar.« Das sind Gedanken, die Sie bereits in **AB 88** kennengelernt haben. Typische Verhaltensweisen sind zum Beispiel sinn- und hilflose Kontrollversuche, »Zähne zusammenbeißen«, »Schulter-Nackenmuskeln anspannen«.

Es ist ein bisschen so wie mit sauberem und dreckigem Schnee: Der dreckige Schnee ist »kontaminiert«, er ist nicht mehr rein.

Bedenken Sie: Es ist zu jedem Zeitpunkt unsere freie Entscheidung, den *sauberen Schmerz* aufzuwerten zu einem bemerkenswerten *dreckigen Schmerz.*

Die Abbildung zeigt, wie sauberer Schmerz und dreckiger Schmerz zusammen das Leiden ausmachen. Die Größe der beiden Kreise kann von Situation zu Situation unterschiedlich sein.

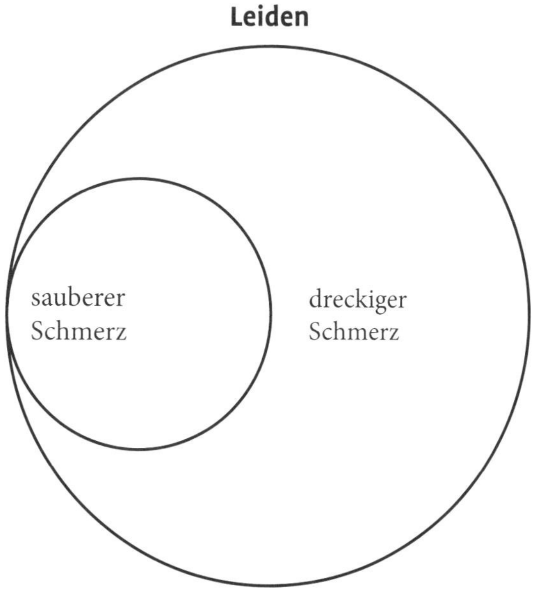

Sauberer und dreckiger Schmerz

Überlegen Sie also: Handelt es sich bei dem Schmerz, den ich gerade empfinde, um *sauberen* oder *dreckigen Schmerz*? Allein die Erkenntnis, dass es sich um *dreckigen Schmerz* handelt, kann schon hilfreich sein. Das Anpassen der eigenen Gedanken, Bewertungen, Schmerzgeschichten kann dann helfen. Daraus folgt normalerweise auch ein geändertes, besser an den Schmerz angepasstes Verhalten.

Eine gute Möglichkeit, diese dreckigen Anteile des Schmerzes zu reduzieren oder erst gar nicht aufkommen zu lassen, ist es, den *sauberen Schmerz* zu akzeptieren, wie er ist. Dabei bedeutet Akzeptanz nicht, dass Ihnen der Schmerz gefallen muss. Es bedeutet, dass Sie den (sauberen) Schmerz als einen Bestandteil der augenblicklichen Situation anerkennen. Damit können Sie den dreckigen Teil des Schmerzes leichter loslassen.

Verwenden Sie dieses Arbeitsblatt zum Unterscheiden von sauberem und dreckigem Schmerz. Analysieren Sie Schmerzsituationen, indem Sie die Situation so genau wie möglich beschreiben (Spalte 1). Wie fing der Schmerz an? Dann beschreiben Sie wie ein Wissenschaftler Ihren sauberen Schmerz in Spalte 2 und schätzen Sie die Schmerzstärke in Spalte 3 ein.

In Spalte 4 tragen Sie Ihre Reaktionen auf die Schmerzempfindung ein und schätzen dann wieder die neue Leidensstärke in Spalte 5 ein. In der Tabelle finden Sie ein Beispiel.

Situation: Genaue Beschreibung	**Sauberer Schmerz: Beschreibung der natürlichen Reaktion**	**Schmerz 0–10**	**Dreckiger Schmerz: Reaktionen auf den sauberen Schmerz: Gedanken, Bewertungen, Erwartungen, Befürchtungen, »Schmerzgeschichten«, Verhaltensweisen**	**Leid 0–10**
Beim Einkaufen habe ich eine Getränkekiste in den Wagen geladen.	Plötzliches Ziehen im unteren Rücken, das nicht sofort wieder verschwindet.	4	»Verdammt noch mal! Du bist aber auch so blöd. Jetzt hast du wieder zwei Wochen damit zu tun« »Wie stehe ich jetzt vor meiner Frau da?«	7

(Legende: 0 bis 10, 0 = kein Schmerz, 10 = stärkster vorstellbarer Schmerz bzw. 0 = kein Leid, 10 = stärkstes vorstellbares Leid)

Werte sortieren: Was ist mir wichtig?

Hier finden Sie Wertekärtchen zum Ausschneiden. Am besten drucken Sie diese Karten auf festes Papier aus. Man kann die Werte auch auf Karten eines Memo-Spiels drucken lassen. Wir empfehlen einen Satz dieser Karten herzustellen und diesen können Sie dann immer wieder für Ihre Patienten verwenden. Auf den Blankokarten können die Patienten noch zusätzliche Werte eintragen.

Tipp

Erklären Sie Ihrem Patienten den Sinn dieser Wertefestlegung etwa folgendermaßen:
Wir haben gesehen, dass gerade bei chronischen Schmerzen der Blick auf das, was einem im Leben wichtig und kostbar ist, verloren geht. Oft ordnet sich alles dem Schmerz unter und es bleibt kaum Zeit und Energie, sich z. B. um die Partnerschaft, die Familie oder ein Hobby zu kümmern, was einem vorher wichtig war. Werte geben Ihrem Leben einen Sinn und auf der Basis der Werte entscheiden Sie im Leben, was Ihnen wichtig ist. Auf diesen Kärtchen sind solche Werte aufgedruckt und Sie haben nun die Wahl, welche Sie als für sich wichtig erachten. Jeder Mensch hat dabei andere Werte und es geht nicht um richtig oder falsch. Bedenken Sie, es geht nur um Ihre eigenen, persönlichen und »geheimen« Werte und nicht darum, was Sie glauben, dass andere von Ihnen erwarten, wie z. B. Verwandte, Kollegen oder die Gesellschaft.

Der Patient geht nun den Kartenstapel durch und sucht die für ihn relevanten Karten aus. Wenn der Patient alle Karten durchgegangen ist, fragen Sie ihn, ob noch ein für ihn wichtiger Wert fehlt. Auf den leeren Karten kann er nun diese Werte handschriftlich ergänzen. Nun soll er die Karten noch einmal überprüfen, ob alles, was für ihn im Leben wirklich bedeutsam ist, aufgeführt ist.

Wenn er mehr als zehn Werte herausgesucht hat, bitten Sie den Patienten, den Stapel mit den für ihn relevanten Werten noch einmal durchzugehen und die zehn wichtigsten Werte herauszusuchen.

In der ACT werden die Werte oft in folgende Bereiche eingeteilt. Sie können diese für Anregungen nutzen und darauf achten, dass die meisten Bereiche berücksichtigt wurden.

(1) Partnerschaft
(2) Eltern, Kinder
(3) Verwandtschaft
(4) Freundschaften, soziale Beziehungen
(5) Arbeit, Beruf, Bildung, persönliches Wachstum und Entwicklung
(6) Freizeit, Erholung, Kunst, das Schöne
(7) Gesellschaftliches Engagement, Natur, Umwelt
(8) Spiritualität, Sinn im Leben, Glaube
(9) Gesundheit, körperliches Wohlbefinden

Werte sortieren: Was ist mir wichtig?

für meine Familie da sein	offen für andere Menschen sein	auf den Ausgleich von Geben und Nehmen achten
kompromiss-bereit oder tolerant sein	mich für die Partnerschaft einsetzen	erfolgreich sein
anerkannt sein	etwas gut können, kompetent sein	ein gutes Vorbild für meine Kinder sein
mit Kollegen und Vorgesetzten gut auskommen	Zärtlichkeit und Sexualität leben	für Geschwister da sein

Werte sortieren: Was ist mir wichtig?

Freundschaften pflegen	immer für meine Kinder da sein	naturverbunden und nachhaltig leben
gerecht sein	anderen helfen	mich für Neues interessieren, offen sein
zuverlässig sein	Neues lernen, mich weiterbilden	mich für Schwächere einsetzen
über Politik und Weltgeschehen Bescheid wissen	auf gesunde Ernährung achten	mich für politische und gesellschaftliche Dinge engagieren

Werte sortieren: Was ist mir wichtig?

kreativ sein	tierlieb sein	körperlich fit sein
für ausreichende Erholung und Entspannung sorgen	spirituell sein	meinen Interessen und Hobbys nachgehen
religiös sein	mich als Mensch weiterentwickeln	auf meinen Körper und meine Gesundheit achten
bescheiden sein	dankbar sein	unabhängig sein, frei sein

Werte sortieren: Was ist mir wichtig?

disziplniert sein	authentisch sein	Verantwortung wahrnehmen
Kontrolle haben	sparsam sein	genießen können
spontan sein	abgesichert sein	leidenschaftlich sein
bereit sein, mich anzustrengen	zufrieden mit mir selbst sein	

Wertecheck: Was ist mir wichtig? Was setze ich um?

Werte geben Ihrem Leben einen Sinn. Gerade bei chronischen Schmerzen kann der Blick auf das, was Ihnen im Leben wichtig und kostbar ist, verloren gehen. Oft ordnet sich alles dem Schmerz unter und es bleibt kaum Zeit und Energie, um sich um die Partnerschaft, die Familie oder ein Hobby zu kümmern oder um andere Dinge, die Ihnen vorher wichtig waren.

Tragen Sie in diese Tabelle Ihre persönlichen wichtigsten zehn Werte ein, die Sie mithilfe der Wertekärtchen gefunden haben. Die Reihenfolge der Werte ist zunächst egal. Jeder Mensch hat dabei andere Werte und es geht nicht um richtig oder falsch. Bedenken Sie: Es geht nur um Ihre eigenen persönlichen Werte und nicht darum, was Sie glauben, dass andere, wie z. B. Verwandte, Kollegen oder die Gesellschaft, von Ihnen erwarten.

Wichtigkeit einschätzen. Anschließend schätzen Sie jeden genannten Wert ein, wie wichtig er für Sie ist. Die Einschätzung geht von 0 bis 10. Dabei bedeutet 0 »gar nicht wichtig« und 10 bedeutet »äußerst wichtig«. Gemeint ist die Wichtigkeit, die dieser Wert in Ihrem gewünschten Leben haben soll und nicht unbedingt die Wichtigkeit, die er in Ihrer jetzigen Lebenssituation hat. Nutzen Sie hierfür die Spalte W (Wichtigkeit).

Umsetzung einschätzen. Dann gehen Sie die Werte noch einmal durch und schätzen ein, inwieweit Sie die einzelnen Werte momentan in Ihrem Leben schon umsetzen oder verwirklichen. Wie weit leben Sie diese Werte bereits? In welchem Ausmaß richten Sie Ihr Handeln an diesen Werten aus? Nutzen Sie hierfür die Spalte U (Umsetzen). Schätzen Sie auch hier wieder zwischen 0 und 10 ein. 0 bedeutet »setze ich gar nicht um« und 10 heißt »setze ich vollständig um«.

Meine persönlichen Werte	W	U

(W = Wichtigkeit, U = Umsetzung)

Schritte in Richtung meiner Werte

Vielleicht haben Sie im Arbeitsblatt 94 »Wertecheck« festgestellt, dass Sie Ihre wichtigen Werte noch nicht ausreichend umsetzen. Hier können Sie erste Schritte überlegen und festhalten, wie Sie Ihre Werte mehr umsetzen können.

Zwei Beispiele sollen Ihnen zeigen, wie Sie mit dem Arbeitsblatt umgehen können:

Wert	erste Schritte
sich für die Partnerschaft einsetzen	▶ zusammen einen Film aussuchen und innerhalb der nächsten zwei Wochen ins Kino gehen ▶ sich für das Essen bedanken ▶ den Partner fragen, ob man ihm einen Gefallen tun kann
neue Kenntnisse und Fähigkeiten erwerben	▶ Ich melde mich für einen EDV-Kurs an ▶ Ich erkundige mich, welche berufliche Weiterbildung von meinem Arbeitgeber angeboten wird

13 Schlaf und Schmerzen

Von Patienten, die unter chronischen Schmerzen leiden, haben 50 bis 80 % gleichzeitig auch Schlafprobleme. Umgekehrt hat etwa die Hälfte derjenigen mit Schlafstörungen auch chronische Schmerzen. Die Schmerzempfindung alleine oder die mit Schmerz assoziierten Stressreaktionen können das Einschlafen und / oder das Durchschlafen erschweren. Verkürzte oder fehlende Tiefschlafphasen bewirken Erschöpfung und Tagesmüdigkeit. Schlafstörungen verringern über verschiedene Mechanismen die körpereigene Schmerzhemmung (Tang et al., 2007; Finan et al., 2013).

Wichtig

Schlafstörungen werden in der Behandlung chronischer Schmerzen in der Regel unterschätzt.

Es ist wichtig, Schlafstörungen in der Schmerztherapie mit zu berücksichtigen und zu behandeln. Zunächst sollten Schlafstörungen schon in der Anamnese erhoben werden. Auch im »Schmerztagebuch« (**AB 4**) können Schlafstörungen erkannt werden. Eine genauere Diagnostik von Schlafstörungen erfolgt dann ggf. mithilfe spezifischer Fragebögen und Protokolle.

In der Regel werden die Schlafstörungen chronisch Schmerzkranker wie eine nichtorganische Insomnie behandelt. Die Therapie dieser Schlafstörungen erfolgt entsprechend der AWMF-Leitlinie durch psychotherapeutische Verfahren (Spiegelhalder et al., 2025). Medikamente spielen eine untergeordnete Rolle. Die für die Behandlung nichtorganischer Insomnien empfohlene Kognitive Verhaltenstherapie für Insomnien (KVT-I) enthält drei wichtige Elemente (Müller & Paterok, 1999):

(1) Edukation und spezifische Techniken (Informationen zu Schlaf und Schlafstörungen, Schlafhygiene, Schlaf-Wach-Rhythmus-Strukturierung, Stimuluskontrolle, Schlafrestriktion)
(2) Entspannungsverfahren (Progressive Muskelrelaxation, Ruhebild, Fantasiereise, Achtsamkeit)
(3) kognitive Techniken

Entsprechend dieser Schwerpunkte sind die folgenden Arbeitsblätter gestaltet. Zu den Entspannungsverfahren wird auf die Arbeitsblätter in Kapitel 6 verwiesen.

Was ist Schlafeffizienz?

Als Schlafeffizienz wird der Anteil der Schlafzeit an der im Bett verbrachten Zeit bezeichnet. Es sollen Werte von mindestens 85 % erreicht werden.

	hingelegt	aufgestanden	Zeit im Bett	davon geschlafen	Schlafeffizienz
Beispiel 1	22:30	06:30	8 Stunden	5,5 Stunden	69 %
Beispiel 2	23:30	06:30	7 Stunden	6 Stunden	86 %

Zunächst wird mithilfe eines Schlafprotokolls die durchschnittliche Schlafdauer – die Zeit, die tatsächlich geschlafen wurde – der letzten ein bis zwei Wochen ermittelt.

Im Beispiel 1 sind das 5,5 Stunden. Dieser Wert ist nun die neue Bett(liege)zeit. Auch wenn Patienten berichten, nur drei Stunden geschlafen zu haben, soll bei dieser Methode die Bett(liege)zeit mindestens 5 Stunden betragen.

Es wird empfohlen, die Wachzeit am Abend auszudehnen und entsprechend später ins Bett zu gehen. Der Aufstehzeitpunkt bleibt dann gleich.

In Beispiel 1 würde der Patient also erst um 01:00 Uhr ins Bett gehen. Er hätte dann 5,5 Stunden Bett(liege)zeit bis zum Aufstehen um 06:30 Uhr. Patienten, die normalerweise früh ins Bett gehen (»um genügend Schlaf zu bekommen«) müssen also ggf. lange wachbleiben. Wenn dies vom Patienten nicht umgesetzt werden kann, kann als Kompromiss die Zeit im Bett etwas verlängert werden, indem man 30 Minuten Einschlafzeit dazugibt. Durch die erhöhte Schläfrigkeit kommt es in der Regel zu einem schnelleren Einschlafen.

Während der Phase der Bettzeitrestriktion soll das Schlafprotokoll weitergeführt werden. Nach einigen Tagen mit einer Schlafeffizienz über 85 % und subjektiv gutem Schlaf wird dann die Bett(liege)zeit um 30 Minuten verlängert, üblicherweise durch früheres Zu-Bett-Gehen.

Arbeits- und Informationsmaterial

INFO 13 Was ist ein normaler Schlaf?
Das Informationsblatt informiert über Schlaf und Schlafstörungen.

INFO 14 Sieben Mythen und Märchen über den Schlaf
Das Informationsblatt soll aufklären und falsche Vorstellungen und Vorurteile abbauen.

AB 95 Teufelskreismodell bei Schlafstörungen
Der Therapeut kann mit dem Arbeitsblatt sowohl die Wechselwirkungen zwischen Schmerz und Schlafstörung veranschaulichen als auch den Zusammenhang zwischen Gedanken, vegetativen Körperreaktionen, Verhalten und Schlafstörung. Gemeinsam mit dem Patienten können hier Markierungen gemacht und individuelle Faktoren ergänzt werden.

AB 96 Regeln für einen gesunden Schlaf
Das Arbeitsblatt vermittelt die Informationen zur Schlafhygiene. Dieses Arbeitsblatt unkommentiert mitzugeben, genügt nicht. Für eine Verhaltensänderung bedarf es in der Regel der Motivation durch den Therapeuten.

AB 97 Instruktionen zur Stimuluskontrolle
Das Arbeitsblatt erklärt das Prinzip der Stimuluskontrolle und gibt die erforderlichen Instruktionen. Mögliche Hindernisse oder Bedenken sollten erfragt und geklärt werden.

AB 98 Instruktionen zur Bettzeitrestriktion
Das Ziel der Bettzeitrestriktion (manchmal auch: »Schlafzeitrestriktion« oder »Schlafrestriktion«) ist die Anpassung der Bettliegezeit an die tatsächliche Schlafzeit. Lange Wach-liege-Zeiten im Bett sollen reduziert werden. Dadurch kommt es zu

- einer Verbesserung der Schlafeffizienz,
- einer Erhöhung des Schlafdrucks am Abend und
- der Normalisierung des Schlaf-Wach-Rhythmus.

Um die Compliance der Patienten für diese Methode zu erhöhen, bedarf es ausführlicher Erklärungen durch den Therapeuten. Hierbei muss auch auf die Begleiterscheinungen, wie erhöhte Tagesmüdigkeit und Konzentrationsstörungen, hingewiesen werden. Der Zeitpunkt für diese Methode sollte entsprechend gewählt werden, z. B. in arbeitsfreien Zeiten.

AB 99 Schäfchenzählen für Fortgeschrittene
Auf diesem Arbeitsblatt sind verschiedene Hinweise zum Umgang mit Schlaf behindernden Gedanken aufgeführt. Wir empfehlen, diese Hinweise gemeinsam mit dem Patienten durchzugehen, eine oder zwei Strategien auszuwählen und einzuüben.

Tipp

Zur Vertiefung empfehlen wir diese **Selbsthilfebücher**:

- Croos-Müller, C. (2014). Schlaf gut – Das kleine Überlebensbuch: Soforthilfe bei Schlechtschlafen, Albträumen und anderen Nachtqualen. München: Kösel.
- Crönlein, T. (2018). Schlafen können. Schlafstörungen erfolgreich bewältigen. Weinheim: Beltz.

Was ist ein normaler Schlaf?

Gerade bei chronischen Schmerzen sind Schlafstörungen häufig. Studien zeigen, dass zwischen 50 und 80 % der Schmerzpatienten zusätzlich Schlafprobleme haben. So wachen viele Betroffene durch die Schmerzen nachts auf oder sie sind durch die Schmerzen angespannt und kommen deswegen nicht zur Ruhe.

Aber nicht jedes Aufwachen oder Nicht-einschlafen-Können ist eine Schlafstörung. Die übliche Schlafdauer liegt zwischen ca. 5 und 10 Stunden und ist individuell sehr unterschiedlich. Von einer Schlafstörung spricht man nur, wenn man mindestens dreimal pro Woche und mindestens einen Monat lang unter Ein- oder Durchschlafstörungen leidet. Und auch nur dann, wenn man tagsüber müde und nicht ausgeschlafen ist und sich große Sorgen darüber macht. Diese Kriterien treffen auf ca. 6 % aller Erwachsenen zu.

Schlaf benötigen wir zur körperlichen und psychischen Erholung. Auch das Immunsystem profitiert von der nächtlichen Erholung. Schlaf hat eine schützende Funktion für den Körper. Ein guter Schlaf hemmt Schmerzen und erleichtert den Umgang mit chronischen Schmerzen am Tag.

Im Schlaf verschiebt das Gehirn Informationen vom Kurzzeitgedächtnis ins Langzeitgedächtnis, was beim Lernen förderlich ist.

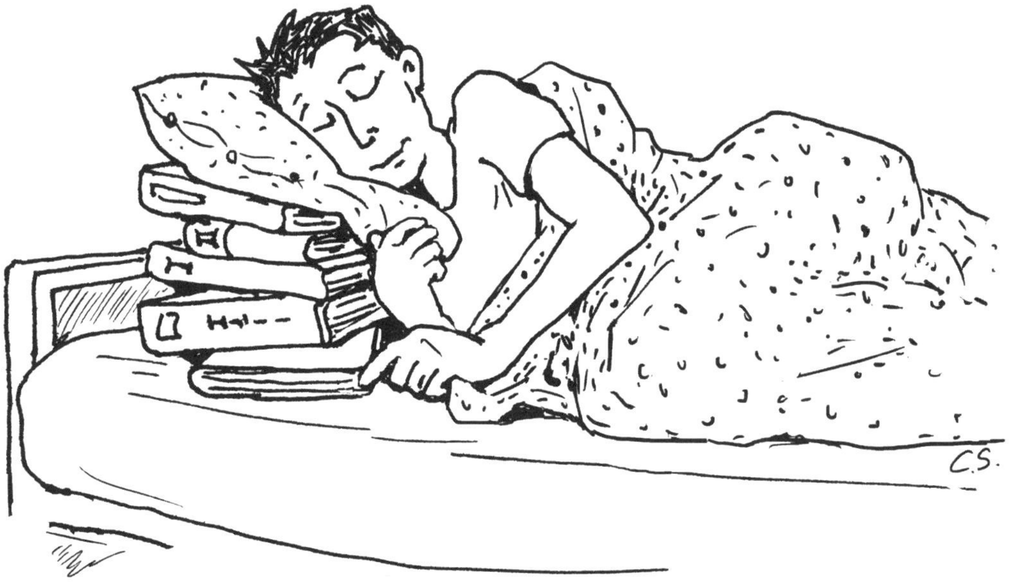

Im Schlaf und im Traum verarbeiten wir auch Erlebnisse des vergangenen Tages. Wenn wir vor dem Einschlafen einen aufregenden Thriller im Fernsehen ansehen oder einen Streit aushandeln, beschäftigt sich das Gehirn auch noch in der Nacht damit. Jeder Mensch träumt, aber die Erinnerung an die Träume ist von Mensch zu Mensch sehr unterschiedlich. In den Traumphasen ist das vegetative Nervensystem aktiviert, sodass wir z. B. schwitzen oder unser Herz schneller schlägt. Die Muskeln des Körpers sind aber meist sehr entspannt. Im Traum kann deswegen der Eindruck entstehen, »gelähmt« zu sein, nicht weglaufen zu können, zu fallen oder zu fliegen. Störende Albträume, die immer wiederkommen, können therapeutisch bearbeitet werden.

Was ist ein normaler Schlaf?

Typische Befürchtungen wie »Ich werde jetzt die ganze Nacht wach liegen und morgen nicht arbeiten können« hindern zusätzlich am Einschlafen durch Grübeln, Ärger und damit verbundene Anspannung. Wichtig ist es, einen gelassenen Umgang mit dem Thema Schlafen zu erreichen. Der Schlafforscher Jürgen Zulley hat das so beschrieben: »Nicht das Aufwachen ist das Problem, sondern die Beunruhigung darüber« (Zulley, 2010). Hier ist es hilfreich, sich klar zu machen, dass nach schlechten Nächten auch wieder gute Nächte erwartet werden können.

Merke

»Der Schlaf ist wie ein Vogel. Er fliegt davon, wenn man ihn greifen will.«

In der Therapie von Schlafstörungen spielen Medikamente eine untergeordnete Rolle und sollten nur für begrenzte Zeit eingesetzt werden. Die Behandlung erfolgt in der Regel durch folgende psychotherapeutische Verfahren.

Schlafhygiene. Das sind ziemlich leicht einzuhaltende Regeln, die bei der Behandlung von Schlafstörungen hilfreich sind.

Stimuluskontrolle. Sie ist eine wichtige und wirksame Strategie zur Verbesserung des Schlafes. Durch die Stimuluskontrolle soll erreicht werden, dass die im Bett verbrachte schlaflose, emotional belastende Zeit reduziert wird.

Bettzeitrestriktion. Sie ist eine weitere hilfreiche Möglichkeit, um Schlafstörungen zu behandeln. Hier wird die gesamte Zeit im Bett reduziert. Dadurch steigt der Schlafdruck am Abend noch mehr und der Schlafwach-Rhythmus wird wieder hergestellt.

Stimuluskontrolle und Bettzeitrestriktion sind sehr wirksam und helfen bei circa 75 Prozent der Betroffenen. Für ein besseres Einschlafen sind psychologische Methoden sogar wirksamer als Schlafmittel und haben keine Nebenwirkungen. Wichtig ist aber, dass sie über mindestens zwei Wochen konsequent durchgeführt werden.

Hier finden Sie einen Informationsfilm über Schlafstörungen und die Behandlung:
https://www.youtube.com/watch?v=E-hqN4BZJPw

Sieben Mythen und Märchen über den Schlaf

Es gibt viele falsche Vorstellungen und weitverbreitete Meinungen über den Schlaf. Aber viele davon stimmen gar nicht. Vieles davon gehört zu einem ganz normalen Schlaf. Welche kennen Sie?

	Mythen und Märchen	Wahrheiten und Fakten
1	Nötig sind mindestens sieben bis acht Stunden Schlaf in der Nacht.	Die Schlafdauer ist individuell sehr unterschiedlich. 5 bis 10 Stunden sind üblich und der Durchschnitt liegt um die 7 Stunden. Eine Schlafdauer von weniger als 5 Stunden oder mehr als 10 Stunden wird für Erwachsene nicht empfohlen.
2	Der Schlaf vor Mitternacht ist der gesündeste.	Erholsam sind besonders die Tiefschlafphasen. Zur ersten dieser Phasen kommt es eine halbe Stunde nach dem Hinlegen, egal um wie viel Uhr das ist. Sie haben also auch erholsamen und gesunden Schlaf, wenn Sie um 24:00 Uhr zu Bett gehen.
3	Nächtliches Aufwachen ist immer ein Zeichen von gestörtem Schlaf.	Es ist vollkommen normal, nachts mehrmals aufzuwachen, besonders in der zweiten Nachthälfte. Kurze Aufwachphasen von einer Minute Dauer, an die man sich nicht erinnern kann, passieren mehr als 20-mal in der Nacht. Erst, wenn man vier oder fünf Minuten wach ist, kann man sich am nächsten Morgen daran erinnern. Drei oder vier solcher längeren Phasen sind pro Nacht normal. Nicht das Aufwachen ist das Problem, sondern die Beunruhigung darüber.
4	Nach einer schlechten Nacht ist meistens der gesamte nächste Tag beeinträchtigt. Deshalb sollte man sich am nächsten Tag schonen.	Eine einzelne schlechte Nacht hat keine Auswirkungen auf die Leistungsfähigkeit am nächsten Tag. Wenn man sich dann schont und weniger aktiv ist als sonst, dann fehlt eventuell am Abend die für einen guten Schlaf notwendige Müdigkeit.
5	Nach einer schlechten Nacht kann der Schlaf in der nächsten Nacht durch längeren Schlaf nachgeholt werden.	Fehlender Schlaf kann nur durch bessere Schlafqualität ausgeglichen werden, nicht durch längere Schlafdauer.
6	Ob man sich tagsüber gut fühlt, hängt ausschließlich von der Qualität des nächtlichen Schlafes ab.	Das Befinden am Tag ist von vielen Faktoren abhängig. Die Tagesform auf schlechten Schlaf zurückzuführen könnte eine Ausrede sein.
7	Medikamente sind die wirksamste Maßnahme bei Schlafstörungen.	Die wissenschaftlichen Leitlinien empfehlen in erster Linie psychologische Methoden zur Behandlung der meisten Schlafstörungen. Medikamente verändern den natürlichen Schlaf, können unangenehme Nebenwirkungen haben und unter Umständen abhängig machen.

AB 95 • P T

Teufelskreismodell bei Schlafstörungen

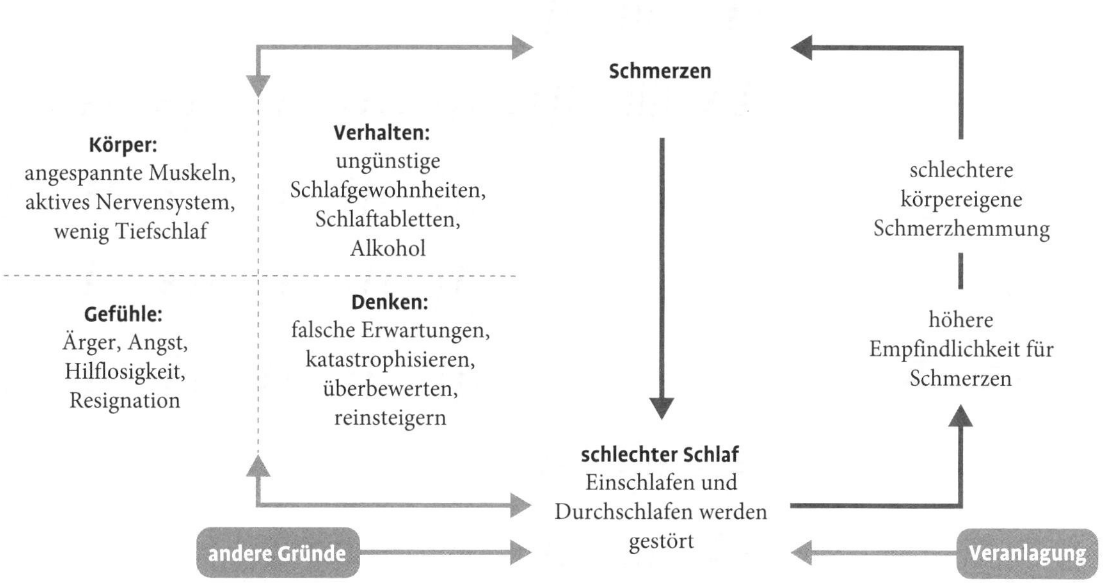

Abbildung Teufelskreismodell von Schmerzen und Schlafstörungen

In der Abbildung ist dargestellt, wie sich Schmerzen und Schlaf gegenseitig beeinflussen und einen Teufelskreis bilden können. Schmerzen erschweren oft das Einschlafen oder führen in der Nacht zum ungewollten Aufwachen. Ein gestörter Schlaf bewirkt immer eine Veränderung der Schmerzwahrnehmung (rechte Seite der Abbildung, dunkle Pfeile).

Schmerzen und Schlafstörungen führen aber auch zu anderen körperlichen Veränderungen, zu ungünstigem Verhalten, unangenehmen Gefühlen und negativem Denken. Diese Veränderungen bewirken dann wieder eine Verstärkung der Schmerzempfindung und der Schlafprobleme (linke Seite der Abbildung, helle Pfeile). Die Aspekte in dem Kasten auf der linken Seite lassen sich am ehesten durch aktive psychotherapeutische Techniken verändern, wie z. B. die Stimuluskontrolle.

Regeln für einen gesunden Schlaf

In der Behandlung von Schlafstörungen gibt es bestimmte Regeln, deren Einhaltung den Schlaf fördert, die sogenannte Schlafhygiene. Zur Übersichtlichkeit haben wir die typischen Regeln in die folgenden drei Bereiche gegliedert:

Schlafzimmer

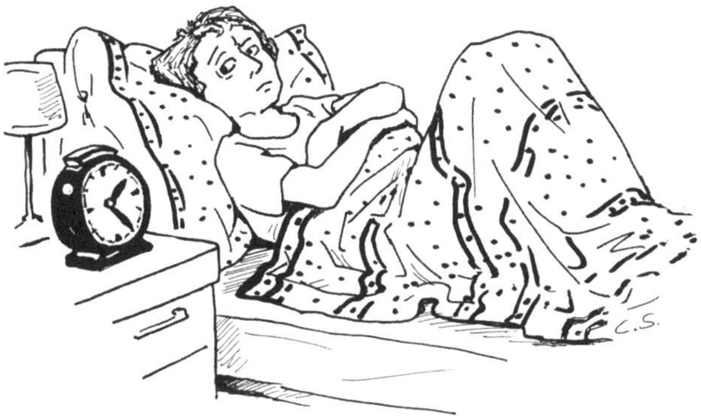

- Sorgen Sie für ein angenehmes Schlafzimmer. Es sollte möglichst ruhig, leicht kühl und dunkel sein. Vielleicht können Sie das Schlafzimmer noch etwas schöner gestalten. Gerade bei Schmerzen gilt es darauf zu achten, dass die Matratze und die Kissen angenehm sind.
- Mit jedem Blick auf die Uhr verstärken Sie grübelnde Gedanken. Viele Menschen schlafen besser, wenn dieser Zeitdruck wegfällt. Den Wecker, das Handy oder die Uhr verstecken Sie deswegen z. B. im Nachttisch oder unterm Bett, um den Drang zur Kontrolle der Uhrzeit zu unterbinden.
- Wenn das Schnarchen Ihres Partners Sie regelmäßig am Wiedereinschlafen hindert, scheuen Sie sich nicht, mit ihm über getrennte Schlafzimmer zu sprechen.

Aktivität und Ruhe

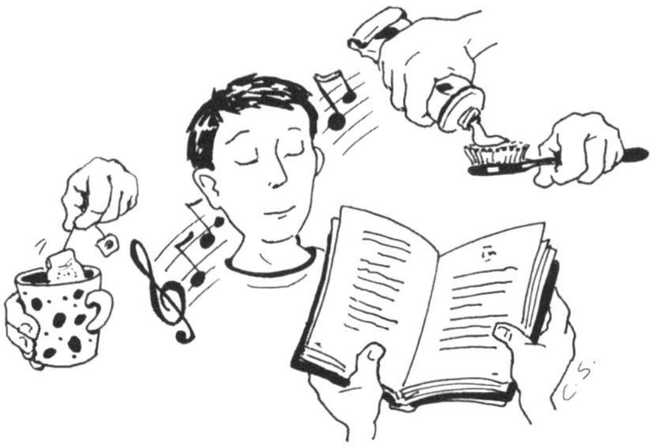

- Bei Kindern sind bestimmte Rituale vor dem Einschlafen geläufig. So streichen viele Eltern den Kindern über die Stirn, um das Einschlafen zu erleichtern. Das ist auch für Erwachsene nicht verboten. Auch bei Erwachsenen helfen regelmäßige persönliche Rituale, um sich auf den Schlaf vorzubereiten und zur Ruhe zu kommen. Das kann ein abendlicher Spaziergang sein oder beruhigende positive Tätigkeiten wie Musik hören, lesen oder einen Kräutertee trinken. Auch das Zähneputzen ist ein Abendritual.
- Tagsüber regelmäßig körperlich aktiv zu sein, verbessert die nächtliche Schlafqualität. Sportliche Aktivitäten sollten aber nicht direkt vor dem Einschlafen durchgeführt werden.
- Entspannungsverfahren im Bett oder vor dem Zubettgehen helfen, für das Einschlafen ruhiger zu werden. Um den Schlaf zu verbessern, kann es auch wichtig sein, tagsüber immer wieder mal zu entspannen, um am Abend weniger angespannt zu sein.
- Im Bett sollten Sie nicht fernsehen, mit dem Laptop arbeiten oder berufliche Unterlagen bearbeiten. So kann sich unser Gehirn besser merken, dass das Bett zum Schlafen da ist. Auch das blaue Licht der Bildschirme und Handys soll beim Einschlafen hinderlich sein.
- Lesen kann ablenken und beruhigen, aber Sie sollten kein ganzes Buch lesen oder einen aufregenden Krimi.

Regeln für einen gesunden Schlaf

Ernährung

- Vor dem Schlafengehen kann eine leichte kleine Mahlzeit Schlaf anstoßend sein. Sie sollten aber keine schweren Mahlzeiten einnehmen.
- Nach dem Mittagessen sollten Sie möglichst keine koffeinhaltigen Getränke wie Kaffee, Schwarztee oder Cola mehr trinken.
- Auch Rauchen kann das Einschlafen behindern.
- Alkohol stört die Tiefschlafphasen und sollte keinesfalls als Schlafmittel eingesetzt werden. Probieren Sie doch einmal zwei Wochen lang, ob Sie ohne alkoholhaltige Getränke besser ein- oder durchschlafen können.

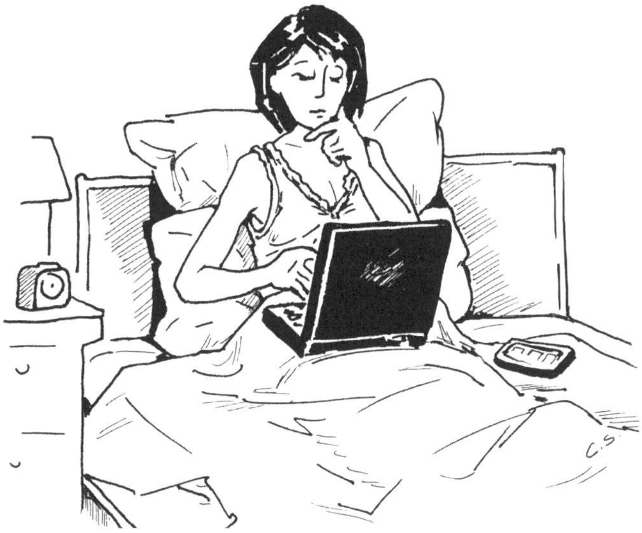

Instruktionen zur Stimuluskontrolle

Eine sehr wirksame Methode zur Behandlung von Schlafstörungen ist die sog. Stimuluskontrolle. Bei Schlafstörungen sind das Schlafzimmer und das Bett oft mit Gefühlen wie Ärger und Angst oder mit Sorgen verknüpft. Dies kann so weit gehen, dass Betroffene nur noch auf dem Sofa oder im Sessel schlafen, weil sie im Schlafzimmer keinen Schlaf mehr finden. Deswegen soll die im Bett verbrachte schlaflose Zeit und damit emotional belastende Zeit reduziert werden. Dafür müssen Sie das Schlafzimmer zwischendurch verlassen. Mit der Stimuluskontrolle soll so die Beziehung zwischen Schlaf und Schlafzimmer wieder normalisiert werden. Bei schmerzbedingten Verspannungen oder ungünstigen Schlafpositionen in der Nacht hilft das Aufstehen außerdem, sich zu lockern und Schmerzen vorzubeugen.

Tipp

Eine Vorbereitung mit einem warmen Getränk in der Thermoskanne auf dem Küchentisch oder ein griffbereiter Bademantel erhöhen die Chancen, nachts wirklich aufzustehen.

Das sind die Regeln der Stimuluskontrolle:

- Gehen Sie erst dann schlafen, wenn Sie sich müde fühlen.
- Benutzen Sie das Bett nur zum Schlafen, d. h. nicht zum Arbeiten, Trinken, Rauchen oder Fernsehen (ausgenommen sexuelle Aktivitäten).
- Wenn Sie nach 15 Minuten nicht einschlafen können (ungefähr abschätzen, ohne auf den Wecker zu schauen), stehen Sie auf und gehen in einen anderen Raum. Sie können sich ablenken, indem Sie z. B. etwas trinken oder lesen oder eine langweilige Tätigkeit ausführen.
- Gehen Sie erst dann wieder ins Bett, wenn Sie sich schläfrig fühlen. Das Wiederhinlegen löst oft einen zusätzlichen Schlafimpuls aus.
- Wenn Sie dann immer noch nicht einschlafen können, stehen Sie nach 15 Minuten erneut auf und wiederholen dies ggf. auch mehrfach in der Nacht.
- Stehen Sie morgens immer zur gleichen Zeit auf und behalten Sie den Schlaf-Wach-Rhythmus auch am Wochenende bei (eine Stunde Verzögerung ist dabei okay).
- Schlafen Sie nicht tagsüber. Wenn Ihnen diese Regel zu schwerfällt, dann dürfen Sie maximal eine halbe Stunde mittags schlafen, aber nicht nach 15 Uhr. Benutzen Sie hierfür einen Wecker!

AB 98 • P

Instruktionen zur Bettzeitrestriktion

Eine weitere hilfreiche Möglichkeit ist die sogenannte *Bettzeitrestriktion*. Hier wird die im Bett verbrachte Zeit konsequent reduziert auf die tatsächliche Schlafzeit.

Bei dieser Technik wird die Zeit im Bett noch konsequenter verkürzt als bei der alleinigen Stimuluskontrolle. Sie schlafen deswegen in den ersten Nächten möglicherweise nur wenig und sind tagsüber ausgesprochen müde. Auch Ihre Konzentration kann dadurch beeinträchtigt sein. Aber am nächsten Abend steigt dadurch der »Schlafdruck« und der Schlafrhythmus normalisiert sich allmählich. Besprechen Sie mit der Therapeutin / dem Therapeuten, wann ein günstiger Zeitpunkt für diese Methode ist. Sie können diese Methode mit den Regeln zur Stimuluskontrolle (**AB 97** »Instruktionen zur Stimuluskontrolle«) kombinieren.

Folgendes Vorgehen wird empfohlen:

(1) Bestimmen der durchschnittlichen Schlafzeit und der Schlafeffizienz. Bestimmen Sie Ihre subjektiv erlebte Schlafzeit, indem Sie 14 Tage lang ein Schlaftagebuch führen. Bilden Sie über die zwei Wochen einen Durchschnittswert der Zeit, die Sie geschlafen haben. Das Verhältnis von Schlafzeit zu Bettliegezeit ergibt Ihre Schlafeffizienz. Eine Schlafeffizienz zwischen 85 % und 100 % ist ganz normal.

	hingelegt	aufgestanden	Zeit im Bett	davon geschlafen	Schlafeffizienz
Beispiel 1	22:30	06:30	8 Stunden	5,5 Stunden	69 %
Beispiel 2	23:30	06:30	7 Stunden	6 Stunden	86 %

(2) Festlegen der neuen Bettliegezeit. Ihre durchschnittliche Schlafzeit ist die Zeit, die Sie ab jetzt nur noch im Bett liegend verbringen dürfen. Diese Bettliegezeit sollte jedoch mindestens 5 Stunden betragen. Wenn Ihre durchschnittliche Schlafzeit 6 Stunden beträgt (wie in Beispiel 2) und Sie morgens um 06:00 Uhr aufstehen müssen, dann gehen Sie erst um 24:00 Uhr ins Bett und stehen um 06:00 Uhr morgens wieder auf, egal ob Sie geschlafen haben oder nicht. Wenn es nicht anders geht, dann können Sie 30 Minuten »Einschlafzeit« zur neuen Bettliegezeit dazugeben. Vermeiden Sie, sich tagsüber hinzulegen.

(3) Überprüfen der Schlafeffizienz und Anpassen der Bettliegezeit. Führen Sie Ihr Schlafprotokoll weiter. Wenn Sie einige Tage mit einer Schlafeffizienz über 85 % haben und Sie gut durchschlafen, dann verlängern Sie die neue Bettliegezeit um 30 Minuten. Sie gehen also 30 Minuten früher zu Bett. Im Laufe weniger Wochen können Sie damit Ihre natürliche Schlafenszeit wiedergewinnen.

Schäfchenzählen für Fortgeschrittene

Häufig stören eigene Gedanken am Einschlafen. Das Grübeln über vergangene oder zukünftige Dinge, Ärgernisse und Sorgen können zu innerer Unruhe führen, die einen guten Schlaf erschwert oder ganz verhindert. Manchmal beziehen sich die ungünstigen Gedanken auch direkt auf den gestörten Schlaf, z. B. »Ich muss doch schlafen, weil …« oder »Warum bin ich schon wieder wach?« oder »Ich werde wohl nie wieder richtig schlafen können«. Solche Gedanken werden *Schlaf behindernde Gedanken* genannt und es ist verständlich, dass daraus gerade kein guter Schlaf, sondern Besorgtheit, Angst und Hilflosigkeit entsteht.

> **Wichtig**
>
> Dem Schlaf tut es nicht gut, wenn man zu viel über ihn nachdenkt.

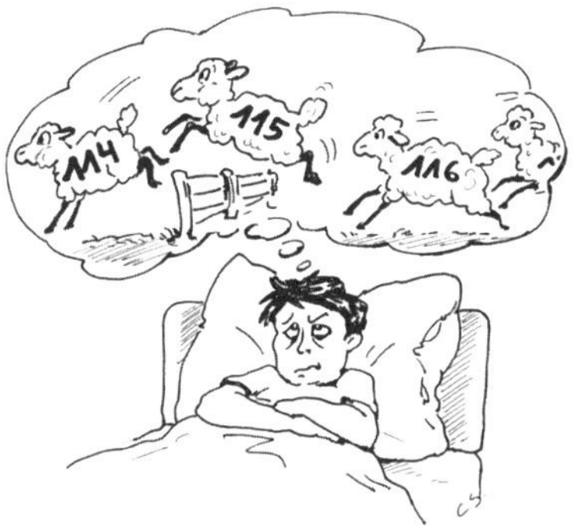

Umgang mit Schlaf behindernden Gedanken

Viele kennen dieses Gedankenkarussell, bei dem sich die Gedanken wie im Kreis drehen und ein Gedanke den anderen ablöst, man aber trotzdem nicht vom Fleck kommt. Jetzt ist es hilfreich, diesen Gedankenstrom zu unterbrechen, um wieder zur Ruhe zu kommen. Das kann auf verschiedene Art und Weise geschehen:

(1) Ablenkung. Wenn Sie Ihren Geist mit etwas anderem, Angenehmen beschäftigen, dann haben Grübeleien weniger Platz in Ihrem Gedankenstrom. Wie Sie sich ablenken können:

- etwas Einfaches lesen
- etwas zählen, das nur in der Vorstellung ist: Schafe, Sterne, Steine, …
- eine einfache Rechenaufgabe im Kopf machen: z. B. von 1000 in 3-er oder 7-er Schritten rückwärts zählen
- auf den eigenen Atem achten
- Konzentration auf beruhigende Bilder: Wald, Strand, Meeresrauschen usw.
- bewusst angenehme Erinnerungen hervorholen, z. B. an den letzten Urlaub oder ein anderes angenehmes Erlebnis

(2) Sich die Gedanken bildlich vorstellen. Das klingt zunächst merkwürdig, aber es passt zur Vorstellung vom Kopfkino. Stellen Sie sich also die Sorgen wie aneinandergereihte Bilder vor. Diese Bilder können Sie in Gedanken an Ballons hängen und nach oben schweben lassen. Oder auf Blätter schreiben und einem Fluss übergeben.

Oder Ihre bildliche Vorstellung ist wie ein Film. Versuchen Sie einmal, den Ton Ihres Filmes abzustellen. Sie können dazu eine imaginäre Fernbedienung verwenden. Vielleicht können Sie den Film auch schneller laufen lassen. Sie können mit der Fernbedienung vorspulen (Sie verpassen nichts, denn Sie kennen den Film ja schon sehr gut). Am Ende können Sie sich vorstellen, dass Sie die DVD aus dem Player nehmen und den Film gut wegpacken.

(3) Aufschreiben der Sorgen oder Gedanken. Das kann mithilfe eines Notizblocks oder eines Büchleins auf dem Nachttisch erfolgen. Auch wenn Sie während der Nacht nochmal aufwachen, können Sie erneut reinschreiben. Das Büchlein kann man dann wieder schließen und die Gedanken, Sorgen und Befürchtungen sind dort bis mindestens morgen gut aufgehoben. Manche Betroffene haben einen dicken Notizblockwürfel auf dem Nachttisch stehen und eine kleine Tüte am Nachttisch festgemacht. So kann jede Sorge auf einem Zettel in die Tüte wandern. (Tipp: Müllbeutel, kann dann leicht entsorgt werden!).

Schäfchenzählen für Fortgeschrittene

> **Wichtig**
>
> Wir empfehlen, auch hierbei gleich den ersten Schritt zu notieren, mit dem man das Problem angehen möchte, wenn es so eine Idee schon gibt. Dadurch kann man sich bewusst machen, dass man die Probleme bewältigen kann und man erlebt weniger Hilflosigkeit. Wenn dann später der Gedanke an das Problem wiederkommt, kann man sich klarmachen, dass man schon eine erste Idee im Umgang mit dem Problem hat.

(4) Gedankenstopp! Hierbei sorgen Sie selbst für eine Unterbrechung des Gedankenstroms – also für das Anhalten des Karussells. Das können Sie tun, indem Sie recht laut das Wort »Stopp!« aussprechen. So, als wenn es ein strenger Befehl für Sie selbst ist. Denken Sie an das Ausrufezeichen hinter dem Wort. Auch die Vorstellung eines knallroten Stoppschildes oder des geschriebenen Wortes »Stopp!« kann helfen. Oder in die Hände klatschen, die Handfläche oder Faust auf die Tischplatte (Bettdecke) schlagen, mit dem Fuß aufstampfen usw. kann die notwendige Unterbrechung erzeugen. Probieren Sie diese Strategien erst einmal aus, wenn Sie keine grüblerischen Gedanken haben. So können Sie die richtige Lautstärke, wohlwollende Strenge und einzusetzende Kraft herausfinden. Wenn Sie diese Methode einige Male erfolgreich eingesetzt habe, dann genügt meistens ein rein gedankliches »Stopp!«.

> **Wichtig**
>
> Nach dem Stopp des Gedankenstroms probieren Sie die unter Punkt 1 genannten ablenkenden Aktivitäten und Gedanken.

(5) Grübelstuhl. Manchmal heißt diese Methode auch Grübelzeit. Es geht so: Für die gezielte und bewusste Auseinandersetzung mit den eigenen Sorgen und Problemen nehmen Sie sich eine feste Zeit und einen festen Ort vor. Das können 15 bis maximal 30 Minuten am Tag sein. Oder zweimal täglich zehn Minuten.

Wählen Sie einen Ort, an dem Sie ungestört sind. Es darf ein Ort sein, der nicht besonders angenehm ist, z. B. ein nicht gepolsterter Stuhl in der Küche oder ein Klappstuhl im Keller. Die Grübelzeit sollte nicht auf dem angenehmen Sofa und natürlich nicht im Bett stattfinden! In diesen 15 oder 30 Minuten erlauben Sie Ihrem Geist alle möglichen Sorgen, Nöte, Befürchtungen, Ängste usw., ohne dass Sie eine Lösung finden müssen. Diese Zeit dient einzig und alleine dem Grübeln. Deshalb kann es durchaus sein, dass Ihre innere Unruhe zunimmt, während Sie auf dem Grübelstuhl sitzen. Nach der geplanten Zeit verlassen Sie den Grübelstuhl. Stellen Sie einen Wecker.

Wenn zu anderen Zeiten des Tages Grübeleien auftauchen, dann verweisen Sie diese Gedanken auf die Grübelzeit (»Ich habe später für euch Zeit«) und unterbrechen diese ungünstigen Gedanken falls notwendig mit dem Gedankenstopp (s. Punkt 4).

> **Wichtig**
>
> Sie können die Methode des Grübelstuhls kombinieren mit dem unter (3) beschriebenen Aufschreiben der Gedanken.

14 Arbeit und Schmerzen

Chronische Schmerzen führen oft zu längerer Arbeitsunfähigkeit oder gefährden die Erwerbsfähigkeit. Nach längerer Arbeitsunfähigkeit wegen der Schmerzen nicht mehr die volle Leistungsfähigkeit bringen zu können, bedeutet für manche auch eine existenzielle Bedrohung. Das Thema Arbeit und Arbeitsplatz ist für viele Patienten angstbesetzt.

Gleichzeitig gelten eine fehlende Arbeitsplatzzufriedenheit, mangelnde Unterstützung von Vorgesetzten, Mobbing unter Kollegen oder als monoton erlebte Arbeit als Risikofaktoren für die Schmerzchronifizierung (Nentwig, 2001). Subjektives Belastungserleben spielt dabei eine größere Rolle als die objektiven Belastungen am Arbeitsplatz (Morlock, 2000).

Ein besseres Verständnis für die berufliche Situation und deren Relevanz in der Schmerzwahrnehmung ist eine Voraussetzung für die Therapie. Lösungsstrategien für Konflikte am Arbeitsplatz, Umgang mit Zeitdruck und Anpassung an neue Technologien sind dann psychotherapeutische Ziele.

Rente oder Arbeit? In diesem Zielkonflikt wird oft nur die Entlastung durch eine Berentung gesehen, aber nicht der damit verbundene Verlust von Anerkennung, sozialer Zugehörigkeit und Alltagsstruktur auf der anderen Seite. Auch Kompromisse in Form von Teilzeitarbeit sind bei hohen Leistungsansprüchen an sich selbst oft zunächst nicht vorstellbar. »Entweder ganz arbeiten oder gar nicht.« Dann erscheint die Rente oft als der einzige Ausweg: »Wenn die Rente einmal durch ist, dann sind die Schmerzen weg.«

Definition

Zielkonflikt: eine Situation, in der eine Beschwerdebesserung durch weitere gegensätzliche Ziele erschwert oder unmöglich wird. Meistens sind diese Konflikte den Betroffenen nicht vollständig bewusst. Ein Rentenbegehren bedeutet aber nicht automatisch, dass eine Psychotherapie kontraindiziert ist oder nicht wirken kann. Für die Entscheidung, eine Rente zu beantragen, gibt es viele Gründe, wobei der Patient auch zwischen die unterschiedlichen Interessen der Sozialversicherungsträger geraten kann. Die Aufgabe des Therapeuten besteht dann darin, den Konflikt zu verdeutlichen, unterschiedliche Perspektiven sowie positive und negative Konsequenzen aufzuzeigen (s. Kap. 2 »Anamnese und Diagnostik«).

Weitere Informationen zu sozialmedizinischen Aspekten und dem Thema Rente für die Schmerztherapie finden sich auf der Patienteninformation der Deutschen Schmerzgesellschaft e. V.

▶ https://www.schmerzgesellschaft.de/topnavi/patienteninformationen/schmerz-und-patienten rechte/schmerz-und-beruf

Ein weiteres Thema kann die Auseinandersetzung mit dem Älterwerden und einer dadurch bedingten Abnahme des Leistungsvermögens sein. Hier geht es auch um den Vergleich mit jüngeren Kollegen und dem Reflektieren eigener Ansprüche (von Wachter & Hendrischke, 2016).

Zum Thema »Belastungsgrenzen erkennen und Ansprüche relativieren« verweisen wir auf die Arbeitsblätter im Kapitel 6 »Stress und Entspannung«. Das Pausenmanagement am Arbeitsplatz kann mit dem Therapeutikum *Pause Forte* (**AB 49–51**) aus dem gleichen Kapitel verbessert werden. Arbeitsplatztaugliche Bewegungsübungen finden sich im Kapitel 7 »Bewegung« in **AB 54** »Miniübungen – einfache kurze Bewegungsübungen«.

Wenn Unklarheiten bzgl. einem Rentenverfahren bestehen, kann die Kontaktaufnahme zur Fachberatung gebahnt werden: Deutsche Rentenversicherung, Sozialverband (z. B. VdK), Agentur für Arbeit, Krankenkasse, Arbeitgeber.

Arbeitsmaterial

AB 100 Was bedeutet Arbeit für mich?

Arbeit ist oft ein wesentlicher identitätsstiftender Faktor im Leben eines berufstätigen Menschen. In diesem Arbeitsblatt setzt sich der Patient mit der Bedeutung seiner Berufstätigkeit auseinander.

AB 101 Arbeiten oder Geld bekommen?

Hier wird mit der Idee des »bedingungslosen Grundeinkommens« die Bedeutung von Berufstätigkeit unabhängig vom Geldverdienen herausgearbeitet. Tagesablauf, Beziehungen und Selbstbild werden beispielhaft erfragt. Damit werden weitere wichtige Aspekte der Berufstätigkeit angesprochen. Bei einem bestehenden Renten- oder Entschädigungswunsch können so Vor- und Nachteile verdeutlicht werden. Der Eurobetrag, der hier eingetragen wird, muss den Einkommensverhältnissen angepasst werden. Der Betrag sollte etwas über dem monatlichen Bedarf liegen, aber in der Regel unter dem letzten Gehalt.

AB 102 Stress und Arbeit

Häufige Themen der Patienten im Einzelkontakt oder in der Gruppe sind Kränkungen und Enttäuschungen am Arbeitsplatz oder die Angst, den Anforderungen nicht mehr gewachsen zu sein. Auch Erwartungen an Vorgesetzte und Kollegen können relativiert und Wünsche konkretisiert werden. Dieses AB verdeutlicht mit offenen Fragen die Stressoren am Arbeitsplatz, fragt aber auch nach Ressourcen.

AB 103 Schmerzen und beruflicher Wiedereinstieg

Dieses Arbeitsblatt hilft beim geplanten beruflichen Wiedereinstieg, indem vorausgehende Bedingungen erfragt und wichtige Schritte erklärt werden (Kontakt zu Vorgesetzten, Kollegen, Betriebsarzt, Schwerbehindertenbeauftragten oder Integrationsfachdienst). Wir verweisen darauf, dass bei chronischen Schmerzen eine *stufenweise Wiedereingliederung* nützlich sein kann. Dabei sollte deutlich werden, dass der Betroffene zwar wieder am Arbeitsplatz ist, aber noch nicht voll belastbar ist. Dies erleichtert den Arbeitsbeginn.

AB 104 Rente oder Arbeit?

Das Arbeitsblatt kann hilfreich sein im Dilemma des Patienten zwischen dem Wunsch nach gesundheitlicher Verbesserung und dem gleichzeitigen Wunsch, ein laufendes Rentenverfahren nicht zu gefährden.

Was bedeutet Arbeit für mich?

Die Berufstätigkeit beansprucht einen Großteil unseres Lebens, ist aber oft auch eine Quelle unseres Selbstwertes. Berufe sind oft mit gesellschaftlicher Anerkennung verbunden. Auch Hausarbeit, Kindererziehung, Pflegearbeit und andere Care-Arbeit sind gesellschaftlich wichtige und notwendige Tätigkeiten. Im Laufe des Lebens können verschiedene Tätigkeiten unterschiedliche Bedeutung haben.

Die folgenden Fragen dienen dazu, sich der persönlichen Bedeutung von Arbeit bewusst zu werden.

Meine Arbeit – früher und heute

Was war früher Ihr Traumberuf? Was hat dazu geführt, dass Sie Ihre heutige Tätigkeit ausüben?

....

....

....

....

....

Was hat Sie früher bei der Arbeit motiviert und was motiviert Sie heute?

....

....

....

....

....

Welche Erfahrungen, die Sie im Laufe des Arbeitslebens gesammelt haben, können Ihnen heute bei der Arbeit trotz Schmerzen hilfreich sein?

....

....

....

....

....

Was bedeutet Arbeit für mich?

Gibt es Unterschiede zwischen der heutigen Arbeit und früheren Tätigkeiten? Was war früher besser, was war schlechter?

....

....

....

....

....

Was bedeutet in der jetzigen Situation Arbeit und Berufstätigkeit für Sie? Bitte ankreuzen und ergänzen:

☐ soziale Kontakte und Anschluss zu den Kollegen
☐ Unterstützung durch Kollegen und Kolleginnen
☐ Selbstwert, Wertschätzung durch Vorgesetzte oder Kollegen
☐ Lebenssinn
☐ das Gefühl, gebraucht zu werden
☐ gesellschaftlicher Status
☐ eine tägliche Aufgabe und Tagesstruktur
☐ Kraftquelle bzw. Ressource
☐ etwas neues lernen, sich weiterentwickeln
☐ Wissen weitervermitteln
☐ Geld, finanzielle Absicherung

☐ ....

☐ ....

☐ ....

Arbeiten oder Geld bekommen?

Stellen Sie sich vor, Sie bekommen folgendes Angebot:

Sie bekommen für den Rest Ihres Lebens jeden Monat .... Euro und dürften nie mehr arbeiten, auch keinen Nebenjob und dürften auch mit Ihrem Hobby kein Geld verdienen,

oder

Sie arbeiten weiter wie bisher.

Denken Sie darüber nach, wägen Sie ab! Wie würden Sie sich entscheiden?
(Tragen Sie oben einen Eurobetrag ein, bei dem Sie ins Nachdenken kommen.)

(1) Stellen Sie sich jetzt vor, Sie nehmen das Geld. Was wäre dann anders?

an meinem Tagesablauf/Aktivitäten:

....

....

an meinen Beziehungen zu anderen Menschen:

....

....

an meinem Bild von mir selbst:

....

....

an Sonstigem:

....

....

(2) Was spricht dafür, das Angebot nicht anzunehmen und weiter zu arbeiten?

....

....

....

....

Stress und Arbeit

Der Beruf kann einem viel geben, kann aber auch belasten oder sogar krank machen. Gerade die Unzufriedenheit am Arbeitsplatz hat eine hohe Bedeutung für das Schmerzerleben. Mangelnde Unterstützung durch den Vorgesetzten und Mobbing gelten z. B. als wichtige Risikofaktoren für die Chronifizierung von Schmerzen.

Die eigene berufliche Situation anzuschauen und Lösungsstrategien für Konflikte am Arbeitsplatz zu finden, kann hier wichtig sein. Es geht auch darum, eigene Belastungsgrenzen am Arbeitsplatz zu erkennen und ggf. Ansprüche zu relativieren sowie auf Pausen bei der Arbeit zu achten.

Diese Fragen regen Sie an, darüber nachzudenken.

Was bereitet mir am Arbeitsplatz die meisten Ängste und Sorgen?

....

....

....

Was macht mir am Arbeitsplatz Stress?

....

....

....

Welche Rahmenbedingungen meiner Arbeit erlebe ich als belastend?

....

....

....

Welche Rahmenbedingungen finde ich bei meiner Arbeit vor, die dazu führen, dass ich gut arbeiten kann und gerne zur Arbeit gehe?

....

....

....

Stress und Arbeit

Woher nehme ich die Kraft und Energie, die beruflichen Herausforderungen zu bewältigen?

....

....

....

Wie ist es mir in der Vergangenheit gelungen, mit belastenden Situationen umzugehen?

....

....

....

In welchen Situationen erlebe ich bei der Arbeit körperliche oder seelische Beschwerden oder Krankheitssymptome?

....

....

....

Schmerzen und beruflicher Wiedereinstieg

Chronische Schmerzen können in einen Teufelskreis aus beruflichen Schwierigkeiten und längerer Arbeitsunfähigkeit führen sowie die Erwerbsfähigkeit gefährden. Längere Krankheit oder körperliche Beeinträchtigung kann die Lebensplanung durcheinander bringen oder sogar völlig verändern. Man weiß unter Umständen nicht, wie man ins Arbeitsleben zurückfinden soll.

Sie sollten sich nicht scheuen, dafür Hilfe anzunehmen. Jedes Unternehmen ist verpflichtet, nach längerer Krankschreibung ein betriebliches Eingliederungsmanagement anzubieten. Ein häufiges Beispiel dafür ist die sogenannte »stufenweise Wiedereingliederung« mit Lohnzahlungen durch die Krankenkasse.

Das Arbeitsblatt soll Sie bei der Vorbereitung des beruflichen Wiedereinstiegs unterstützen und als Checkliste dienen.

Unter welchen Bedingungen können Sie sich vorstellen, wieder zur Arbeit zu gehen? Was brauchen Sie für einen Neubeginn?

☐ Mitteilen von Änderungswünschen, z. B. besser auf die Pausen achten
☐ andere Gestaltung von Arbeitszeiten (z. B. Reduzierung der Wochenstunden, Schichtarbeit)
☐ Klärung von Arbeitsplatzkonflikten. Um was genau geht es dabei?

....

....

☐ Änderungen an der Arbeitsorganisation oder den Arbeitsaufgaben (z. B. innerbetriebliche Versetzung, weniger Reisetätigkeit). Welche?

....

....

☐ Anpassungen von Arbeitsmaterialien (z. B. höhenverstellbarer Schreibtisch). Welche?

....

....

☐ Sonstiges: ....

....

Schmerzen und beruflicher Wiedereinstieg

Welche sind für Sie die nächsten Schritte am Arbeitsplatz? Wo bekommen Sie Hilfe?

☐ Kontaktaufnahme mit Kollegen vor Arbeitsbeginn
☐ Kontaktaufnahme zum Vorgesetzten vor Arbeitsbeginn
☐ stufenweise Wiedereingliederung
☐ ggf. weitere Krankschreibung, wie lange? ....
☐ Erwartungen von oder an Vorgesetzte und Kollegen ansprechen
☐ Vereinbarung eines Termins beim Betriebsarzt oder Schwerbehindertenbeauftragten
☐ Kontakt mit dem Personal- / Betriebsrat / betriebliche Sozialberatung herstellen
☐ nach Maßnahmen des betrieblichen Gesundheitsmanagements der Firma fragen
☐ Unterstützung durch Arbeitsamt, Berufsberatung
☐ Ergotherapie in Anspruch nehmen

☐ Sonstiges: ....

Worauf möchten Sie künftig bei sich mehr achten?

☐ Kritik am Arbeitsplatz weniger persönlich nehmen
☐ Anspruch am Arbeitsplatz reduzieren. Was bedeutet das für mich genau?

....

....

☐ besseres Pausenmanagement (z. B. **AB 49–51** »Pause Forte«). Wie will ich das genau machen?

....

....

☐ Bewegungs- und Entspannungsübungen am Arbeitsplatz anwenden. Was genau könnte ich machen?

....

....

☐ Wünsche an Vorgesetzte und Kollegen direkter formulieren. Welche Wünsche sind das?

....

....

Schmerzen und beruflicher Wiedereinstieg

- ❒ folgende Rituale zur Trennung zwischen Beruflichem und Privatem nutzen:

  ....

  ....

- ❒ Wie möchte ich damit umgehen, wenn Kollegen fragen, warum und wo ich in Behandlung war?

  ....

  ....

- ❒ Sonstiges: ....

  ....

Rente oder Arbeit?

Die Entscheidung, ob eine Berentung weiterhilft oder sinnvoll ist, ist nicht einfach zu fällen. Eine Berentung erscheint auf den ersten Blick oft als Entlastung. Es gibt allerdings Untersuchungen, die belegen, dass sich die damit verbundenen Erwartungen und Hoffnungen oft nicht erfüllen. Und dann geht es den Betroffenen unter Umständen nach der Bewilligung der Rente insgesamt schlechter geht als vorher.

Vor- und Nachteile der Berentung müssen abgewogen werden. Einer kurzfristigen Entlastung von der Arbeit stehen manchmal langfristige Konsequenzen und Verluste gegenüber.

Diese Fragen können dabei helfen, das Für und Wider abzuwägen.

Wie leistungsfähig schätzen Sie sich momentan ein?

Ich bekomme gar nichts mehr hin — ich bin voll arbeitsfähig

|——————————————————————|

Wie hoch schätzen Sie die Wahrscheinlichkeit ein, dass ein Rentenantrag bei Ihnen Aussicht auf Erfolg hat? Machen Sie ein Kreuz auf der Linie.

keine Chance — mit Sicherheit

|——————————————————————|

Wie hoch würde eine Rente ausfallen? (Rente ggf. bei Rentenberater der Deutschen Rentenversicherung ausrechnen lassen.) Euro .... / Monat

Wie würden Sie mit diesem erwarteten Betrag auskommen? Was würde das finanziell für Sie bedeuten?

....

....

....

Welche Verluste würde eine Berentung für Sie bedeuten? (z. B. Kontakte, Tagesstruktur, Anerkennung, Selbstwert …)

....

....

....

Rente oder Arbeit?

Welche Vorteile oder »Gewinne« hätte eine Berentung für Sie? (kurzfristig und langfristig)

....

....

....

Welche Nachteile oder »Kosten« hätte eine Berentung für Sie? (kurzfristig und langfristig)

....

....

....

Welche Vorteile oder »Gewinn« hätte das Weiterarbeiten für Sie? (kurzfristig und langfristig)

....

....

....

Welche Nachteile oder »Kosten« hätte das Weiterarbeiten für Sie? (kurzfristig und langfristig)

....

....

....

Was würde eine Berentung für die Partnerschaft / Familie / Freunde / Nachbarn bedeuten?

....

....

....

Rente oder Arbeit?

Mit welchem Alter würden Sie gerne in Rente gehen?

.... Jahre, also im Jahr ....

Gäbe es einen Kompromiss für Sie, z. B. Teilzeitarbeit, vorzeitige Berentung (mit Abschlag) oder Altersteilzeit?

....

....

....

An wen können Sie sich für weitere Informationen wenden? (z. B. Rentenversicherungsträger, VdK)

....

....

....

15 Angehörige und Schmerzen

Körperliche und psychische Wechselwirkungen stellen bei chronischen Schmerzkrankheiten eine Herausforderung dar und erfordern die Einbeziehung der Angehörigen. Auch Partner und Familienangehörige sind von der Schmerzkrankheit selbst und den mit den Auswirkungen der Schmerzkrankheit verbundenen Einschränkungen betroffen. Die Partner und Angehörigen von Schmerzpatienten leiden ebenfalls: unter der eigenen Hilflosigkeit, den krankheitsbedingten Einschränkungen oder unter Befindlichkeitsstörungen. Partner von Schmerzpatienten haben selbst oft Schmerzen und weisen erhöhte Depressivitätswerte auf (Joraschky & Petrowski, 2003).

Der Verlust vertrauter Kommunikation, emotionaler oder körperlicher Nähe, aber auch der Verlust gemeinsamer Interessen ist eine häufige Folge chronischer Schmerzen (Altmeyer & Kröger, 2003). Auffallend ist die Unsicherheit und Hilflosigkeit der Partner im Umgang mit der Erkrankung. Mangelnde oder ungenaue Informationen über die Erkrankung und deren Behandlung sowie unrealistische Erwartungen können bei Angehörigen zu dysfunktionalen Verhaltensweisen führen und die Erkrankung aufrechterhalten (Prenevost & Reme, 2017). Die Familien sind aber nicht für die Krankheit ihrer Angehörigen verantwortlich, sondern stellen eine wichtige Ressource in der Versorgung der Betroffenen dar und sollten in die Behandlung mit einbezogen werden (Hendrischke & von Wachter, 2016; Wild, 2003).

Arbeits- und Informationsmaterial

AB 105 Fragen für ein Paar- oder Familiengespräch

Das Arbeitsblatt gibt Anregungen für den Therapeuten, wie Auswirkungen der chronischen Schmerzkrankheit auf die Familie herausgearbeitet werden können und Anregungen für den Umgang damit. Idealerweise ist dafür ein Familiengespräch ein Forum, über Dinge zu sprechen, über die sonst nicht gemeinsam gesprochen wird. Die Fragen können natürlich auch im Einzelgespräch genutzt werden.

INFO 15 Informationen für Angehörige

Das Informationsblatt vermittelt Hintergrundinformationen für die Angehörigen und kann dem Patienten zur gemeinsamen Lektüre nach Hause mitgegeben werden.

AB 106 Auswirkungen der Schmerzkrankheit auf die Partnerschaft / Familie

Das Arbeitsblatt hilft, die Auswirkungen der Schmerzerkrankung zu erkennen und zu würdigen. Diese Bestandsaufnahme kann auch als Grundlage für spätere Veränderungen dienen.

AB 107 Verständnis und Wünsche

Das Arbeitsblatt fördert gegenseitiges Verständnis, indem der Austausch über Bedürfnisse und Wünsche unterstützt wird. Auf der Beziehungsebene sind Unterstützung und das Ernstnehmen der Symptome wichtig. Zu viel Zuwendung für Symptome kann aber die Fixierung auf die Schmerzen fördern. Zuwendung und Lob sollten an konstruktive Schmerzbewältigungsschritte gekoppelt werden, nicht an den Ausdruck von Beschwerden.

AB 108 Alles oder nichts: wie viel Hilfe – wie viel selbst machen?

Eine Entlastung durch den Partner sollte nicht zu Abhängigkeit und damit verbundenem vermindertem Selbstwertgefühl führen. Statt dysfunktionale Schonung zu unterstützen, sollten die Angehörigen Aktivitäten trotz Schmerz fordern, ohne zu überfordern. Das Arbeitsblatt kann helfen, einen solchen Kompromiss, d. h. ein angepasstes Maß an Aktivitäten, zu finden.

AB 109 Eine ganz normale Familie

Hier geht es einerseits darum, die Krankheit akzeptieren zu lernen, aber andererseits auf »ihren Platz« zu verweisen, damit Ressourcen und Normalität trotz Krankheit zur Geltung kommen können. Das Arbeitsblatt soll anregen, Lebensziele und Werte trotz der Schmerzerkrankung in der Familie wieder zu fokussieren und aktiv weiterzuentwickeln. Hierfür werden Bereiche wieder in das Blickfeld der Familie gerückt, in denen sie sich wie eine »normale Familie« verhalten. Die Familie wird ermutigt, verbliebene Handlungsspielräume mehr zu nutzen. Eine »Entpathologisierung«, d. h. das Verständnis von vermeintlich pathologischen Reaktionen als normale, natürliche Reaktionen, kann unter Umständen die Familie entlasten.

Fragen für ein Paar- oder Familiengespräch

Im Familiengespräch werden Paare oder Familien angeregt, über diejenigen Dinge in Bezug auf die Schmerzerkrankung zu sprechen, über die bisher in der Familie nicht gesprochen wurde oder über Themen, die schnell im Alltag untergehen. Zu beachten ist, dass eine Einladung zum Familiengespräch von Angehörigen als Schuldzuweisung missverstanden werden kann. Hier ist es wichtig, die Belastungen und das Symptom in der Familie zu würdigen. Dafür stehen am Anfang Fragen zum Umgang mit der Erkrankung und zu den Auswirkungen auf die Familienmitglieder im Vordergrund. Der Hilflosigkeit und Unsicherheit der Familienangehörigen gegenüber den Schmerzen sollte genug Raum gegeben werden. Auch die subjektive Krankheitstheorie kann sich bei den Familienmitgliedern unterscheiden. Ungünstige Coping-Strategien, nicht ausgedrückte Bedürfnisse oder Konflikte sowie, dass sich Patienten nicht gesehen oder als Simulant abgestempelt erleben, kann nach einem Vertrauensaufbau in Folgegesprächen bearbeitet werden.

In den folgenden Abschnitten haben wir mögliche Fragen zu bestimmten für Schmerzpatienten relevanten Themengebieten zusammengestellt (Hendrischke & von Wachter, 2016).

(1) Fragen zu Belastungen und Veränderungen.

Um die Familien in ihren Alltagserfahrungen abzuholen, stehen am Anfang Fragen zu Belastungen und Auswirkungen auf die Partnerschaft oder des Familiensystems durch die Erkrankung im Vordergrund. Hier können auch Rollenveränderungen, schmerzbedingte affektive Veränderungen, Schuldgefühle oder Nebenwirkungen durch Medikamente, wie z. B. kognitive Einschränkungen oder Müdigkeit, erfragt werden.

- ▶ Welche Belastungen entstehen durch die Schmerzkrankheit für die Familie? Wie wirkt sich die Schmerzkrankheit auf die einzelnen Beteiligten aus? Wer reagiert wie auf den Schmerz?
- ▶ an den Patienten: Was denken Sie, wodurch Ihr Partner belastet ist?
- ▶ an den Partner: Worin fühlen Sie sich durch die Schmerzkrankheit belastet?
- ▶ Wie viel Raum im alltäglichen Miteinander nimmt die Schmerzerkrankung auf einer Skala von 0 bis 10 ein? (0 = der Schmerz hat keinen Einfluss auf das Miteinander, 10 = das gesamte Miteinander wird vom Schmerz bestimmt)
- ▶ an den Partner: Gibt es indirekte Zeichen, an denen Sie Schmerzen des Betroffenen wahrnehmen, wie Gereiztheit, Traurigkeit, Rückzug, Verlangsamung oder Erschöpfung?
- ▶ Welche Veränderungen haben sich durch die Schmerzen in der Familie ergeben?
- ▶ Was hat sich seit dem Beginn der Schmerzerkrankung in den Beziehungen verändert?

(2) Fragen zu Attributionen und Erwartungen

Um Befürchtungen und Erwartungen in der Familie zu verstehen, ist es wichtig, individuelle Krankheitsvorstellungen und die subjektive Krankheitstheorie der Familienmitglieder zu erfragen. Auch Vorerfahrungen mit vorangegangenen Krankheiten in der Herkunftsfamilie beeinflussen die persönliche Sichtweise und den Umgang mit der Krankheit. Es gilt, einen unterschiedlichen Wissensstand zur Erkrankung und zu Behandlungsmöglichkeiten zu berücksichtigen (ggf. können dabei die Informationen aus Kapitel 3 »Wissen und Edukation« genutzt werden). Die unterschiedlichen Erwartungen an die jeweils anderen sollten im Familiengespräch erfragt werden.

Fragen für ein Paar- oder Familiengespräch

- an Angehörige: Was glauben Sie, was die Ursache der Schmerzen ist?
- an Angehörige: Was wissen Sie über die Erkrankung Ihres Partners / Angehörigen? Was hat er / sie erzählt?
- an Angehörige: Was wissen Sie über die Therapie Ihres Partners / Angehörigen? Was hat er / sie erzählt?
- an Angehörige: Was bedeutet die Krankheit für Sie persönlich als Angehöriger?
- an Angehörige: Was erwarten Sie von der Therapie?
- an Angehörige: Was erwarten Sie von Ihrem Partner, wie er mit den Schmerzen umgehen soll?
- an Patienten: Was wünschen oder erwarten Sie von Ihrem Partner, wenn Sie starke Schmerzen haben?

(3) Fragen zu Ressourcen und Lösungen

Im Verlauf eines Familien- oder Paargesprächs können Suchprozesse in Richtung einer Aktivierung familiärer bzw. partnerschaftlicher Ressourcen im Umgang mit den krankheitsbedingten Herausforderungen angestoßen werden. Hier kann auch auf frühere Krisenbewältigung, familiäre Unterstützung und Ausnahmen, bei denen weniger Beschwerden bestanden, fokussiert werden.

- Was hat bisher geholfen, mit den Schmerzen besser zurechtzukommen?
- Gab es Zeiten, in denen der Schmerz weniger stark, weniger einschränkend war?
- Wie können Sie trotz der Beschwerden Entlastung finden und sich gegenseitig unterstützen? Wo / Wie kann trotz der Krankheit Normalität in der Familie / Partnerschaft aufrechterhalten werden?
- an Angehörige: Woran bemerken Sie beim Patienten eine Besserung der Beschwerden?
- an Patienten: Woran würde Ihr Partner merken, dass sich Ihr Schmerz auf der Skala von z. B. 5 nach 4 gebessert hat? Was haben Sie zu dieser Zeit anders gemacht?
- Wo wird trotz Erkrankung auf Ziele und Werte in der Familie / Partnerschaft geachtet?
- Was würde sich in der Familie / Partnerschaft ändern, wenn der Schmerz auf einmal weg wäre?
- Wird trotz der Schmerzerkrankung auf Lebensziele und Werte in der Familie / Partnerschaft geachtet?
- Welche Strategien waren bisher hilfreich und zweckmäßig im Umgang mit den Schmerzen? (s. auch **AB 7** »Triple B« im Kapitel 2)
- an Angehörige: Wie konnten Sie bisher Ihren erkrankten Partner von den Schmerzen ablenken?
- an Angehörige: Welchen Ausgleich haben Sie? Was gibt Ihnen Kraft? Was unternehmen Sie auch mal ohne den Partner?
- Wer lobt wen für was? Bekommen Sie als Betroffener Lob für Ihre Bewältigungsversuche? Loben Sie Ihren gesunden Partner z. B. für seine Geduld oder Unterstützung?

(4) Fragen zur Balance zwischen Über- und Unterforderung

Im Umgang mit den Schmerzen sind viele Angehörige unsicher, wie stark sie ihre betroffenen Partner fordern sollen bzw. entlasten sollen. In Watte packen oder auffordern?

- an Patienten: Was wünschen Sie sich von Ihrer Familie / Ihrem Partner im Umgang mit den Schmerzen?
- an Patienten: Wann und wie sollen Ihre Angehörige Sie konfrontieren oder Sie auffordern, trotz Schmerzen etwas zu unternehmen?

Fragen für ein Paar- oder Familiengespräch

- an Patienten: Wann sollen Ihre Angehörige Sie in Ruhe lassen? Wie lange?
- an Patienten: Wie oft und wie genau sollen Ihre Angehörigen Sie fragen, wie es Ihnen geht?
- an den Partner: Wie können Sie übermäßige Aktivitäten des Betroffenen stoppen, oder auf das Einhalten von Pausen achten, wenn Überforderung droht?
- Wie sollen gemeinsamen Unternehmungen, wie z. B. Verwandtenbesuche, zeitlich begrenzt werden? Wer spricht das an? Wie wird es geplant?

(5) Fragen zu Schmerz als Funktion in der Beziehung

Später können die Fragen auch interaktionelle Aspekte der Paar- bzw. Familiendynamik betreffen und die beziehungsgestaltenden Auswirkungen der Schmerzerkrankung aufzeigen. So können auch dysfunktionale Beziehungsmuster herausgearbeitet werden (von Wachter, 2003). Die Familien sollen motiviert werden, auch über Gefühle wie Ärger, Enttäuschung oder Schuldgefühle offen zu sprechen.

- Wer reagiert wie auf die Beschwerden?
- Was hat sich seit dem Beginn der Schmerzerkrankung in den Beziehungen untereinander verändert?
- an Patienten: Werden Ihre Schmerzen von Ihrem Partner geglaubt? Woran merkt Sie das als Betroffener?
- Zeigt der Angehörige ein eher entlastendes fürsorgliches Verhalten oder verhält er sich ignorant, abweisend, aggressiv?
- an Patienten: Macht sich Ihr Partner Sorgen? Ist er durch Ihre Erkrankung belastet? Durch was genau? Gibt es Ansprechpartner für seine Sorgen? Mit wem kann er darüber sprechen? Was tut ihm gut?
- Hat sich seit Beginn der Schmerzerkrankung irgendetwas zum Positiven verändert?
- Gibt es Schuldgefühle bei Ihnen oder Ihrem Partner? Wer gegenüber wem? Weswegen genau?
- In welchen Situationen gelingt es, über Gefühle wie Wut auf die Krankheit oder auf den eigenen Körper, der nicht mehr so funktioniert, wie der Betroffene will, zu sprechen? Wie wird mit unangenehmen Gefühlen, z. B. Angst, Ärger, Scham und Schuld, in der Familie / Partnerschaft umgegangen?
- Was wünschen Sie sich für die Beziehung? Wie und wo können Bedürfnisse oder Wünsche geäußert werden? Gibt es bisher unausgesprochene Wünsche?
- Wodurch oder wobei werden Sie von Ihrem Partner gesehen und anerkannt?
- Krankheit oder Schmerzen können dabei helfen, das Bedürfnis nach Nähe oder Distanz auszudrücken. Wie können Sie diese Bedürfnisse nach Nähe oder Distanz leichter bemerken und anders als durch Schmerzen ausdrücken?
- Gibt es bei Ihnen in der Familie anstehende, eigentlich notwendige Veränderungen, die wegen der Schmerzen aufgeschoben werden?
- Gibt es Dinge, die Sie in der Familie wegen der Schmerzen vermeiden?

Informationen für Angehörige

Kein Patient ist alleine krank – auch Partner und Familienangehörige sind von den Auswirkungen der Schmerzkrankheit und den damit verbundenen Einschränkungen betroffen. Es ist gut untersucht, dass auch die (Ehe-)Partner von Schmerzpatienten vermehrt unter Befindlichkeitsstörungen und depressiven Verstimmungen leiden.

Die Schmerzkrankheit führt oft zu verschiedenen Verlusten. So führt die Krankheit zu Einschränkungen von bisherigen Aktivitäten oder auch von sozialen Kontakten. Auch der Verlust vertrauter Kommunikation, emotionaler oder körperlicher Nähe, aber auch der Verlust gemeinsamer Interessen ist eine häufige Folge chronischer Schmerzen. Aufgrund chronischer Schmerzen bleiben oft Bedürfnisse auf der Strecke und Wünsche werden nicht ausgesprochen.

Viele Partner sind unsicher und hilflos im Umgang mit der Erkrankung. »Ich weiß nicht mehr, wie ich mit ihr / ihm umgehen soll.« Manche Partner erwarten am Anfang eine Besserung der Erkrankung und sind irritiert, wenn diese ausbleibt. Dann können sich Schuldgefühle einstellen, weil man dem Erkrankten nicht helfen kann. Oder es entstehen Ungewissheit und Zukunftsängste. Manchmal ist der Schmerzkranke auch gereizt oder reagiert übersensibel. Schmerzen können auch aggressiv machen. Medikamente können müde machen oder die Konzentration beeinträchtigen.

Die Angehörigen sind eine wichtige Ressource für die Betroffenen und unterstützen sie in der Regel. Es kann aber auch zu überfürsorglichem Verhalten kommen. »Ich muss ihn doch schonen, wenn er Schmerzen hat.« So kann eine gut gemeinte Entlastung oder ein gut gemeinter Ratschlag zum Gefühl der Wertlosigkeit oder zu weiterer Kränkung führen. Es ist wichtig, immer wieder über Wünsche und Erwartungen zu sprechen und zu klären, was sich im Umgang mit den Schmerzen bisher bewährt hat.

Im Umgang mit der Schmerzerkrankung ist sowohl Unter- als auch Überforderung ungünstig. Wichtig ist eine Balance von einerseits zugewandter Unterstützung und Hilfe und andererseits aufmunterndem Animieren und Auffordern zu Aktivitäten. Die Entlastung des Betroffenen von Schmerz verstärkenden Tätigkeiten trägt zwar zunächst zu einer Entspannung bei. Dadurch kommt es möglicherweise zu vermehrtem Schonverhalten, was aber wiederum Verlust von Selbstwertgefühl und sozialen Rückzug begünstigen kann. »Was kann mein Partner im Haushalt wieder übernehmen?« Oft geht es um Kompromisse und Flexibilität. An »guten Tagen« kann der Betroffene manchmal mehr machen, an »schlechten Tagen« weniger. Gegenseitiges Lob für das, was jeder leistet, um die Krankheit besser zu bewältigen, ist wichtig.

Wichtig

Lob für Bewältigungsversuche ist besser als Mitleid!

Als Angehöriger sollten Sie aber auch auf Ihre eigenen Bedürfnisse und Grenzen achten und diese auch zeigen. Sonst erwecken Sie den Eindruck, sich zu überfordern und das wiederum kann Schuldgefühle bei Ihrem Partner erzeugen oder fördern. Überlegen Sie, was Sie auch mal allein oder mit Freunden unternehmen können, ohne den Betroffenen. Auch im Urlaub müssen Sie vielleicht nicht alles zusammen machen. Auf Ausgleich zu achten ist vor allem bei chronischen Erkrankungen wichtig, um dauerhaft Unterstützung leisten zu können.

Auswirkungen der Schmerzkrankheit auf die Partnerschaft / Familie

Kein Patient ist alleine krank – auch Partner und Familienangehörige sind von der Schmerzkrankheit und den krankheitsbedingten Einschränkungen betroffen. Manchmal ist der Betroffene auch gereizt oder reagiert schon auf leichte Berührungen mit Schmerzen. Die Fragen helfen Ihnen, eine erste Bestandsaufnahme der schmerzbedingten Auswirkungen auf die Partnerschaft / Familie zu machen.

Wie viel Raum nimmt die Schmerzerkrankung in der Partnerschaft auf einer Skala von 0 bis 100 ein?

0 ---- 10 ---- 20 ---- 30 ---- 40 ---- 50 ---- 60 ---- 70 ---- 80 ---- 90 ---- 100

0 = gar keinen Raum   100 = die ganze Partnerschaft / Familie wird davon bestimmt.

Welche Belastungen bestehen durch die Schmerzkrankheit für den Partner bzw. die Familie? Bedenken Sie hierbei alle Familienmitglieder. Wodurch genau ist die Belastung gekennzeichnet?

....

....

....

Wie wirkt sich die Schmerzkrankheit konkret auf Ihren Partner / die Familienmitglieder aus?

....

....

....

Was macht mein Partner / die Angehörigen seit Beginn der Schmerzkrankheit anders? Gibt es Dinge, die er / sie seitdem weniger macht oder mit denn er / sie ganz aufgehört hat? Gibt es Dinge, die er / sie jetzt macht, die vorher nicht gemacht wurden?

....

....

....

Woran bemerkt mein Partner / die Angehörigen meine Schmerzen? (z. B. am gequälten Gesichtsausdruck)

....

....

Auswirkungen der Schmerzkrankheit auf die Partnerschaft / Familie

Wie reagiert Ihr Partner / die Angehörigen, wenn Sie Schmerzen haben?

....

....

....

Was hat sich seit dem Beginn der Schmerzerkrankung in Ihrer Partnerschaft, in der Beziehung zu den Kindern oder anderen Angehörigen verändert?

....

....

....

Woran merkt Ihr Partner bzw. Ihr Angehöriger, dass sich der Schmerz gebessert hat, z. B. auf der Schmerzskala von 5 zu 4?

....

....

Wie wird in der Familie / Partnerschaft mit unangenehmen Gefühlen wie Wut, Angst oder Schuld umgegangen?

....

....

Wo tankt Ihr Partner auf? Wo geht er mit seinen Beschwerden hin? Wie ist das bei den anderen Angehörigen?

....

....

Wie geht Ihr Partner / die Angehörigen damit um, wenn Sie den Wunsch nach Rückzug haben?

....

....

Verständnis und Wünsche

Betroffene wünschen sich in der Regel Verständnis vom Partner für die krankheitsbedingten Einschränkungen und Verhaltensweisen. Oft gibt es auch überhöhte Erwartungen der Betroffenen, vom anderen immer verstanden zu werden. Auf der anderen Seite wissen die Partner oft nicht, wie sie mit den Betroffenen umgehen sollen. Manchmal fühlt sich der Betroffene dann in der Familie möglicherweise nicht ernst genommen oder gar als »Simulant«. Die Erkrankung kann also auf beiden Seiten zu Missverständnissen führen. Gut gemeinte Vorschläge oder Aufforderungen werden als Kritik persönlich genommen (z. B. »sich hängen lassen«). Aufgrund chronischer Schmerzen können auch gegenseitige Bedürfnisse auf der Strecke bleiben. Wichtig ist aber dabei, miteinander im Gespräch zu bleiben und gegenseitiges Verständnis zu entwickeln. Dieses Arbeitsblatt können Sie auch gemeinsam mit dem Partner ausfüllen.

Welche Wünsche habe ich an meinen Partner im Umgang mit den Schmerzen?

....

....

....

Wodurch kann mein Partner am besten Verständnis für die Erkrankung zeigen?

....

....

....

Wie soll er nach meinem Befinden fragen? Wie oft oder wann?

....

....

....

Wann oder wobei kann mein Partner auf meine Pausen achten? Wie kann er mir ein Zeichen geben, wenn ich zu viel mache?

....

....

....

Verständnis und Wünsche

Was wäre ein Lob für Bewältigungsversuche oder Unternehmungen trotz Schmerzen?

....

....

....

Lobe ich meinen Partner? Wofür und wie genau?

....

....

....

Welchen persönlichen Ausgleich hat mein nicht betroffener Partner?

....

....

....

Wie können Bedürfnisse und Wünsche nach Nähe oder Distanz geäußert werden?

....

....

....

Wenn die Schmerzen plötzlich einen Tag lang weg wären, was würde ich mit meinem Partner dann gerne mal wieder zusammen machen?

....

....

....

Alles oder nichts: wie viel Hilfe – wie viel selbst machen?

Partner und Angehörige sind manchmal unsicher oder hilflos, wie sie sich gegenüber dem Schmerzkranken verhalten sollen. Im Umgang mit der Schmerzerkrankung ist eine gewisse Balance nötig. Die Entlastung des Betroffenen von Aktivitäten, die Schmerzen auslösen oder verstärken, ist auf den ersten Blick hilfreich. Es kommt zu einer Schmerzlinderung oder Schmerzen treten erst gar nicht auf. Aber: Übermäßiges Schon- und Vermeidungsverhalten führt auch zu einem schlechteren körperlichen Zustand und zu geringerem Selbstwertgefühl. Oft kommt es auch zusätzlich zu einem Rückzug von sozialen Aktivitäten. Ein solches Verhalten kann langfristig die Schmerzempfindlichkeit des Körpers steigern, es ist also ein Teufelskreis entstanden.

Hilfreich ist es, in der Alltagsgestaltung gemeinsam realistische Ziele zu setzen. Bei Planungen von Aktivitäten sind »Ganz-oder-gar-nicht-Lösungen« ungünstig. Wegen der Schmerzen z. B. gar nicht mehr im Garten zu arbeiten ist nicht hilfreich, besser ist es, das zu tun, was möglich ist. Das kann auch bedeuten, sich teilweise helfen zu lassen. Für den Helfer / Angehörigen bedeutet das, nur so viel Hilfe zu geben, wie notwendig ist. Es ist günstig, eine Aktivität trotz Schmerzen anzufangen und dann ggf. früher aufzuhören und angepasste Kompromisse zu finden. Beispiele: Wer übernimmt welche Hausarbeiten? Bei Familienfeiern kann man vorher eine begrenzte Zeit festlegen, statt so lange zu bleiben, bis es nicht mehr geht.

Überlegen Sie in der folgenden Liste, was Sie wieder übernehmen können, um selbstständiger zu werden, beziehungsweise, welche Aktivitäten Sie noch überfordern und Sie deswegen zunächst reduzieren wollen. Folgende Tätigkeiten will ich in der Partnerschaft oder mit der Familie trotz Schmerzen in Zukunft mehr übernehmen bzw. weniger machen:

	weniger	so wie bisher	mehr
Spazieren gehen			
Ausruhen oder hinlegen			
Entspannungsübung			
Kochen			
Spülmaschine einräumen			
Geschirr spülen			
Einkaufen gehen			
Wäsche waschen			
Bügeln			
Staubsaugen			
den Kindern helfen			
gemeinsame Unternehmung planen			
Freunde besuchen			
Verwandschaftsbesuche			
im Garten arbeiten, Rasenmähen			
Schreibtischarbeiten			

Alles oder nichts: wie viel Hilfe – wie viel selbst machen?

	weniger	so wie bisher	mehr
Schreibtischarbeiten			
sportliche Aktivitäten			
Sexualität			

Wer kann etwas übernehmen von den Dingen, die ich weniger machen will?

....

....

Wer kann mich bei den folgenden Dingen unterstützen oder mir helfen?

....

....

Wobei soll mich mein Partner in Zukunft strenger auffordern, etwas zu machen?

....

....

Wie soll er mich auffordern? Z. B. »… wenn wir erst mal unterwegs sind, geht es dir besser …«, »Du kommst jetzt mit!«, »Lass es uns versuchen, wir können es ja etwas früher beenden …«

....

....

Wie signalisiere ich meinem Partner, dass es mir zu viel wird?

....

....

Wenn es mir zu viel ist, wie lange soll mich mein Partner dann »in Ruhe lassen«?

....

....

AB 109 • P

Eine ganz normale Familie

Wenn die Krankheit den Alltag bestimmt, kann in der Familie das Bewusstsein verloren gehen für die Bereiche im Leben, in denen der Betroffenen oder die Familie gesund geblieben ist. Gemeint sind Bereiche, in denen die Familie ganz normal lebt wie jede andere Familie auch. Krankheit versperrt manchmal den Blick in die Zukunft oder auf diejenigen Dinge, die einem wichtig sind.

Welche Ziele und Werte gibt es bei Ihnen in der Familie unabhängig von der Krankheit?

....

Auf welche Lebensziele und Werte wird trotz der Schmerzerkrankung in der Familie geachtet?

....

....

Wo und wann bleibt Platz, sich über solche Dinge auszutauschen (statt über den Schmerz und Krankheit)?

....

Gibt es erfolgreiche (gemeinsame?) Bemühungen, den Schmerz nicht zum alles dominierenden Prinzip des Alltags werden zu lassen? Was lenkt vom Schmerz ab?

....

....

Was würde sich in der Familie / Partnerschaft ändern, wenn der Schmerz auf einmal weg wäre?

....

....

In welchen Bereichen verhalten Sie sich trotz der Schmerzen wie eine »normale Familie«? Was ist geblieben, wie es vor der Erkrankung war? Was soll so bleiben?

....

....

Was folgt für Sie aus diesen Fragen nach »normalen« Lebensbereichen? Was denken Sie jetzt über den Einfluss Ihrer Krankheit auf die Familie?

....

....

Literatur

Arnold, B., Brinkschmidt, T., Casser, H.-R., Diezemann, A., Gralow, I., Irnich, D., Kaiser, U., Klasen, B., Klimczyk, K., Lutz, A., Nagel, B., Pfingsten, M., Sabatowski, B., Schesser, R., Schiltenwolf, M., Seeger, D. & Söllner, W. (2014). Multimodale Schmerztherapie für die Behandlung chronischer Schmerzsyndrome. Ein Konsensuspapier der Ad-hoc-Kommission Multimodale interdisziplinäre Schmerztherapie der Deutschen Schmerzgesellschaft zu den Behandlungsinhalten. Der Schmerz, 28, 459–472.

Altmeyer, S. & Kröger, F. (2003). Theorie und Praxis der Systemischen Familienmedizin. Göttingen: Vandenhoeck und Ruprecht.

Ambrose, K. R. & Golightly, Y. M. (2015). Physical exercise as non-pharmacological treatment of chronic pain: Why and when. Best Pract Res Clin Rheumatol, 29 (1), 120–130.

Antoniewicz, F. & Brand, R. (2015). Anleitung zur Motivation zu sportlicher Aktivität. NeuroTransmitter, 26 (1), 36–39.

Baer, U. & Frick-Baer, G. (2022). Das große Buch der Gefühle. Weinheim: Beltz.

Berg, I. K. (1992). Familien-Zusammenhalt(en): Ein kurz-therapeutisches und lösungs-orientiertes Arbeitsbuch. Reihe Systemische Studien (Band 8). Dortmund: modernes lernen.

Bohn, C.L. & Türp, J.C. (2021). »Ein Bild sagt (noch) mehr …« : Diagnostik orofazialer Schmerzen mittels Dolografie®. Schmerz, 35, 307–314.

Butler, D. S. & Moseley, G. L. (2016). Schmerzen verstehen. Heidelberg: Springer.

Carnes, D., Ashby, D. & Underwood, M. (2006). A systematic review of pain drawing literature: should pain drawings be used for psychologic screening? Clin J Pain, 22 (5), 449–457.

Dahl, J. & Lundgren, T. (2006). Living Beyond Your Pain Using Acceptance and Commitment Therapy to Ease Chronic Pain. Oakland USA: New Harbinger.

De Jong-Meyer, R. (2018). Kognitive Verfahren nach Beck. In J. Margraf & S. Schneider (Hrsg.), Lehrbuch der Verhaltenstherapie, Band 1 (S. 499–513). Heidelberg: Springer.

Derra, C. & Schilling, C. (2017). Achtsamkeit und Schmerz: Stress, Schlafstörungen, Stimmungsschwankungen und Schmerz wirksam lindern. Stuttgart: Klett-Cotta.

DeShazer, S. (1989). Wege der erfolgreichen Kurztherapie. Stuttgart: Klett-Cotta.

Diegelmann, C. (2009). Trauma und Krise bewältigen. Psychotherapie mit TRUST. Stuttgart: Klett-Cotta.

Diezemann, A. (2011). Entspannungsverfahren bei chronischem Schmerz. Der Schmerz, 25, 445–453.

Dobe, M. & Zernikow, B. (2021). Rote Karte für den Schmerz. Heidelberg: Auer.

DRV (2024a). Rehaatlas 2024. Berlin: Deutsche Rentenversicherung Bund.

DRV (2024b). Reha-Bericht 2024. Berlin: Deutsche Rentenversicherung Bund.

Egle, U. T., Egloff, N. & von Känel, R. (2016). Stressinduzierte Hyperalgesie (SIH) als Folge von emotionaler Deprivation und psychischer Traumatisierung in der Kindheit. Der Schmerz, 30, 526–536.

Egle, U. T. & Zentgraf, B. (2009). Mechanismenbezogene statt schulenspezifische psychosomatische Schmerztherapie. Schweizer Zeitschrift für Psychiatrie & Neurologie, 3, 18–23.

Egle, U. T. & Zentgraf, B. (2020). Psychosomatische Schmerztherapie. Grundlagen, Diagnostik, Therapie und Begutachtung (3. Aufl.). Stuttgart: Kohlhammer.

Egloff, N. (2014). Somatoforme Schmerzstörungen – neue Sichtweisen. Neurologie & Psychiatrie, 6, 26–30.

Egloff, N., Egle, U. T. & von Känel, R. (2009). Therapie zentralisierter Schmerzstörungen, Praxis, 98, 271–283.

Egloff, N., Hirschi, A. & von Känel, R. (2012). Schmerzstörungen bei Traumatisierten – neurophysiologische Aspekte und klinische Phänomenologie. Praxis Schweizerische Rundschau für Medizin, 101, 87–97.

Finan, P. H., Goodin, B. R. & Smith, M. T. (2013). The association of sleep and pain: an update and a path forward. J Pain, 14 (12), 1539–1552.

Flückiger, C. & Wüsten, G. (2021). Ressourcenaktivierung. Ein Manual für die Praxis. Bern: Huber.

Fritsch, G. R. (2024). Der Gefühls- und Bedürfnisnavigator – Gefühle und Bedürfnisse wahrnehmen. Eine Orientierungshilfe für Psychosomatik- und Psychotherapiepatienten. Paderborn: Junfermann.

Geißler, K. & Geißler, J. (2015). Time is honey: Vom klugen Umgang mit der Zeit. München: oekom.

Geissner, E. (1996). Die Schmerzempfindungs-Skala (SES). Göttingen: Hogrefe.

Glier, B. (2020). Chronischen Schmerz bewältigen. Verhaltenstherapeutische Schmerzbehandlung. Stuttgart: Klett-Cotta.

Glombiewski, J. A. (2018). Expositionstherapie bei chronischen Rückenschmerzen. Der Schmerz, 32, 274–282.

Grawe, K. (2004). Neuropsychotherapie. Göttingen: Hogrefe.

Grawe, K. & Grawe-Gerber, M. (1999). Ressourcenaktivierung. Ein primäres Wirkprinzip der Psychotherapie. Psychotherapeut, 44 (2), 63–73.

Hallingstad Prenevost, M. & Endresen Reme,S. (2017). Couples coping with chronic pain: How do intercouple interactions relate to pain coping? Scandinavian Journal of Pain, 16, 150–157.

Hasenbring, M. I., Hallner, D. & Klasen, B. (2001). Psychologische Mechanismen im Prozess der Schmerzchronifizierung Unter- oder überbewertet? Der Schmerz, 15, 442–447.

Hasenbring, M. I. & Verbunt, J. A. (2010). Fear-avoidance and endurance-related responses to pain: new models of behavior and their consequences for clinical practice. Clin J Pain, 26 (9), 747–753.

Häuser, W., Hansen, E. & Enck, P. (2012). Nocebophänomene in der Medizin Bedeutung im klinischen Alltag. Dtsch Arztebl Int, 109 (26), 459–65.
Häuser, W., Schmutzer, G., Henningsen, P. & Brähler, E. (2014). Chronische Schmerzen, Schmerzkrankheit und Zufriedenheit der Betroffenen mit der Schmerzbehandlung in Deutschland. Ergebnisse einer repräsentativen Bevölkerungsstichprobe. Der Schmerz, 28, 483–492.
Hayes, S. C. (2022). In Abstand zur inneren Wortmaschine: Ein Selbsthilfe- und Therapiebegleitbuch auf der Grundlage der Akzeptanz- und Commitment-Therapie (ACT). Tübingen: dgvt.
Hendrischke, A. & von Wachter, M. (2016). Psychoedukation mit Familien in der Psychosomatik. In J. Bäuml, B. Behrendt, P. Henningsen & G. Pitschel-Walz (Hrsg.), Handbuch der Psychoedukation für Psychiatrie, Psychotherapie und Psychosomatische Medizin. Stuttgart: Schattauer.
Hennemann, S., Klan, T. & Witthöft, M. (2019). Aufmerksamkeitslenkung in der Verhaltenstherapie. Verhaltenstherapie (Online First). DOI: 10.1159/000490074
Hubschmid, T. (1983). Der Wohnungsgrundriß – ein diagnostisches und therapeutisches Instrument in der Familientherapie. Familiendynamik, 8, 221–234.
International Association for the Study of Pain (IASP) (2021). Terminology. URL: www.iasp-pain.org (20.3.2025)
Joraschky, P. & Petrowski, K. (2003). Familiendynamische und systemische Ansätze zum Schmerzverständnis. In U. T. Egle, S. O. Hoffmann, K. A. Lehmann & W. A. Nix (Hrsg.), Handbuch Chronischer Schmerz (S. 96–104). Stuttgart: Schattauer.
Kahler, T. & Capers, H (1974) The Miniscript. Transactional Analysis Journal 4, 1, 26-42.
Kapfhammer, H. P. (2002). Neurobiologie der Posttraumatischen Belastungsstörung – Implikationen für klinische Phänomenologie und Psychotherapie. Psychotherapie, 7, 247–259.
Koltyn, K. F. (2000). Analgesia following exercise: a review. Sports Med, 29, 85–98.
Korb, J. & Pfingsten, M. (2003). Der Deutsche Schmerzfragebogen – Implementierte Psychometrie. Der Schmerz, 17, Supplement 47.
Kroll, H. R. (2015). Exercise therapy for chronic pain. Phys Med RehabilClin N Am, 26, 263–281.
Madureira, I. & Russo-Walford, C. (2024) Flamingo-Flow. Emotions- und Körperarbeit für Jugendliche und Erwachsene. Weinheim: Beltz.
McCracken, L. M. & Eccleston, C. (2003). Coping or acceptance: what to do about chronic pain? Pain, 105, 197–204.
McCracken, L. M. & Eccleston, C. (2005). A prospective study of acceptance of pain and patient functioning with chronic pain. Pain, 118, 164–169.
McCracken, L. M., Vowles, K. E. & Eccleston, C. (2004). Acceptance of chronic pain: component analysis and a revised assessment method. Pain, 107, 159–166.
Meeus, M., Nijs, J., Van Wilgen, P., Noten, S., Goubert, D. & Huijnen, I. (2016). Moving on to Movement in Patients with Chronic Joint. PainIASP Pain: Clinical Updates, 24 (1), 1–8.
Morlock, M. M., Bonin, V., Deuretzbacher, G., Müller, G., Honl, M. & Schneider, E. (2000). Determination of the in vivo loading of the lumbar spine with a new approach directly at the workplace--first results for nurses. Clin Biomech (Bristol, Avon), 15 (8), 549–558.
Müller, T. & Paterok, B. (2010). Schlaftraining – Ein Therapiemanual zur Behandlung von Schlafstörungen. Göttingen: Hogrefe.
Nentwig, C. G., Ludwig, J. & Krämer, J. (2001). Orthopädische Erkrankungen. In H. Flor, K. Hahlweg & N. Bierbaumer (Hrsg), Enzyklopädie der Psychologie, Klinische Psychologie, Band 4 (S. 635–689). Göttingen: Hogrefe.
Nicholas, M., Molloy, A., Tonkin, L. & Beeston, L. (2014). Den Schmerz in den Griff bekommen. Die Strategie des aktiven Umgangs mit chronischen Schmerzen. Bern: Huber.
Nickel, R. & Egle, U. T. (1999). Therapie somatoformer Schmerzstörung. Manual zur psychodynamisch-interaktionellen Gruppentherapie. Stuttgart: Schattauer.
Nickel, R. & Egle, U. T. (2002). Störungsspezifische Gruppenpsychotherapie bei Patienten mit somatoformen Schmerzen. Z Gruppendyn Gruppenpsychother, 38, 212–230.
Nijs, J., Kosek, E., Van Oosterwijck, J. & Meeus, M. (2012). Dysfunctional Endogenous Analgesia During Exercise in Patients with Chronic Pain: To Exercise or Not to Exercise? Pain Physician: Opioid Special Issue, 15, 205–213.
Nilges, P. & Diezemann, A. (2017). Schmerzanamnese und Verhaltensanalyse. In B. Kröner-Herwig et al. (Hrsg.), Schmerzpsychotherapie (S. 179–214). Heidelberg: Springer.
Nilges, P., Köster, B. & Schmidt, C. O. (2007). Schmerzakzeptanz – Konzept und Überprüfung einer deutschen Fassung des Chronic Pain Acceptance Questionnaire. Der Schmerz, 21, 57–67.
Peter, B. (2015). Chronische Schmerzen. In D. Revenstorf & B. Peter (Hrsg.), Hypnose in Psychotherapie, Psychosomatik und Medizin (S. 593–605). Heidelberg: Springer.
Petzke, F., Hüppe, M., Kohlmann, T., Kükenshöner, S., Lindena, G., Pfingsten, M., Schneider, K. & Nagel, B. (2022). Handbuch Deutscher Schmerz-Fragebogen. URL: https://www.schmerzgesellschaft.de/file admin/2022/PDFs/DSF_Handbuch_2022.pdf (Stand: 03.07.2025)
Pfingsten, M. (2004). Angstvermeidungs-Überzeugungen bei Rückenschmerzen. Gütekriterien und prognostische Relevanz des FABQ. Der Schmerz, 18, 17–27.
Pfingsten, M., Baller, M., Liebeck, H., Strube, J., Hildebrandt, J. & Schöps, P. (2003). Gütekriterien der qualitativen Bewertung von Schmerzzeichnungen (Ransford-Methode) bei Patienten mit Rückenschmerzen. Der Schmerz, 17, 332–340.
Pfingsten, M., Leibing, E., Franz, C., Bansemer, D., Busch, O. & Hildebrandt, J. (1997). Erfassung der »fear--avoidance-beliefs« bei Patienten mit Rückenschmerzen. Deutsche Version des »fear-avoidance-beliefs questionnaire« (FABQ-D). Der Schmerz, 11, 387–395.
Pfingsten, M., Leibing, E., Harter, W., Kroener-Herwig, B., Hempel, D., Kronshage, U. & Hildebrandt, J.

(2001). Fear-avoidance behavior and anticipation of pain in patients with chronic low back pain – a randomized controlled study. Pain Med, 2, 259–266.
Prenevost, M.H. & Reme, S.E. (2017) Couples coping with chronic pain: How do intercouple interactions relate to pain coping? Scandinavian Journal of Pain16, 150–157.
Raja, S.N. , Carr, D.B., Cohen, M., Finnerup, N.B., Flor, H., Gibson, S., Keefe, F.J., Mogil, J.S., Ringkamp, M., Sluka K.A., Song, X.S., Stevens, B., Sullivan, M.D., Tutelman, P.R., Ushida, T., Vader, K. (2020) The revised International Association for the Study of Pain definition of pain: concepts, challenges, and compromises. Pain Sep 1;161(9), 1976–1982.
Reddemann, L. (2016). Imagination als heilsame Kraft. Zur Behandlung von Traumafolgen mit ressourcenorientierten Verfahren. Stuttgart: Klett-Cotta.
Rief, W. & Glombiewski, J. A. (2016). Erwartungsfokussierte Psychotherapeutische Interventionen (EFPI). Verhaltenstherapie, 26, 47–54. https://doi.org/10.1159/000442374
Riemann, D. et al. (2017). S3-Leitlinie Nicht erholsamer Schlaf / Schlafstörungen. Kapitel »Insomnie bei Erwachsenen«, AWMF-Register-Nr. 063-003, Update 2016. Somnologie, 21, 2–44.
Roth, G. & Egle, U. T. (2016). Neurobiologie von Schmerz und Stress. Die Bedeutung emotionaler Vernachlässigung und psychischer Traumatisierung in der Kindheit. Ärztliche Psychotherapie, 11, 120–129.
Seemann, H. (2022). Freundschaft mit dem eigenen Körper schließen. Stuttgart: Klett-Cotta.
Spiegelhalder, K. et al. (2025) Leitlinie »Insomnie bei Erwachsenen« – Update 2025 (AWMF-Registernummer 063-003) Version 2.0 https://register.awmf.org/assets/guidelines/063-003l_S3_Insomnie-bei-Erwachsenen_2025-04.pdf (Stand 02.07.2025)
Stavemann, H. (2014). KVT-Praxis: Strategien und Leitfäden für die Integrative KVT. Weinheim: Beltz.
Tang, N. K. Y., Wright, K. & Salkovskis, P. M. (2007). Prevalence and correlates of clinical insomnia co-occurring with chronic pain. Journal of Sleep Research, 16 (1), 85–95.
Tarr, B., Launay, J., Cohen, E. & Dunbar, R. (2015). Synchrony and exertion during dance independently raise pain threshold and encourage social bonding. Biol. Lett. 11:20150767.
Traxler, J., Glombiewski, J., Vlaeyen, J.W.S (2022). Den Teufelskreis durchbrechen – Das Fear Avoidance Model und seine Therapieansätze. physiopraxis; 20(02), 30-35.
Vlaeyen, J., Crombez, G. & Linton, S. J. (2016). The fear-avoidance model of pain. Pain, 157 (8), 1588–1589.
Vlaeyen, J. W. & Linton, S. J. (2000). Fear-avoidance and its consequences in chronic musculoskeletal pain: a state of the art. Pain, 3, 317–332.
Vlaeyen, J.W.S., Morley, S.J., Linton, S.J., Boersma, K., de Jong, J. (2012). Pain-Related Fear. Exposure-Based Treatment of Chronic Pain. IASP Press.
von Wachter, M. (2003). Schmerzkrankheit in der Familie. In S. Altmeyer & F. Kröger (Hrsg.). Theorie und Praxis der Systemischen Familienmedizin. Göttingen: Vandenhoeck und Ruprecht.
von Wachter, M. (2025). Chronische Schmerzen. Selbsthilfe und Therapiebegleitung, Orientierung für Angehörige und konkrete Tipps und Fallbeispiele (4. Aufl.). Heidelberg: Springer.
von Wachter, M. (2015). Pause forte. www.schmerzpsychoedukation.de/pause-forte.html (Stand 06.08.2025)
von Wachter, M. & Hendrischke, A. (2021). Psychoedukation bei chronischen Schmerzerkrankungen. Manual und Materialien (2. Aufl.). Heidelberg: Springer.
von Wachter, M. & Hendrischke, A. (2017). Das Ressourcenbuch – Selbstheilungskräfte in der Psychotherapie erkennen und von Anfang an fördern. Stuttgart: Klett-Cotta.
Waddell, G., Newton, M., Henderson, I., Somerville, D. & Main, C. J. (1993). A Fear-Avoidance Beliefs Questionnaire (FABQ) and the role of fear-avoidance beliefs in chronic low-back pain. Pain, 52, 157–168.
Waller, E. & Scheidt, C. E. (2006). Somatoform disorders as disorders of affect regulation: a development perspective. International review of psychiatry (Abingdon, England), 18 (1), 13–24.
Wengenroth, M. (2025). Therapie-Tools Akzeptanz- und Commitmenttherapie (ACT). Weinheim: Beltz.
Wild, J. (2003). Chronischer Schmerz und Partnerschaft: Nicht nur Belastung – auch Chance. Optimisten, 2, 40–42.
Wilken, B. (2012). Methoden der kognitiven Umstrukturierung. Stuttgart: Kohlhammer.
Xanthos, D. & Sandkühler, J. (2014). Neurogenic neuroinflammation: inflammatory CNS reactions in response to neuronal activity. Nat Rev Neurosci, 15, 43–53.
Young, J. E., Klosko, J. S. & Weishaar, M. E. (2008). Schematherapie. Paderborn: Junfermann.
Zulley, J. (2010). Mein Buch vom guten Schlaf: Endlich wieder richtig schlafen. München: Mosaik Goldmann.

Bildnachweis

Umrisse S. 26, 28, 94, 205: tibori (getty images)
Bild Waage S. 35, 36: Tetkoren (getty images)
Foto S. 138: Martin von Wachter
Foto S. 232: Martin von Wachter
Illustrationen S. 236, 239, 240, 258, 262, 263, 266: Claudia Styrsky

Körperübungen wirkungsvoll einsetzen und anleiten

Den Körper kreativ in die Therapie einbeziehen

- Turbulenzen und Blockaden rasch erkennen
- Effektive Übungen flexibel einsetzen
- Wohlbefinden und Motivation der Patient:innen fördern

Der Einbezug des Körpers ist längst ein fester Bestandteil in der Psychotherapie – unabhängig von der jeweiligen therapeutischen Orientierung. Vor allem bei Essstörungen, Schmerzen, Depressionen, Trauma und Ängsten können Körperübungen eine starke therapeutische Wirkung haben.

Körperübungen wirkungsvoll einsetzen und anleiten

In diesem Therapie-Tools-Band erläutert Ulrike Juchmann, warum der Zugang über den Körper so wichtig ist und wie man körperorientierte Interventionen sinnvoll therapeutisch integriert. Über 50 konkrete Körperübungen werden beschrieben und mit zahlreichen Illustrationen demonstriert. So fällt der Einstieg in die psychotherapeutische Körperarbeit leicht!

- Therapieschulenübergreifend und transdiagnostisch
- Mit zahlreichen, detaillierten Illustrationen der Übungen
- Für Einzel- und Gruppensetting gleichermaßen geeignet

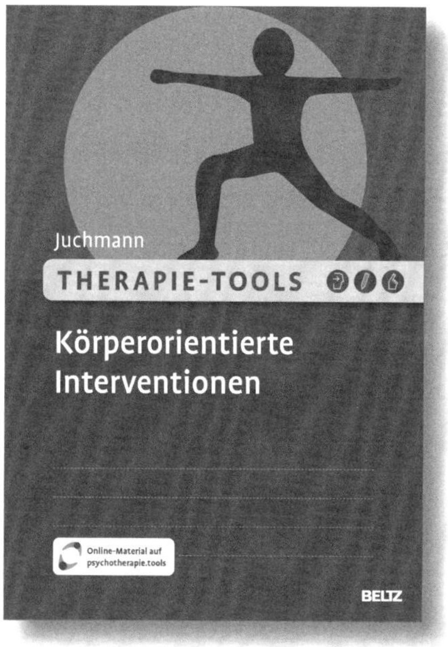

Juchmann
Therapie-Tools Körperorientierte Interventionen
Mit Online-Material
2025. 194 Seiten. Broschiert.
ISBN 978-3-621-29009-8
ISBN 978-3-621-29010-4 (PDF)

www.beltz.de **BELTZ**